U0386928

影像诊断 快速入门 丛书

丛书主审 陈克敏 高剑波 沈 云

头颈部 影像诊断

主 编 刘 玉 胡曙东 李卫侠 郁义星

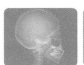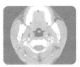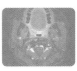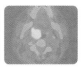

科学出版社

北 京

内 容 简 介

本书系"影像诊断快速入门丛书"的一个分册。全书共9章，第1～2章重点解析头颈部影像学检查技术与影像解剖要点，第3～9章按解剖分区深入介绍眼及眼眶、耳及颞部、鼻及鼻窦、咽喉、唾液腺、颈部及口腔颌面部常见病变的影像学诊断。各章通过典型病例、临床概述、影像学表现、鉴别诊断和重点提醒进行阐述，内容简明扼要、重点突出，旨在帮助读者深入理解并掌握头颈部常见病变的典型影像学特征，提升诊断技能。

本书兼顾系统性与实用性，适合医学影像学专业本科生、研究生、规培医师，以及耳鼻咽喉科、口腔科、头颈外科等临床医师阅读参考。

图书在版编目（CIP）数据

头颈部影像诊断 / 刘玉等主编 . — 北京：科学出版社，2025. 3.
（影像诊断快速入门丛书）. -- ISBN 978-7-03-080206-4

Ⅰ . R651.04；R653.04

中国国家版本馆 CIP 数据核字第 2024JU5964 号

责任编辑：马晓伟　王先省 / 责任校对：张小霞

责任印制：肖　兴 / 封面设计：有道文化

科学出版社 出版

北京东黄城根北街 16 号
邮政编码：100717
http://www.sciencep.com

北京汇瑞嘉合文化发展有限公司印刷
科学出版社发行　各地新华书店经销

*

2025 年 3 月第 一 版　开本：787×1092　1/32
2025 年 3 月第一次印刷　印张：13
字数：315 000

定价：88.00 元
（如有印装质量问题，我社负责调换）

"影像诊断快速入门丛书"编委会

《头颈部影像诊断》
编者名单

主　　审	陈克敏　陶晓峰	
主　　编	刘　玉　胡曙东　李卫侠　郁义星	
副主编	杨功鑫　王　鹏　葛宇曦　程增辉　诗　涔	
编　　者	（按姓氏笔画排序）	

王　子　王　鹏　王锦晶　乔红艳　刘　玉

刘　丽　李卫侠　杨功鑫　吴　茜　吴　勇

吴凯莹　闵淑丹　沈　云　张　静　张　衡

张孟澈　陈薇好　范艳芬　林晓珠　郁义星

诗　涔　赵　静　胡曙东　钟妍其　堵红群

葛宇曦　程增辉　薛　倩

秘　　书	钟妍其　江南大学附属医院
编写单位	上海交通大学医学院附属第九人民医院
	江南大学附属医院
	上海交通大学医学院附属瑞金医院
	苏州大学附属第一医院
	东软医疗 CT 临床合作中心

丛　书　序

在现代医学不断发展的浪潮中，医学影像技术日新月异，于临床诊断与治疗领域的关键作用愈发显著。作为现代医学不可或缺的重要组成部分，医学影像学已成功突破传统的解剖、形态及结构诊断的固有范畴，逐步演进为融合功能代谢、微环境与分子生物学特征的综合性影像评价体系。其在疾病的早期筛查、精准诊断、治疗方案的科学制订及预后评估等关键环节，均发挥着重要作用，为临床医疗实践筑牢了根基。

近年来，伴随社会环境的变迁及人们生活方式的改变，人均期望寿命的延长和老年人群比例的增加，各类疾病的发病率呈现出持续攀升的态势。在此背景下，X线、CT、MRI等影像技术已成为疾病诊治过程中的重要工具。尽管当下介绍影像技术及诊断的医学参考书籍繁多，从大型学术专著到简洁实用的临床手册不一而足，但对临床一线影像科医师，尤其是研究生、住院医师等低年资医师群体而言，兼具便携性、系统性与实用性的影像专科入门参考书籍仍显不足。此类书籍既要规避大型专著冗长繁杂、难以快速掌握要点的弊端，又要克服临床手册内容过于简略、无法深入理解知识的局限，同时还需高度重视疾病与影像之间及不同疾病之间的内在逻辑关联，从而切实满足初学者迅速掌握核心知识体系的迫切需求。

该丛书由国内医学影像学领域的众多专家组成的团队倾力打

造，各分册主编均为我国医学影像学界的中坚力量，拥有丰富的一线临床、教学及科研经验。作为广受好评的"CT快速入门丛书"的姊妹篇，"影像诊断快速入门丛书"应运而生。该丛书全面涵盖X线、CT、MRI等多种影像学技术，旨在帮助读者系统掌握影像诊断的核心知识。书中不仅深入解析影像特征，还特别注重疾病与影像表现之间的内在逻辑关联，以及不同疾病之间的影像鉴别要点，力求为初学者提供一条高效、系统的学习路径，助力其快速构建扎实的影像诊断体系。丛书特点体现在以下五方面：

1. 便携性与实用性并重　该丛书定位为"便携式影像诊断入门工具书"，专为影像专业学生、住院医师等低年资影像科医师设计，旨在解决初学者从理论学习向临床实践过渡的难题。丛书内容紧凑、语言精炼，采用条目化结构，便于读者快速查找和应用，特别适合在快节奏的临床环境中使用。

2. 系统全面，覆盖广泛　共涵盖头颈部、胸部、心血管系统、消化系统、泌尿生殖系统、淋巴系统、中枢神经系统及骨肌系统等八大系统的影像诊断内容，紧密结合临床实际，符合医院影像科的亚专业分组趋势。每分册通过典型病例、影像表现、鉴别诊断等模块，提炼临床经验，帮助读者快速形成清晰的诊断思路。特别增设了"淋巴分册"，系统梳理淋巴系统疾病的影像学特征，为国内该领域提供参考，尤其适合基层医院医生使用。

3. 紧跟前沿，技术多元　不仅涵盖了传统的X线、CT、MRI等影像技术，还融入了人工智能、多模态影像等前沿技术，帮助读者及时掌握学科的最新进展，推动影像学技术在临床实践中的创新与应用。

4. 病例导向，图文并茂　以临床病例为导向，巧妙结合真实临床病例与多种影像检查技术，图文并茂、深入浅出地阐述临床常见疾病的影像学表现，重点培养读者的临床综合思维能力与精准诊断能力。每分册均配有大量精选的典型影像图片，帮助读者直观理解影像特征。

5. 影像检查策略选择　丛书特别新增了影像检查策略选择等实用内容，帮助读者在面对不同疾病时，合理选择影像检查技术，进一步提升了该丛书的临床实用性和指导性。

该丛书的编写与出版，无疑是对医学影像学教育、临床培训及研究发展需求的积极且有力的响应。值此"影像诊断快速入门丛书"付梓之际，作为主审和丛书发起人，深感责任重大，亦倍感欣慰。在此，向所有参与该丛书编写工作并付出辛勤努力的专家们致以最诚挚的敬意与感谢。衷心期待该丛书能够成为受广大医学影像从业人员，尤其是初学者和低年资医师欢迎的助手，为临床诊断与治疗提供科学、精准的依据，为"健康中国"建设贡献坚实力量，为守护人民生命健康保驾护航。

陈克敏　高剑波　沈　云

2025 年 3 月

前　言

　　头颈部是指颅底至胸廓入口的区域，包括眼、耳、鼻和鼻窦、咽喉、唾液腺、颈部及口腔颌面部等重要结构，其解剖结构精细复杂，疾病谱广。影像学检查在头颈部疾病的定位、定性诊断及治疗前评估、治疗后随访等方面起着非常重要的作用。

　　本书共9章，内容涵盖头颈部影像学检查技术、影像解剖，常见眼及眼眶病变、耳及颞部病变、鼻及鼻窦病变、咽喉部病变、唾液腺病变、颈部病变及口腔颌面部病变的影像学诊断和临床知识点。各章均包括典型病例、临床概述、影像学表现、鉴别诊断和重点提醒五部分。

　　医学影像诊断学作为一门高度依赖经验的学科，临床案例的学习与积累对影像医师的成长至关重要。本书聚焦于头颈部常见病变的经典影像学特征，通过深入浅出的方式提炼和总结宝贵经验，确保内容既精炼又易于理解、重点突出。本书专为医学影像学专业本科生、研究生、住院医师及其他相关学科的临床医生设计，希望能为广大医学影像工作者及相关领域人员提供具有实用性的指导与帮助。

刘　玉

2024 年 6 月

目　　录

第一章

头颈部影像学检查技术

头颈部是指颅底至胸廓入口的区域，包括眼、耳、鼻和鼻窦、咽喉、唾液腺、颈部及口腔颌面部等重要结构，其解剖结构精细复杂，疾病谱广。影像学检查在头颈部疾病的定位及定性诊断中具有重要价值。常用的头颈部影像学检查方法有 X 线检查、CT 和 MRI 等。

第一节　X 线检查在头颈部影像学检查中的应用

常规 X 线检查在头颈部的应用价值有限，主要用于口腔颌面部和鼻咽部病变检查。X 线检查包括 X 线平片和 X 线造影。X 线平片包括根尖片、曲面体层片、颞下颌关节侧斜位片及鼻咽部侧位片等。X 线造影主要用于唾液腺造影。

一、根　尖　片

根尖片是口腔医学临床的传统检查方法之一，它可以清晰地显示牙冠、牙髓室、牙根、牙周膜间隙、根尖周及牙槽骨等形态、大小、密度的改变（图 1-1）。根尖片投照可用分角线技术和平行投照技术，其中分角线技术为临床常用影像诊断技术。

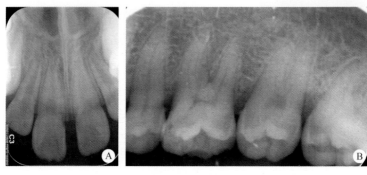

图 1-1　根尖片

A. 双上颌前牙区根尖片；B. 右上颌后牙区根尖片

【适应证】

龋病、牙髓病、慢性根尖周炎、牙发育异常、牙外伤性病变及牙周病等。

【优点】

根尖片是牙体、根尖周及牙周病变最常用的影像学检查方法。

【缺点】

根尖片显示牙位有限，一般可显示 2～3 个牙位。

二、曲面体层片

曲面体层摄影依据拍摄部位可分为上颌、下颌及全口牙位曲面体层摄影 3 种，以全口牙位最为常用。全口牙位曲面体层片可同时显示双侧上下颌骨、上颌窦、颞下颌关节及全口牙齿等（图 1-2）。

【适应证】

上下颌骨多发病变、阻生牙、慢性牙周炎（动态观察）、颌骨外伤、根尖片上发现病变范围超出曝光视野的颌骨病变或因各种原因无法拍摄根尖片的患者。

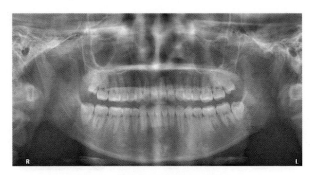

图 1-2　曲面体层片（全口牙位）

【优点】

曲面体层片可完整显示上、下颌骨全貌，观察上、下颌牙列及牙槽突，并可将病变区域与对侧或对颌相同部位进行对照，是临床常用的口腔颌面部影像学检查方法之一。

【缺点】

曲面体层片对牙体、牙周及根尖周的细节显示不及根尖片，不适用于个别牙的病变检查。

三、颞下颌关节侧斜位片

颞下颌关节侧斜位片又称许勒位片，主要显示颞下颌关节外侧 1/3 侧斜位影像，主要观察关节间隙、髁突及关节窝骨质（图 1-3）。拍摄时应用颞下颌关节摄影定位架，先后拍摄双侧关节正中𬌗位片及大开口位片。

【适应证】

颞下颌关节紊乱病、颞下颌关节强直、颞下颌关节脱位及髁突骨折等。

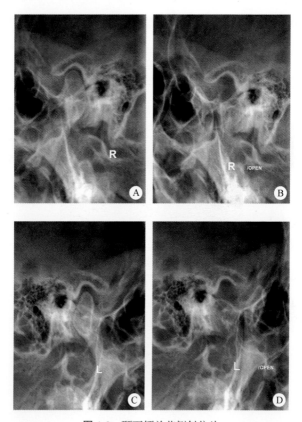

图 1-3 颞下颌关节侧斜位片

A、B. 右侧颞下颌关节闭口位、张口位；C、D. 左侧颞下颌关节闭口位、张口位

【优点】

颞下颌关节侧斜位片对颞下颌关节骨质情况及关节间隙显示清楚，并可反映关节的活动情况。

【缺点】

颞下颌关节侧斜位片仅限于观察颞下颌关节骨质、关节腔大小、活动情况，无法观察关节盘、邻近软组织等。

四、鼻咽部侧位片

拍摄鼻咽部侧位片时，患者端坐或站立，下颌略抬高，眶耳线平行于地面，头颅矢状面与摄片架平行，中心线通过外耳孔前下方约2cm处，嘱患者闭口用鼻吸气并摄片，防止软腭抬高造成鼻咽腔变窄的假象（**图1-4**）。

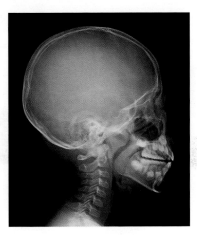

图1-4　鼻咽部侧位片

【适应证】
儿童腺样体肥大。

【优点】
鼻咽部侧位片能很好地评估腺样体厚度、鼻咽腔宽度和后气道间隙宽度，是儿童腺样体肥大的首选影像学检查方法。

【缺点】
鼻咽部侧位片不能观察鼻咽部咽隐窝、咽鼓管咽口、圆枕、咽旁间隙等结构的解剖细节。

五、唾液腺造影

唾液腺造影是通过碘油或碘水灌注后摄片成像，一般只限于腮腺及颌下腺。注入造影剂后立即投照，拍摄体位可包括正位、斜侧位和侧位，如需要观察唾液腺分泌功能，应拍摄分泌功能片，即在拍摄造影片后，让患者将蘸有 2.5% 柠檬酸的棉签含于舌背前 1/3 处 1 分钟，刺激唾液腺分泌，漱去口内造影剂，5 分钟后拍摄唾液腺延迟侧位片（**图 1-5**）。

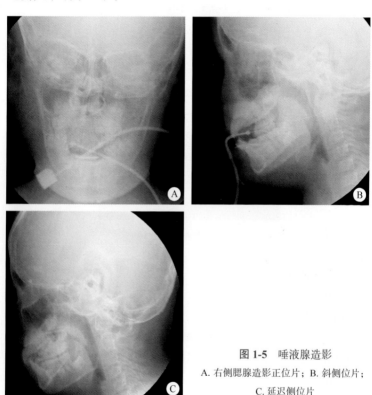

图 1-5　唾液腺造影
A. 右侧腮腺造影正位片；B. 斜侧位片；
C. 延迟侧位片

【适应证】

腮腺导管结石、慢性阻塞性腮腺炎、幼年复发性腮腺炎、舍格伦综合征等。

【优点】

唾液腺造影可清晰显示唾液腺导管系统情况，直观显示扩张导管或腺泡，兼具冲洗效果。

【缺点】

急性炎症患者、碘过敏者或已确诊恶性肿瘤的患者为禁忌证；唾液腺造影不能显示导管或腺泡之外的腺体组织情况。

第二节　CT在头颈部影像学检查中的应用

CT是目前头颈部疾病最主要的影像学检查技术，广泛应用于头颈部先天性、外伤性、血管性、炎性、肿瘤性及自身免疫性等病变的检查。头颈部常用的CT检查方法包括锥形线束CT（cone-beam computed tomography，CBCT）、多层螺旋CT及能谱CT等。

一、锥形线束CT

CBCT采用锥形X线束和面积探测器，只需要围绕受检者旋转360°，获取容积重建所需数据，即可重建出各向同性的三个维度上的断层图像（图1-6）。目前的CBCT机多为坐位投照，由旋转部分（球管和探测器）、立柱和座椅构成。

【适应证】

CBCT主要用于口腔牙齿、牙槽骨、颌骨及颞下颌关节等硬组织结构显示，适用于多生牙、阻生牙、牙周病变、牙齿种植、牙齿正畸及颌骨肿瘤性病变等。

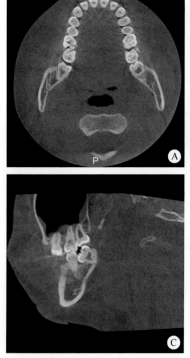

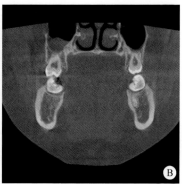

图 1-6　CBCT
A. 横断位 CBCT；B. 冠状位 CBCT；
C. 矢状位 CBCT

【优点】

辐射剂量较低，多平面观察（横断位、冠状位及矢状位）可有效避免解剖结构重叠造成的影响，其在显示牙齿和颌骨的细微结构方面更有优势。

【缺点】

CBCT无法评估病灶内及邻近软组织情况，也不能进行CT值测量。

二、多层螺旋 CT

多层螺旋 CT（multi-slice spiral CT，MSCT）采用高度准直的 X

线束，围绕人体一定厚度的横断面进行扫描，由探测器接受透过该层面的 X 线，并将其转换为数字信息，经过精密的数字信息处理，最终将数字信息转换为不同灰度的黑白图像信息，即重建为 CT 灰阶图像。MSCT 可进行平扫和对比增强检查，并拥有强大的图像后处理技术，在横断位图像的基础上可进行多平面重建、最大密度投影及三维重建等多种重建技术（图 1-7）。

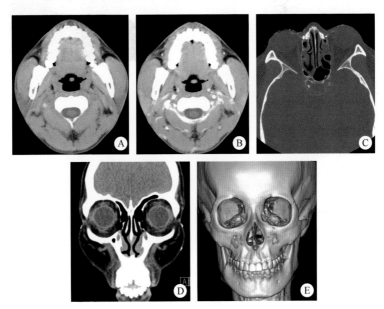

图 1-7　多层螺旋 CT
A. 横断位 CT 平扫；B. 横断位 CT 增强；C. 横断位 CT 平扫骨窗（泪道造影）；D. 冠状位 CT 重建；E. CT 三维重建

【适应证】
　　头颈部先天性、外伤性、血管性、炎性、肿瘤性及自身免疫性等病变。

【优点】

MSCT 具有较高的密度分辨率，可定量测量组织的 CT 值，利用多种重建技术从不同角度对病变进行评估，并且利用碘造影剂进行增强扫描，可提高病变检出率和对病变的定性能力。

【缺点】

MSCT 有一定的电离辐射，增强用药碘造影剂有引起药物不良反应的可能。

三、能谱 CT

能谱 CT 是一种具有能谱成像功能的 MSCT，在扫描时采用 2 种电压（80kVp 和 140kVp）的瞬时切换，获得两组 X 线吸收系数数据，经公式计算出不同物质空间分布的密度值，并重建出各种能量下的 CT 图像。通过图像测量和处理可获得最佳单能量图像、能谱曲线、散点图、直方图、虚拟平扫、碘基图及消减金属伪影等（图 1-8）。

【适应证】

能谱 CT 适应证同常规多层螺旋 CT，另外高能级单能量图像可用于减少口腔义齿等金属伪影。

【优点】

能谱 CT 在常规 CT 的基础上可提供单能量图像、物质密度图像、能谱曲线、有效原子序数等定量及功能学方面的信息，为病变的定位、定性诊断提供新途径。

【缺点】

能谱 CT 因成像设备、原理及技术算法等与常规 CT 有所不同，头颈部能谱 CT 扫描图像较常规 CT 的密度分辨率有所降低，而且数据量大。

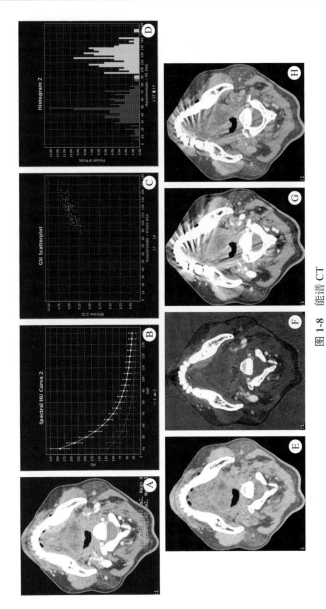

图 1-8　能谱 CT

A. 最佳单能量图像（65keV）；B. 能谱曲线；C. 散点图；D. 直方图；E. 虚拟平扫；F. 碘基图；G. 65keV 图像（牙列伪影）；H. 120keV 图像（牙列伪影）

第三节　MRI 在头颈部影像学检查中的应用

MRI 检查具有优越的软组织分辨能力，目前已成为头颈部各类疾病的常规检查技术，是 CT 检查的重要补充，可为疾病诊断、鉴别诊断及临床分期等提供重要的客观依据。

一、常规 MRI 及功能成像

MRI 是利用强外磁场内人体中的氢原子核 [即氢质子（^{1}H）]，在特定射频脉冲作用下产生的磁共振现象而进行成像。MRI 检查有 2 种基本成像：一种主要反映组织 T_1 值的差异，称为 T_1 加权像（T_1 weighted imaging，T_1WI）；另一种主要反映组织间 T_2 值的差异，称为 T_2 加权像（T_2 weighted imaging，T_2WI）。MRI 检查可进行多参数、多序列及多方位成像，包括常规 T_1WI、T_2WI 平扫、对比增强检查、动态增强检查、扩散加权成像（diffusion weighted imaging，DWI）及磁共振波谱成像（magnetic resonance spectroscopy，MRS）等（**图 1-9**）。

【适应证】

MRI 适应证同多层螺旋 CT，尤其适用于 CT 无法明确的炎性病变、肿瘤性病变及自身免疫性病变等的定性诊断。

【优点】

MRI 无电离辐射，软组织分辨率高，可进行多参数常规及功能成像，为明确病变性质提供更丰富的影像学信息。

【缺点】

对于头颈部骨质、钙化等情况评估，MRI 仍需要结合 CT 成像。

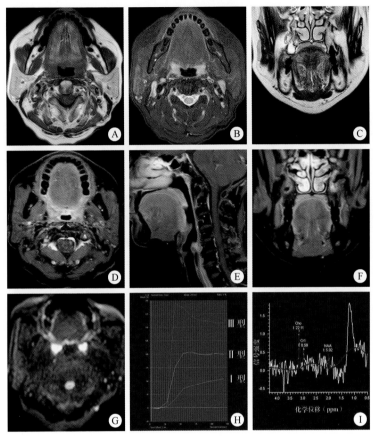

图 1-9　常规 MRI 及功能成像

A. 横断位 T_1WI；B. 横断位 T_2WI 压脂序列；C. 冠状位 T_2WI；D. 横断位 T_1WI 压脂序列增强；E. 矢状位 T_1WI 压脂序列增强；F. 冠状位 T_1WI 压脂序列增强；G. 横断位 DWI；H. 时间 - 信号强度曲线（time-signal intensity curve, TIC），Ⅰ型（流入型）、Ⅱ型（平台型）、Ⅲ型（流出型）；I. MRS。Cho, 胆碱；Cr, 肌酸；NAA, N- 乙酰天门冬氨酸

二、颞下颌关节 MRI

颞 下 颌 关 节 MRI（temporomandibular joint MRI，TMJ-MRI）

使用颞下颌关节专用表面线圈，对检查侧关节进行正中骀位及大开口位扫描，分别扫描斜冠状位质子密度加权成像（proton density weighted image，PDWI）或 T_2WI 闭口位、斜矢状位 PDWI 闭口位、斜矢状位 T_2WI 张口位（图 1-10）。

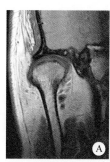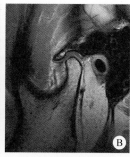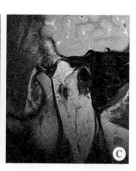

图 1-10　TMJ-MRI

A. 右侧颞下颌关节斜冠状位 PDWI 闭口位；B. 斜矢状位 PDWI 闭口位；C. 斜矢状位 T_2WI 张口位

【适应证】

颞下颌关节紊乱、关节腔积液、髁突骨折及滑膜软骨瘤病等。

【优点】

TMJ-MRI 是唯一可直接显示颞下颌关节关节盘的影像学检查技术，可以反映盘髁关系及关节的张口、闭口功能和关节腔情况等。

【缺点】

TMJ-MRI 仅适用于颞下颌关节相关疾病的局部观察。

影像学检查的优选原则是从简单到复杂，从经济到昂贵，从无辐射到有辐射，从无创到有创。各种影像学检查技术均有优缺点，不可彼此替代，具有互补作用。不同器官和病变应根据具体情况，个体化选择最合适的影像学检查手段。当病情复杂时，需要联合应用多种影像学检查方法。

（刘　玉　杨功鑫　沈　云）

第二章

头颈部解剖

第一节　眼　部　解　剖

眼眶是容纳眼球的四边锥形骨腔，包含眼球、视神经、眼外肌、泪腺、脂肪、血管等结构。眼球近似球形，后方有视神经与颅内视路连接。眼球壁由外向内依次为眼球纤维膜、血管膜和视网膜三层。纤维膜由前向后可分为角膜和巩膜两部分。血管膜由前向后分为虹膜、睫状体和脉络膜三部分。

眼内容物包括房水、晶状体和玻璃体。房水位于眼房内。晶状体位于虹膜和玻璃体之间，是眼屈光系统的主要装置。玻璃体填充于晶状体之后的空腔内，与视网膜和睫状体相贴。

眼的附属器包括眼睑、结膜、泪器、眼外肌、眶脂体等。泪器包括泪腺和泪道，泪腺位于眼眶前外部的泪腺窝内，被上睑提肌肌腱分隔为眶部和睑部，泪道包括泪小管、泪囊及鼻泪管。眼外肌为视器的运动装置，包括运动眼球的上、下、内、外直肌及上斜肌、下斜肌和运动眼睑的上睑提肌。

国内外对眼眶分区观点不一，有 Lemke 眼眶八分区法，即眶隔前区、骨膜下区、肌锥外区、肌锥、肌锥内区、泪腺区、眼球区及视神经鞘区，此法分区详细，但不利于占位病变分布区域的统计。Muller-Forell 等的四分区法，即眼球区、视神经区、肌锥内区、肌锥外区，分区简单，易记忆，但不够精确。国内诸多学者提出五分区法，将眼眶及内容物分为5区，即眼球区（眼球及眼内容物）、视神经鞘区（视神经及其鞘膜）、肌锥内区（四条直肌及其筋膜所围成的锥形区域）、肌锥外区（眼外肌及其以外至眶骨之间的区域）、骨膜外区（眶骨膜及其以外结构）。眼部解剖见**图2-1～图2-10**。

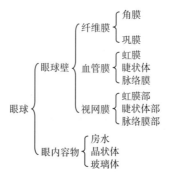

图 2-1　眼球的结构

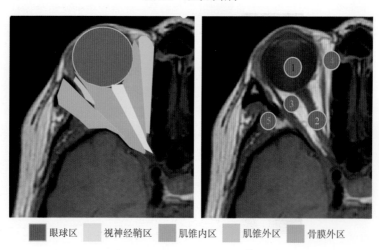

眼球区　　视神经鞘区　　肌锥内区　　肌锥外区　　骨膜外区

图 2-2　眼眶分区（五分区法）

1. 眼球区；2. 视神经鞘区；3. 肌锥内区；4. 肌锥外区；5. 骨膜外区

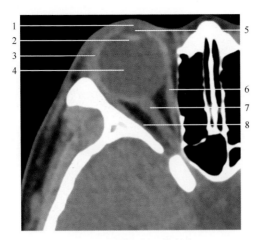

图 2-3　视神经层面横断位

1. 角膜；2. 晶状体；3. 巩膜；4. 玻璃体；5. 前房；6. 内直肌；7. 视神经；8. 外直肌

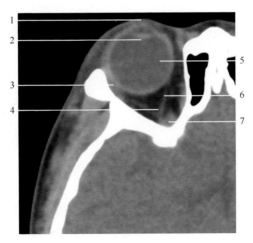

图 2-4　上直肌层面横断位

1. 眼睑；2. 晶状体；3. 泪腺；4. 眶脂体；5. 玻璃体；6. 眼上静脉；7. 上直肌

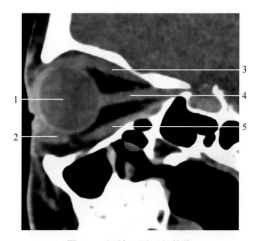

图 2-5　视神经层面矢状位

1. 玻璃体；2. 下斜肌；3. 上直肌；4. 视神经；5. 下直肌

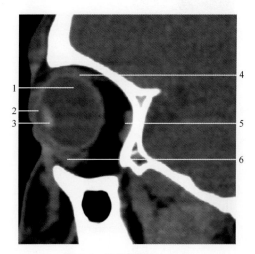

图 2-6　晶状体层面矢状位

1. 玻璃体；2. 前房；3. 晶状体；4. 上直肌；5. 内直肌；6. 下斜肌

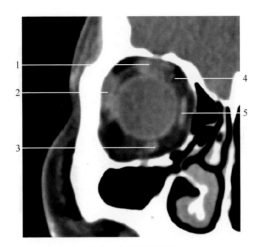

图 2-7　眼球冠状位

1.上直肌；2.泪腺；3.下直肌；4.眼上静脉；5.内直肌

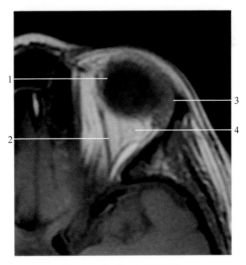

图 2-8　眼球 T_1WI 横断位

1.玻璃体；2.眼上静脉；3.泪腺；4.眶脂体

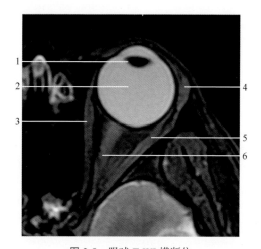

图 2-9　眼球 T$_2$WI 横断位

1. 晶状体；2. 玻璃体；3. 内直肌；4. 泪腺；5. 外直肌；6. 视神经

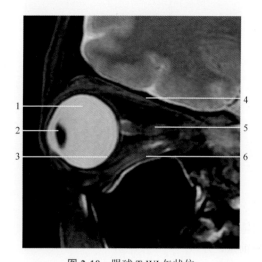

图 2-10　眼球 T$_2$WI 矢状位

1. 玻璃体；2. 晶状体；3. 视网膜；4. 上直肌；5. 视神经；6. 下直肌

第二节　耳 部 解 剖

耳又称前庭蜗器，包括外耳、中耳和内耳三部分（图 2-11）。外耳和中耳是声波的收集和传导装置，内耳接受声波和位觉的刺激。听觉感受器和位觉感受器位于内耳。

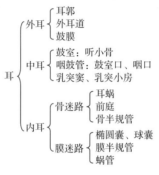

图 2-11　耳部结构

外耳包括耳郭、外耳道和鼓膜三部分。外耳道是从耳郭至鼓膜的管道，外 1/3 为软骨部，与耳郭的软骨相延续，内 2/3 为骨性部，是由颞骨鳞部和鼓部围成的椭圆形短管。

中耳由鼓室、咽鼓管、乳突窦和乳突小房组成，为一含气的不规则腔道，大部分位于颞骨岩部内。中耳向外借鼓膜与外耳道相隔，向内毗邻内耳，向前以咽鼓管通向鼻咽部。鼓室是位于颞骨岩部的不规则含气腔隙，由 6 个壁围成。鼓室内有 3 块听小骨（即锤骨、砧骨和镫骨）相连接形成听骨链，两端分别连接鼓膜与前庭窗。咽鼓管为连接鼻咽腔与鼓室的通路，向内通鼻咽腔，开口于咽鼓管咽口，向外通鼓室前壁，开口于咽鼓管鼓室口，鼻咽癌可经咽鼓管侵入中耳。乳突窦（或称鼓窦）位于鼓室上隐窝后方，向前开口于鼓室后壁的上部，向后与乳突小房相连通，为鼓室和乳突小房之间的通路。

乳突小房为颞骨乳突部内的许多含气小腔，大小不等、相互连通，腔内覆盖黏膜，与乳突窦和鼓室的黏膜相连续。中耳炎可经乳突窦侵犯乳突小房而引起乳突炎。

内耳为位于颞骨岩部的迷路结构，形状不规则，结构复杂。迷路包括外层的骨迷路和内层的膜迷路。骨迷路为位于岩部的不规则骨质隧道，包括耳蜗、前庭、骨半规管，三者沿颞骨岩部长轴从前内向后外依次排列，并相互连通。前庭位于骨迷路中部，前部与耳蜗相连，后部与3个半规管相通。骨半规管包括3个半圆形互成直角排列的小管，分别为前骨半规管、后骨半规管和外骨半规管。膜迷路为骨迷路内封闭的膜性囊，包括椭圆囊、球囊、膜半规管和蜗管四部分，内充满内淋巴液，膜迷路与骨迷路之间充满外淋巴液，内、外淋巴不相通。内听道从颞骨岩部后面的内耳门开始，向外侧进入颞骨。内听道内含有面神经、前庭蜗神经和迷路动脉。具体解剖见**图 2-12 ～图 2-20**。

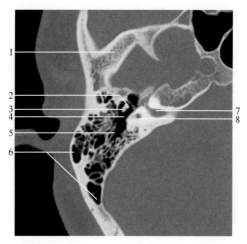

图 2-12　前半规管层面

1. 颞骨鳞部；2. 锤骨头；3. 砧骨体；4. 上鼓室；5. 鼓窦；6. 乳突气房；7. 内听道；
8. 前半规管

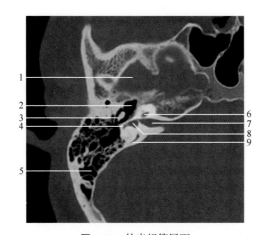

图 2-13 外半规管层面

1. 颞叶；2. 上鼓室；3. 砧骨体；4. 外半规管；5. 乳突气房；6. 蜗螺旋管；7. 内听道；

8. 前半规管壶腹；9. 后半规管

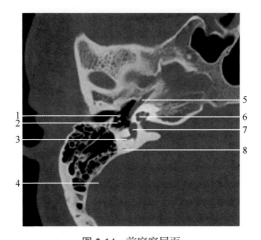

图 2-14 前庭窗层面

1. 锤骨柄；2. 砧骨长突；3. 外半规管；4. 乙状窦；5. 鼓膜张肌；6. 蜗螺旋管；7. 前庭；

8. 后半规管

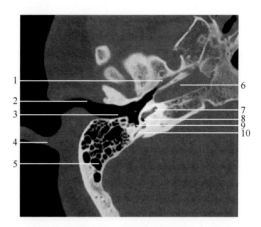

图 2-15 后半规管层面

1. 鼓膜张肌；2. 外耳道软骨部；3. 外耳道骨性部；4. 耳郭；5. 乳突气房；6. 颈内动脉岩内段；7. 耳蜗底转；8. 蜗窗小窝；9. 锥隐窝；10. 后半规管

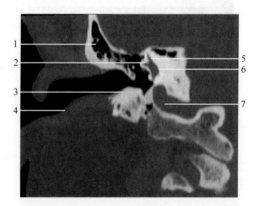

图 2-16 半规管斜冠状位

1. 乳突气房；2. 外半规管；3. 外耳道骨性部；4. 外耳道软骨部；5. 前半规管；6. 前庭；7. 颈静脉管

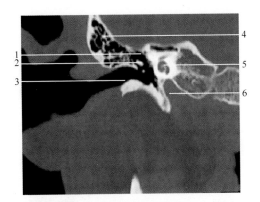

图 2-17　耳蜗斜冠状位

1. 上鼓室；2. 锤骨；3. 外耳道；4. 乳突气房；5. 耳蜗；6. 颈静脉管

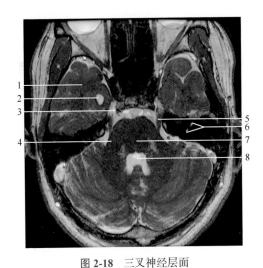

图 2-18　三叉神经层面

1. 颞叶；2. 侧脑室颞角；3. Mechel 腔；4. 小脑中脚；5. 三叉神经；6. 前半规管；7. 脑桥；

8. 第四脑室

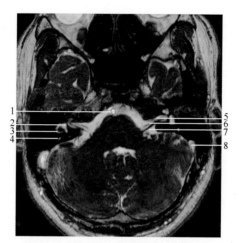

图 2-19 内听道层面

1. 基底动脉；2. 前半规管壶腹；3. 外半规管；4. 后半规管；5. 内听道；6. 面神经；

7. 听神经；8. 乙状窦

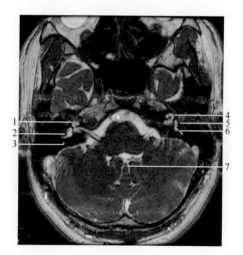

图 2-20 耳蜗层面

1. 右耳蜗；2. 右前庭；3. 右后半规管；4. 左耳蜗；5. 左前庭；6. 左后半规管；7. 小脑蚓部

第三节 鼻部解剖

鼻是呼吸道的起始部，分为外鼻、鼻腔和鼻旁窦三部分。外鼻位于面部中央，分为骨部和软骨部。鼻腔被鼻中隔分为左、右两腔，向前借鼻孔通外界，向后经鼻后孔通鼻咽部。每侧鼻腔以鼻阈为界分为鼻前庭和固有鼻腔。固有鼻腔是鼻腔的主要部分，常简称为鼻腔，每侧鼻腔有顶、底及内、外侧壁。鼻腔顶自前向后由鼻骨、额骨、筛骨筛板和蝶骨体下面构成。

鼻中隔由筛骨垂直板、犁骨和鼻中隔软骨组成支架，表面被覆黏膜而成。鼻腔外侧壁可见上、中、下3个鼻甲，上鼻甲和中鼻甲之间为上鼻道，中鼻甲与下鼻甲之间为中鼻道，下鼻甲下方为下鼻道。多数人上鼻甲的后上方有最上鼻甲。最上鼻甲或上鼻甲后上方与蝶骨体之间的凹陷称为蝶筛隐窝。鼻泪管开口于下鼻道前上方。

鼻旁窦又称副鼻窦，共4组，分别为额窦、筛窦、蝶窦及上颌窦，其中额窦开口于中鼻道。筛窦按部位分为前筛窦、中筛窦和后筛窦。前筛窦、中筛窦均开口于中鼻道，后筛窦开口于上鼻道。因后筛窦与视神经管毗邻，故后筛窦感染向周围蔓延可引起视神经炎。蝶窦是蝶骨体内的含气空腔，被中隔分为左、右两个腔。上颌窦位于上颌骨体内，呈三角锥体形。蝶骨翼突前方与上颌窦间腔为翼腭窝，有神经、血管通过，翼腭窝向外经翼上颌裂通颞下窝，向内上经蝶腭孔通鼻腔，向前经眶下裂通眼眶，向后上经圆孔通颅中窝，借翼管通颅底外面，向下移行于腭大管、腭大孔通口腔。具体解剖见图2-21～图2-32。

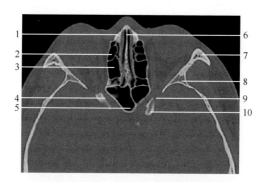

图 2-21　筛窦层面

1. 上颌骨额突；2. 前组筛窦；3. 中组筛窦；4. 视神经管；5. 蝶窦；6. 骨性鼻中隔；
7. 颧骨眶突；8. 蝶骨大翼；9. 眶上裂；10. 前床突

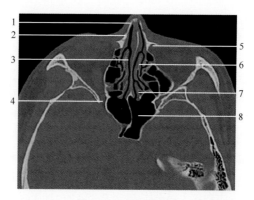

图 2-22　中鼻甲层面

1. 鼻骨；2. 上颌骨额突；3. 总鼻道；4. 眶上裂；5. 泪囊窝；6. 中鼻甲；
7. 上鼻甲；8. 蝶窦

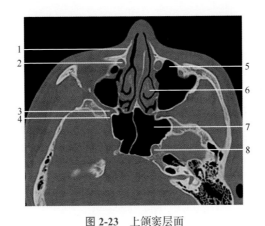

图 2-23　上颌窦层面

1. 上颌骨额突；2. 鼻泪管；3. 翼腭窝；4. 圆孔；5. 上颌窦；6. 中鼻甲；7. 蝶窦；
8. 颈内动脉

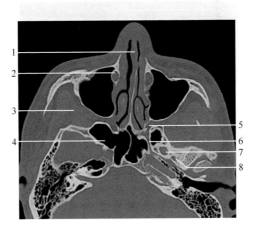

图 2-24　鼻中隔层面

1. 鼻中隔；2. 鼻泪管；3. 颞下窝；4. 蝶窦；5. 翼腭窝；6. 翼管；7. 卵圆孔；8. 棘孔

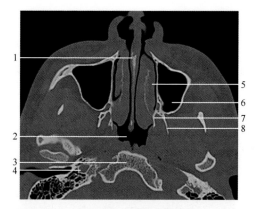

图 2-25 下鼻甲层面

1. 骨性鼻中隔；2. 鼻咽腔；3. 斜坡；4. 颈内动脉；5. 下鼻甲；6. 上颌窦；

7. 翼突内侧板；8. 翼突外侧板

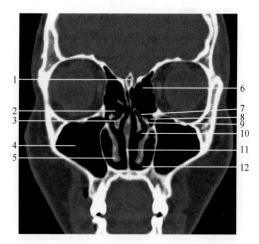

图 2-26 副鼻窦冠状位

1. 鸡冠；2. 钩突气化；3. 中鼻甲；4. 上颌窦；5. 下鼻甲；6. 筛窦；7. 半月裂；

8. 筛漏斗；9. 钩突；10. 中鼻道；11. 鼻中隔；12. 下鼻道

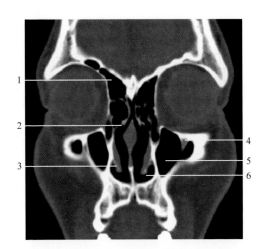

图 2-27 下鼻甲冠状位

1.额窦；2.上鼻甲；3.下鼻甲；4.眶下管；5.上颌窦；6.下鼻道

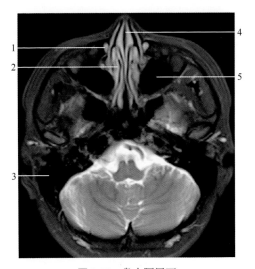

图 2-28 鼻中隔层面

1.鼻泪管；2.中鼻甲；3.乳突气房；4.鼻中隔；5.上颌窦

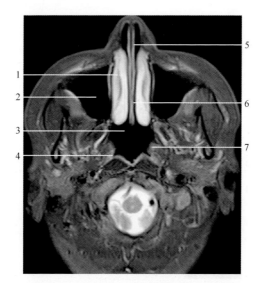

图 2-29 下鼻甲层面

1. 下鼻甲；2. 上颌窦；3. 鼻咽腔；4. 咽隐窝；5. 鼻中隔；6. 总鼻道；7. 咽鼓管圆枕

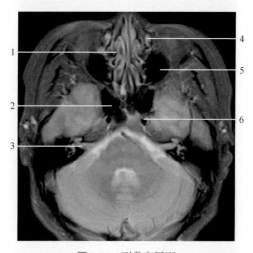

图 2-30 副鼻窦层面

1. 筛窦；2. 蝶窦；3. 内听道；4. 鼻泪管；5. 上颌窦；6. 颈内动脉

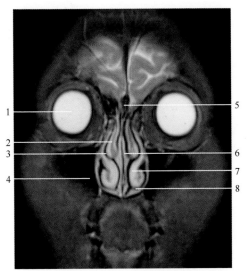

图 2-31　中、下鼻甲层面

1. 眼球；2. 中鼻甲；3. 中鼻道；4. 上颌窦；5. 鸡冠；6. 鼻中隔；7. 下鼻甲；8. 下鼻道

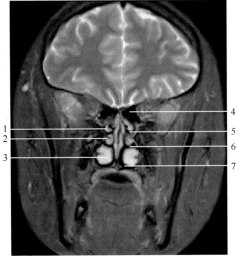

图 2-32　上、中、下鼻甲层面

1. 上鼻甲；2. 中鼻甲；3. 下鼻甲；4. 蝶窦；5. 上鼻道；6. 中鼻道；7. 下鼻道

第四节 咽喉部解剖

咽位于颈前正中部，上起自颅底，下至第 6 颈椎下缘平面（环状软骨下缘），下接食管。咽的前壁自上而下分别通入鼻腔、口腔和喉腔。咽以软腭和会厌游离缘为界分为鼻咽、口咽、喉咽三部分，咽是呼吸道和消化道的共同通道。

鼻咽又称上咽部，位于颅底和软腭之间。鼻咽前壁经后鼻孔与鼻腔相通，向下与口咽部连续；顶壁以纤维膜紧贴于蝶骨体及枕骨基底部，外侧与破裂孔邻近，是鼻咽癌侵入颅内的主要途径；两侧壁在下鼻甲后端之后约 1cm 处有咽鼓管咽口，它是咽鼓管进入鼻腔的通道，也是咽颅底筋膜前部分的一个缺口（Morgagni 窦）。咽口上方隆起部分称为咽鼓管圆枕，其后上方与咽后壁之间有一凹陷，称为咽隐窝。鼻咽顶部和后壁移行相连，常合称顶后壁，此壁黏膜下有丰富的淋巴组织，称为咽扁桃体，又称腺样体，婴幼儿腺样体较为发达，在 6～7 岁后开始萎缩。

口咽又称中咽，位于软腭与会厌上缘之间，后壁平对第 2、3 颈椎平面，上通鼻咽，下接喉咽，前方经咽峡与口腔相通。咽峡是由悬雍垂、软腭游离缘、舌腭弓、咽腭弓和舌背围成的环状狭窄部分。舌腭弓和咽腭弓之间为扁桃体窝，腭扁桃体即位于其中。

喉咽腔是咽部和喉部的共同结构，上起自会厌软骨上缘，下至环状软骨下缘，借喉口与喉咽相通，下与气管腔相连。临床上常以声带为界将喉腔分为声门上区、声门区和声门下区三部分。声门上区指声带上缘以上的喉腔，包括会厌、杓状会厌襞、杓状软骨、室带和喉室；声门区包括两侧声带与声门裂；声门下区为声带下缘至环状软骨下缘。咽喉部重要解剖结构见图 2-33 ～图 2-38。

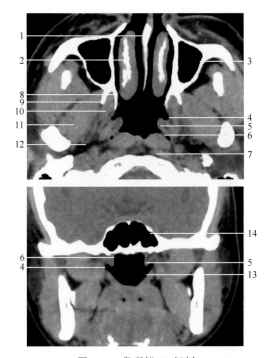

图 2-33 鼻咽部 CT 解剖

1. 鼻中隔；2. 下鼻甲；3. 上颌窦；4. 咽鼓管咽口；5. 咽鼓管圆枕；6. 咽隐窝；7. 头长肌；
8. 翼内板；9. 翼外板；10. 翼内肌；11. 翼外肌；12. 咽旁间隙；13. 鼻咽腔；14. 蝶窦

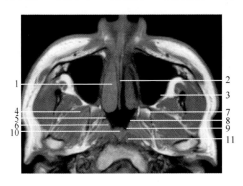

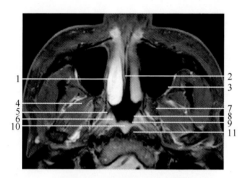

图 2-34 鼻咽部 MRI 解剖

1.下鼻甲；2.鼻中隔；3.上颌窦；4.翼外肌；5.咽鼓管咽口；6.咽鼓管圆枕；

7.翼突外侧板；8.鼻咽腔；9.咽隐窝；10.咽扁桃体；11.头长肌

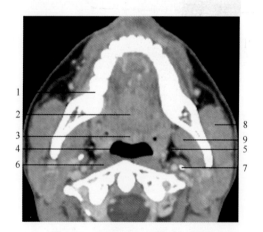

图 2-35 软腭层面口咽部 CT 解剖

1.下颌骨；2.舌；3.软腭；4.口咽；5.咽旁间隙；6.头长肌和颈长肌；

7.茎突；8.咬肌；9.翼内肌

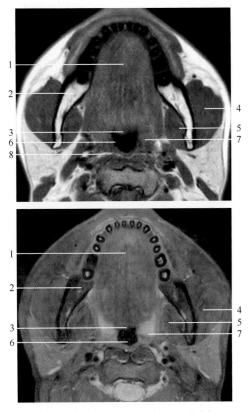

图 2-36 软腭层面口咽部 MRI 解剖

1.舌；2.下颌骨；3.腭垂；4.咬肌；5.翼内肌；6.口咽；

7.腭扁桃体；8.咽后间隙

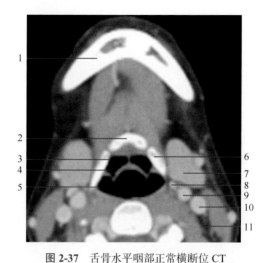

图 2-37 舌骨水平咽部正常横断位 CT

1. 下颌骨；2. 舌骨体；3. 舌会厌正中襞；4. 会厌谷；5. 梨状隐窝；6. 舌骨大角；7. 颌下腺；
8. 颈外动脉；9. 颈内动脉；10. 颈内静脉；11. 颈后间隙

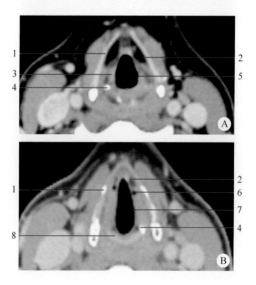

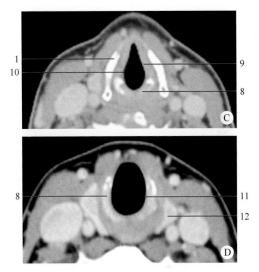

图 2-38 喉咽正常横断位 CT

1.甲状软骨板；2.声门旁间隙；3.室带；4.杓状软骨；5.喉前庭；6.喉室；
7.喉中间腔；8.环状软骨；9.声带；10.声门裂；11.声门下腔；12.甲状腺

第五节　颈 部 解 剖

　　颈部组织结构复杂，前方正中有消化道和呼吸道的颈段；两侧有纵向走行的大血管和神经；后部正中是脊柱颈段。颈部上界以下颌骨下缘、下颌角、乳突尖、上项线及枕骨隆突的连线与头部分界；下界以胸骨上切迹、胸锁关节、锁骨和肩峰至第 7 颈椎棘突的连线与胸部分界。颈部以斜方肌前缘为界，分为前方的固有颈部和后方的项部（颈后部）；固有颈部以胸锁乳突肌为界，前方为颈前部，其后方至斜方肌前缘为颈外侧部；被斜方肌覆盖的深部与脊柱颈段之间的部分为项部。颈部重要解剖结构见图 2-39 ～图 2-48。

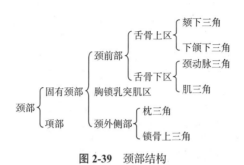

图 2-39　颈部结构

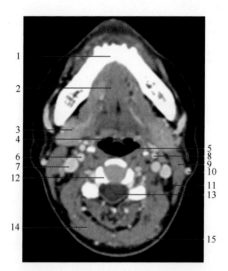

图 2-40　咽部层面颈部正常横断位 CT

1.下颌骨；2.颏舌肌；3.颌下腺；4.会厌；5.喉咽；6.颈内动脉；7.颈内静脉；
8.颈外动脉；9.胸锁乳突肌；10.颈外静脉；11.颈后间隙；12.颈椎；
13.颈髓；14.头夹肌；15.斜方肌

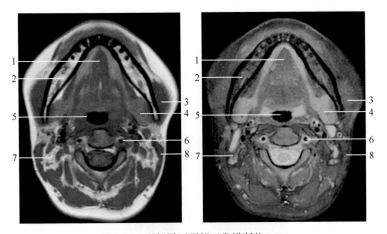

图 2-41　咽部层面颈部正常横断位 MRI

1. 颏舌肌；2. 下颌骨；3. 咬肌；4. 颌下腺；5. 口咽；6. 椎动脉；7. 颈后间隙；
8. 胸锁乳突肌

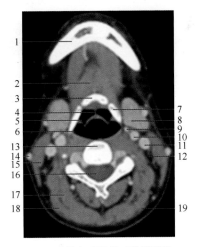

图 2-42　舌骨水平颈部正常横断位 CT

1. 下颌骨；2. 颏舌骨肌；3. 舌骨体；4. 舌会厌正中襞；5. 会厌谷；6. 梨状隐窝；7. 舌骨大角；
8. 颌下腺；9. 颈外动脉；10. 颈内动脉；11. 颈内静脉；12. 颈后间隙；13. 颈椎；
14. 颈外静脉；15. 胸锁乳突肌；16. 颈髓；17. 头半棘肌；18. 头夹肌；19. 斜方肌

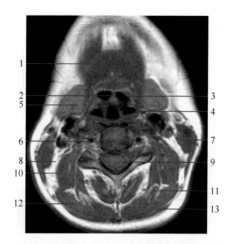

图 2-43 舌骨水平颈部正常横断位 MRI T₁WI

1.颏舌骨肌；2.舌会厌正中襞；3.会厌谷；4.梨状隐窝；5.颌下腺；6.椎动脉；

7.胸锁乳突肌；8.颈后间隙；9.颈髓；10.肩胛提肌；11.头半棘肌；

12.头夹肌；13.斜方肌

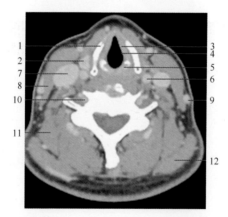

图 2-44 声门裂层面颈部正常横断位 CT

1.甲状软骨板；2.甲状腺；3.声带；4.声门；5.环状软骨；6.颈总动脉；7.颈内静脉；

8.胸锁乳突肌；9.颈外静脉；10.椎动脉；11.肩胛提肌；12.斜方肌

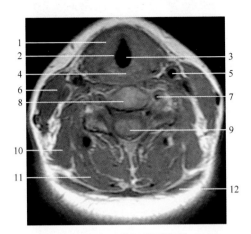

图 2-45　声门裂层面颈部正常横断位 MRI T_1WI

1.甲状软骨板；2.声带；3.声门；4.环状软骨；5.颈总动脉；6.胸锁乳突肌；

7.椎动脉；8.颈椎；9.颈髓；10.肩胛提肌；11.头夹肌；12.斜方肌

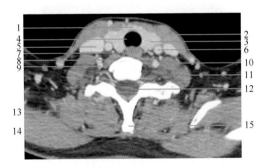

图 2-46　甲状腺正中层面颈部正常横断位 CT

1.甲状腺峡部；2.胸锁乳突肌；3.甲状腺左侧叶；4.气管；5.颈内静脉；6.颈总动脉；

7.食管；8.颈长肌；9.椎动脉；10.前斜角肌；11.中、后斜角肌；12.颈髓；13.肩胛提肌；

14.斜方肌；15.颈椎棘突

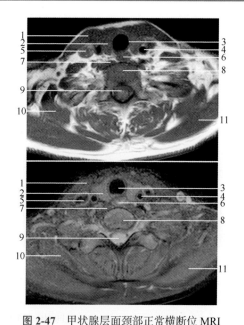

图 2-47 甲状腺层面颈部正常横断位 MRI

1. 胸锁乳突肌；2. 甲状腺；3. 气管；4. 颈总动脉；5. 颈内静脉；6. 食管；
7. 颈长肌；8. 颈椎；9. 颈髓；10. 肩胛提肌；11. 斜方肌

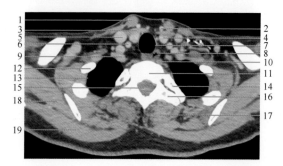

图 2-48 颈根部层面颈部正常横断位 CT

1. 胸锁乳突肌；2. 颈前静脉；3. 胸骨舌骨肌；4. 甲状腺；5. 颈内静脉；6. 颈总动脉；7. 气管；
8. 食管；9. 锁骨下动脉；10. 颈长肌；11. 第 2 胸椎椎体；12. 第 1 肋骨；13. 肺尖；
14. 第 2 肋骨；15. 胸髓；16. 第 2 胸椎横突；17. 颈半棘肌；18. 肩胛提肌；19. 斜方肌

第六节 口腔颌面部解剖

口腔颌面部是口腔与颌面部的统称，上起额部发际，下至舌骨水平，左右达颞骨乳突垂直线之间的区域，包括口腔及上下牙列，但不包括眼、耳、鼻、喉等器官。口腔是由牙、颌骨、唇、舌、颊、腭、口底、唾液腺等组织构成的功能器官，以牙列为界分为口腔前庭和固有口腔。口腔前庭为位于唇、颊与牙列、牙龈及牙槽黏膜之间的蹄铁形潜在腔隙。固有口腔是口腔的主要部分，上为硬腭和软腭，下为舌和口底，前界和两侧界为上、下牙弓，后界为咽门。颌面部主要包括颌骨、颞下颌关节、唾液腺、肌肉、神经、血管等。

颞下颌关节又称下颌关节，由下颌头和颞骨鳞部下颌窝、关节结节、关节盘及周围关节囊、关节韧带等结构组成。下颌头位于下颌髁突顶部，由髁突中间的横嵴分为前斜面和后斜面，前斜面较大，为关节的功能面。关节结节位于下颌窝前方，也可分为前斜面和后斜面，后斜面较大，为关节的承重面。关节囊包绕下颌关节，上方附着于关节结节，下方附着于下颌颈，关节囊内有关节盘，其将关节腔分为上、下关节腔。关节盘由纤维软骨构成，共分为四部分，分别为前带、中带、后带、双板区，张口时下颌头和关节盘向前运动，大张口时两者滑至关节结节下方，闭口时两者滑回原位。关节囊前部薄弱，张口过大时下颌关节易向前脱位，下颌头及关节盘滑至关节结节前方。口腔颌面部重要解剖结构见**图 2-49 ～图 2-63**。

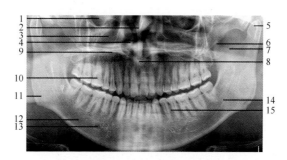

图 2-49　口腔全景片

1. 眼眶；2. 鼻中隔；3. 上颌窦；4. 下鼻甲；5. 下颌髁突；6. 下颌骨冠状突；

7. 下颌切迹；8. 鼻前棘；9. 硬腭；10. 牙齿；11. 下颌角；12. 下颌骨；13. 颏孔；

14. 下颌管；15. 牙槽骨

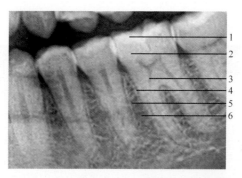

图 2-50　牙齿解剖

1. 牙釉质；2. 牙本质；3. 牙髓腔；4. 牙周膜；5. 骨硬板；6. 牙槽骨

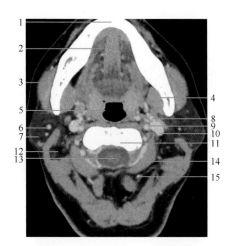

图 2-51 腮腺中部层面正常横断位 CT

1.下颌骨；2.颏舌肌；3.咬肌；4.翼内肌；5.口咽；6.下颌后静脉；7.腮腺；
8.颈外动脉；9.颈内动脉；10.颈内静脉；11.颈椎；12.颈后间隙；
13.颈髓；14.头下斜肌；15.颈深静脉

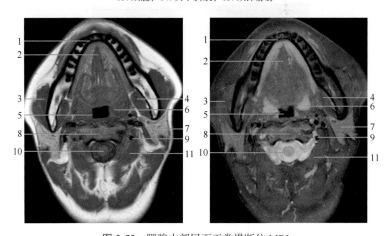

图 2-52 腮腺中部层面正常横断位 MRI

1.下颌骨；2.颏舌肌；3.咬肌；4.翼内肌；5.口咽；6.腭扁桃体；7.腮腺；
8.颈椎；9.椎动脉；10.颈髓；11.头下斜肌

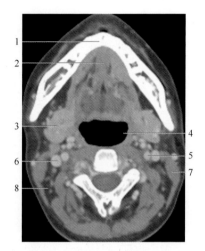

图 2-53 颌下腺层面正常横断位 CT

1. 下颌骨；2. 颏舌肌；3. 颌下腺；4. 口咽；5. 颈内动脉；6. 颈内静脉；

7. 胸锁乳突肌；8. 颈后间隙

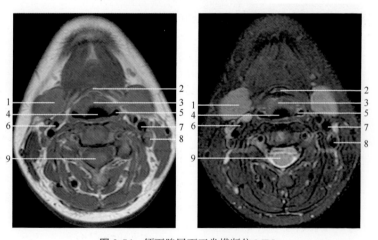

图 2-54 颌下腺层面正常横断位 MRI

1. 颌下腺；2. 舌骨；3. 会厌；4. 喉咽；5. 梨状隐窝；6. 颈外动脉；

7. 颈内动脉；8. 颈内静脉；9. 颈髓

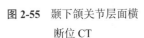
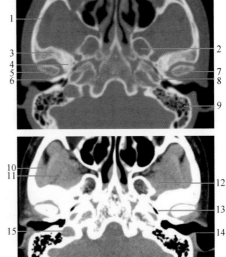

图 2-55 颞下颌关节层面横断位 CT

1. 颧弓；2. 蝶骨；3. 关节结节；4. 蝶骨嵴；5. 下颌头；6. 鳞骨裂；7. 颞下颌关节间隙；8. 颈内动脉岩段；9. 乳突气房；10. 颞肌；11. 咬肌；12. 翼外肌；13. 咽鼓管；14. 外耳道；15. 颈静脉窝

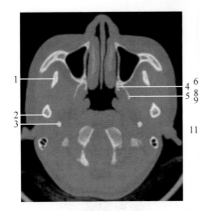
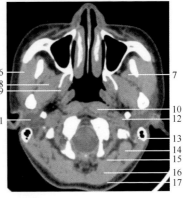

图 2-56 冠突层面横断位 CT

1. 冠突；2. 髁突；3. 茎突；4. 翼突内板；5. 翼突外板；6. 咬肌；7. 颞肌；8. 翼外肌；9. 翼内肌；10. 头长肌；11. 腮腺；12. 头外侧直肌；13. 二腹肌；14. 头上斜肌；15. 头后大直肌；16. 头半棘肌；17. 斜方肌

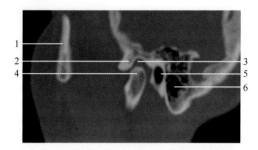

图 2-57 颞下颌关节矢状位 CT

1. 颧骨；2. 关节结节；3. 颞下颌关节间隙；4. 下颌头；5. 外耳道；6. 乳突气房

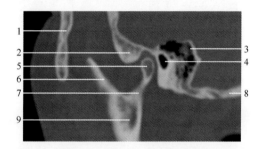

图 2-58 经冠突的矢状位 CT

1. 颧骨；2. 关节结节；3. 乳突气房；4. 外耳道；5. 髁突；6. 冠突；
7. 下颌颈；8. 枕骨；9. 下颌骨升支

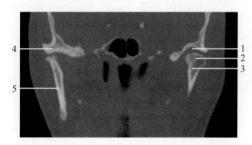

图 2-59 经髁突的冠状位 CT

1. 颞下颌关节间隙 / 下颌窝；2. 下颌头；3. 下颌颈；4. 颧骨；5. 下颌支

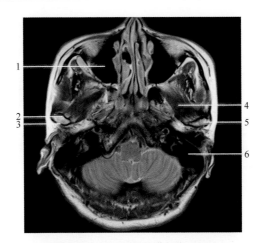

图 2-60 颞下颌关节横断位 T₂WI

1. 上颌窦；2. 关节结节；3. 颞骨缝；4. 翼外肌；5. 下颌头；6. 乳突

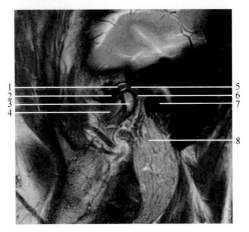

图 2-61 颞下颌关节斜矢状位 T₂WI

1. 关节盘中间带；2. 关节盘前带；3. 髁突；4. 翼外肌；5. 关节盘后带；

6. 双板区；7. 外耳道；8. 腮腺

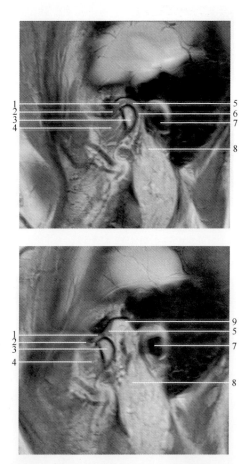

图 2-62 颞下颌关节闭口、张口斜矢状位 PDWI

1. 关节盘中间带；2. 关节盘前带；3. 髁突；4. 翼外肌；5. 关节盘后带；

6. 双板区；7. 外耳道；8. 腮腺；9. 关节盘后附着

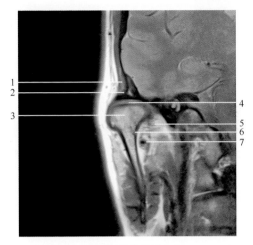

图 2-63　颞下颌关节斜冠状位 PDWI

1.颞肌；2.颞骨；3.下颌头；4.关节盘；5.翼外肌；6.下颌颈；7.上颌静脉

（郁义星　诗　泠）

第三章

眼及眼眶病变

第一节　眼球病变

一、视网膜脱离

【典型病例】

患者，女，63岁，右眼视力下降2年（图3-1）。

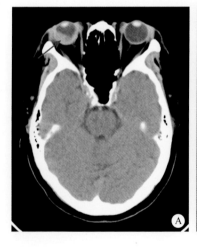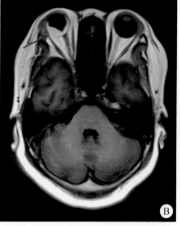

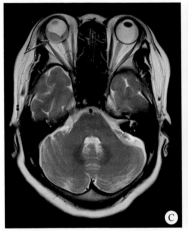
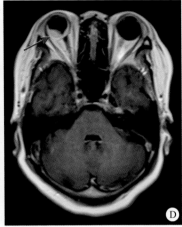

图 3-1　右眼视网膜脱离

A. 横断位 CT 平扫显示右眼视网膜下可见新月形高密度影，边界清晰，密度均匀，脱离的视网膜向视神经盘集中；B. 横断位 T_1WI 显示视网膜下新月形高信号影（含有蛋白质或血液成分）；C. 横断位 T_2WI 显示视网膜下积液呈稍高信号影（含有蛋白质或血液成分）；D. 横断位 T_1WI 增强显示视网膜下积液呈高信号影（此例平扫 T_1WI 呈高信号）

【临床概述】

（1）视网膜脱离（retinal detachment）又称视网膜脱落，是视网膜本身组织中的神经上皮层与色素上皮层之间积聚着液体而发生分离。

（2）视网膜脱离病因较多，如炎症、外伤、血管性疾病等。其一般可由视网膜裂孔、机械性牵拉及液体渗出三类原因导致。此外，年龄、眼部手术史、眼部疾病等因素都有可能增加视网膜脱离发生的风险。

（3）主要临床症状有"飞蚊症"、视力下降、视野缺损、眼前黑影飘动或闪光感，严重可导致失明。

【影像学表现】

（1）CT 表现：视网膜下积液含有蛋白质，CT 显示眼球内后部新月形/弧形高密度影（与玻璃体密度相比），密度比较均匀。

（2）MRI 表现：典型的视网膜脱离在 MRI 上呈 "V" 形，其尖在视神经盘，末端指向睫状体脱离的视网膜，由于视网膜很薄，在 MRI 上不能显示。脱离视网膜下可见积液或积血信号。不同时期信号表现各异：浆液性积液蛋白质含量少，呈 T_1WI 低信号，T_2WI 高信号；渗出性积液蛋白质含量多，T_1WI 及 T_2WI 均为高信号，出血急性期呈 T_1WI 等信号、T_2WI 等低信号，亚急性期 T_1WI 及 T_2WI 呈不同程度高信号改变，慢性期周边可见色素沉着低信号环。增强后视网膜下积液不强化，继发性视网膜脱离还可显示原发病变。

【鉴别诊断】

（1）脉络膜脱离：脉络膜上积液或积血多位于两侧，呈透镜或双凸形，剥离常向前累及睫状体，向后可累及视神经盘。脉络膜剥离的线状影相对较粗，增强扫描明显强化。而视网膜脱离不累及视神经盘，完全脱离时呈 "V" 形，视网膜脱离线状影较细，增强无明显强化。

（2）脉络膜肿瘤：根据肿瘤与视网膜脱离的 MRI 信号特点一般能区分，肿瘤一般为 T_1WI 稍低信号，T_2WI 稍高信号，而视网膜脱离的视网膜下积液一般为 T_2WI 高或低信号（伴有蛋白质/血液成分），T_1WI 为低或高信号；少数肿瘤信号与视网膜下积液信号一致的情况下可以通过增强检查鉴别，一般肿瘤性病变增强后强化，而视网膜脱离增强后不强化。

【重点提醒】

当患者有 "飞蚊症"、视力下降、视野缺损等临床症状，CT 显示眼球内后部新月形/弧形高密度影，MRI 有典型的影像学表现如视网膜下异常信号呈 "V" 形，T_1WI 和 T_2WI 可见积液或积血信号，增强扫描不强化等，可提示脉络膜脱离。视网膜下积液可含有不同的细胞成分，可因渗出液中蛋白质含量的差异而 MRI 信号发生不同的改变。

二、脉络膜血管瘤

【典型病例】

患者，女，68 岁，青光眼，眼压升高多年，复诊时偶然发现（图 3-2）。

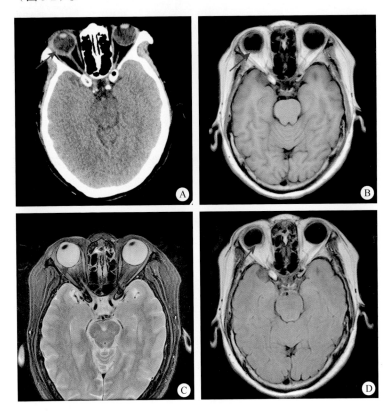

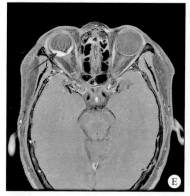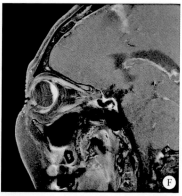

图 3-2 右眼脉络膜血管瘤

A. 横断位 CT 平扫显示右眼脉络膜区见梭形等 / 稍高密度影，边界欠清晰，密度均匀；
B. 横断位 T_1WI 显示右眼脉络膜区见梭形等低信号影；C. 横断位 T_2WI 显示脉络膜区梭
形高信号影；D. 横断位液体衰减反转恢复序列（FLAIR）显示右眼脉络膜区见梭形等
信号影，边界清晰；E. 横断位 T_1WI 压脂增强显示病灶明显均匀强化；F. 矢状位 T_1WI
压脂增强显示右眼球后极可见梭形明显强化灶，稍向前压迫玻璃体

【临床概述】

（1）脉络膜血管瘤（choroidal hemangioma）是在血管发育不良
的基础上形成的良性、血管性、错构瘤性病变，大多数为海绵状血
管瘤。

（2）脉络膜血管瘤由大小不等的血管组成，可分为孤立性（海
绵状血管瘤）和弥漫性（毛细血管型血管瘤）两类。孤立性病变主
要位于视神经盘及后极部附近，常发生于中年人至老年人，早期一
般无临床症状，临床症状多发生于 20～50 岁。弥漫性者多见于 10
岁以下儿童，通常伴有脑颜面部血管瘤病（Sturge-Weber 综合征）。

【影像学表现】

（1）CT 表现：肿瘤较小时 CT 不能显示，尤其伴有视网膜下积
液、视网膜下脱离时更难显示病灶；较大的肿瘤表现为脉络膜局限

性或弥漫性增厚，呈梭形或半圆形等密度影，增强后肿瘤明显强化。

（2）MRI 表现：与脑皮质相比，T_1WI 呈等低信号，T_2WI 呈高信号；肿瘤多呈梭形；增强后明显快速强化；伴有视网膜脱离时 T_1WI 信号高于肿瘤，更易显示肿瘤，T_2WI 信号与肿瘤相似、低于或高于肿瘤，视网膜脱离不强化。

【鉴别诊断】

（1）脉络膜黑色素瘤：MRI 表现为 T_1WI 呈高信号，T_2WI 呈低或不均匀信号。无色素性黑色素瘤 T_1WI、T_2WI 均为中等信号，与部分脉络膜血管瘤的 MRI 表现相同。增强后脉络膜黑色素瘤强化程度常不及脉络膜血管瘤高。

（2）脉络膜转移瘤：其他部位的原发肿瘤病史或寻找其他部位的原发肿瘤是关键。另外，转移性肿瘤易发生出血和囊变，使肿瘤实体信号不均匀，增强扫描多呈轻中度强化，多发且两侧发病为转移瘤的特点。

（3）视网膜母细胞瘤：发病年龄较小，90% 以上的病灶内伴有密集的点状或斑块状钙化，以此鉴别。

【重点提醒】

脉络膜血管瘤的诊断主要依据眼底检查、荧光素眼底血管造影。但当患者屈光介质不清或 B 超不能明确诊断时，MRI 是该病最佳诊断方法。怀疑该病时应行增强扫描，以避免肿瘤 T_1WI 和 T_2WI 上与玻璃体信号相同而漏诊。脉络膜血管瘤压脂增强 T_1WI 可显示病灶明显强化。

三、视网膜母细胞瘤

【典型病例】

病例一 患儿，男，2 岁，因临床怀疑视网膜母细胞瘤就诊（图 3-3）。

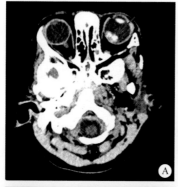

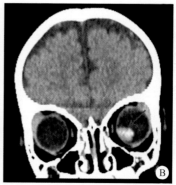

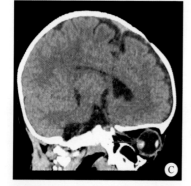

图 3-3　左眼球视网膜母细胞瘤
A. 横断位 CT 平扫显示左眼球后部可见结节状异常密度影,边界清晰,其内可见片状致密钙化影;B、C. 冠状位和矢状位 CT 平扫显示病灶位于左侧眼球内后部,其内可见钙化灶

病例二　患儿,男,1 岁,因视力下降就诊(图 3-4)。

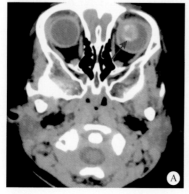

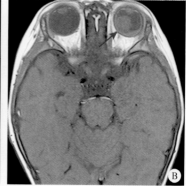

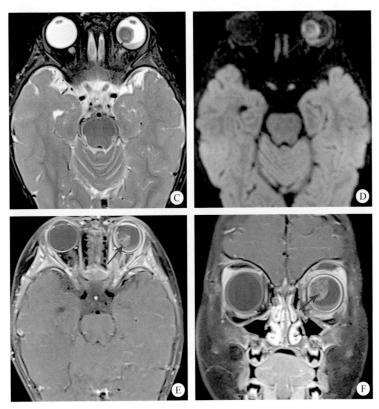

图 3-4　左眼球视网膜母细胞瘤伴视网膜脱离

A. 横断位 CT 平扫显示左眼球内前方可见结节状软组织密度影，边界清晰，周围可见环状致密影；B. 横断位 T_1WI 显示左眼球内前方可见结节状等信号影，边界清楚，左眼球后部可见弧形 T_1WI 等信号影；C. 横断位 T_2WI 压脂病灶呈结节状低信号影，边界清楚，左眼球后部可见弧形稍高信号影；D. 横断位 DWI 显示病灶呈结状高信号，边界清晰；E. 横断位 T_1WI 压脂增强显示病灶明显不均匀强化，左眼球后部弧形 T_1WI 等信号影未见强化（考虑为视网膜脱离）；F. 冠状位 T_1WI 压脂增强显示病灶明显不均匀强化

【临床概述】

（1）视网膜母细胞瘤（retinoblastoma，RB）是儿童最常见的眼球内恶性肿瘤，绝大多数发生于 3 岁以前，常有家族遗传史，可累及单眼或双眼，后者为同时或先后发病。双侧视网膜母细胞瘤与松果体母细胞瘤 / 鞍旁视神经母细胞瘤并存时称为三侧性视网膜母细胞瘤综合征。

（2）临床表现为白瞳征，还可有眼球突出、眼球增大、斜视、前房积脓等，严重者可出现眼周蜂窝织炎、眼球痨等。肿瘤可穿破眼球壁，表现为眼球表面肿块或眼球突出。肿瘤还可向颅内发展，或经淋巴系统及血液循环向全身转移。视网膜母细胞瘤恶性程度较高，预后差。

【影像学表现】

（1）CT 表现：典型表现为眼球内含有钙化的不规则肿块，80%～95% 发生钙化，钙化呈团块状、斑片状或点状，大小不一。视网膜母细胞瘤附着处巩膜或脉络膜多局限性增厚。肿瘤初期眼环呈局限性增厚，以后呈肿块样改变，后期整个玻璃体腔内密度增高。肿瘤蔓延至眼球外时可沿视神经侵入颅内，表现为视神经增粗及眶内或颅内肿块。肿瘤继发青光眼时，表现为眼球体积增大。

（2）MRI 表现：MRI 对钙化不敏感，但 MRI 显示肿瘤累及范围优于 CT，可以早期发现视神经受累及眼球外侵犯。其常表现为眼球后半部结节样肿块，与脑皮质相比，T_1WI 呈等信号，T_2WI 呈稍低信号，钙化呈 T_1WI、T_2WI 低信号，增强扫描为中度至明显强化。肿瘤伴有继发性青光眼和视网膜脱离时可有相应表现。

【鉴别诊断】

（1）Coats 病：又称外层渗出性视网膜病变，是视网膜上毛细血管炎和毛细血管扩张引起脂肪蛋白渗出积聚，从而导致视网膜脱离的病变，是小儿较多见的眼球良性病变。CT可见自眼球后端突入玻璃体的高密度影，密度均匀，边界清晰，仅晚期可能出现钙化，患侧眼球无增大，增强扫描渗出物不强化。

（2）永存原始玻璃体增生症：为胚胎性眼内血管系统发育障碍，是胚胎原始玻璃体不能正常退化和胚胎结缔组织过度增生的一种罕见的先天性玻璃体发育异常。单眼发病率高，多见于婴幼儿，常有白色瞳孔。CT以小眼球、玻璃体密度增高为特点，增强扫描未见强化，钙化少见。永存原始玻璃体增生症在 T_1WI 及 T_2WI 上均呈等低信号，MRI显示较为清晰，增强后可见"高脚酒杯"形强化，视神经正常或变细。

（3）脉络膜骨瘤：一般发生于成年女性，眼球后极部棒状、新月形或扁平盘状骨样密度影，边界清晰，眼环无变化。

【重点提醒】

（1）影像学检查方法优选：CT诊断视网膜母细胞瘤的敏感度及特异度均较高，影像学检查一般首选CT。需要观察视神经母细胞瘤眼球外侵犯、视神经受侵或合并三侧性视网膜母细胞瘤时选择MRI检查。

（2）视网膜母细胞瘤典型表现：3岁以下儿童多见，CT特征性表现为眼球玻璃体后部软组织肿块伴斑片状、团块状多发钙化，T_1WI 呈等信号，T_2WI 呈稍低信号，DWI弥散受限，增强后明显不均匀强化。

四、葡萄膜黑色素瘤

【典型病例】

病例一　患者，男，31岁，发现左眼视物不清1年余（图3-5）。

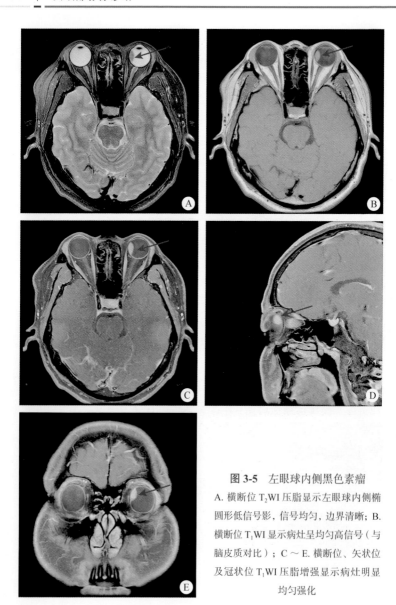

图 3-5 左眼球内侧黑色素瘤

A. 横断位 T_2WI 压脂显示左眼球内侧椭圆形低信号影，信号均匀，边界清晰；B. 横断位 T_1WI 显示病灶呈均匀高信号（与脑皮质对比）；C～E. 横断位、矢状位及冠状位 T_1WI 压脂增强显示病灶明显均匀强化

病例二 患者，女，51岁，发现右眼视物模糊伴眼前黑影半年余（图3-6）。

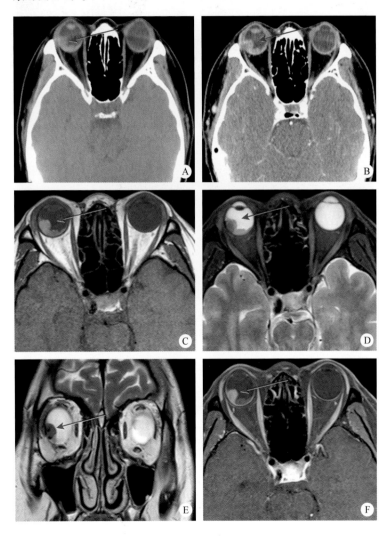

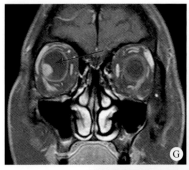
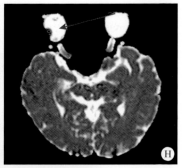
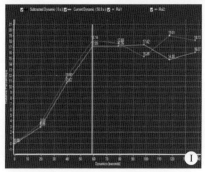

图 3-6 右眼球后外侧黑色素瘤

A. 横断位 CT 平扫显示右眼球后外侧类圆形软组织密度结节影，边界尚清，病灶后缘见弧形高密度影（合并视网膜脱离）；B. 横断位 CT 增强显示病灶轻中度强化；C. 横断位 T_1WI 显示右眼球后外侧类圆形高信号影，视网膜脱离呈弧形 T_1WI 高信号；D、E. 横断位及冠状位 T_2WI 显示病灶呈均匀低信号；F、G. 横断位及冠状位 T_1WI 压脂增强显示病灶均匀强化，后方脱落视网膜未见强化；H. 横断位 ADC 图显示病灶呈低信号；I. TIC 呈 II 型

【临床概述】

（1）葡萄膜黑色素瘤（uveal melanoma，UM）是成人眼内最常见的原发性恶性肿瘤，以 40 ～ 60 岁多见，男性略多，无明显遗传史。

（2）本病起源于葡萄膜（虹膜、睫状体和脉络膜）的黑色素细胞，其中起源于脉络膜者最常见（约90%），睫状体及虹膜受累少见（约10%），多单眼、单灶性发病，好发于眼球后极部。

（3）起病隐匿，症状缺乏特异性，可表现为视力下降伴视物变形、视物模糊、眼前黑影等，常继发视网膜脱离，也有部分患者无任何症状。

【影像学表现】

（1）CT表现：发生于虹膜及睫状体时一般体积较小，CT很难显示，发生于脉络膜时一般较大，早期表现为眼球内壁局限性或棱形增厚，肿瘤生长至较大时，多表现为半球形或蘑菇形肿块，增强后一般明显均匀强化。

（2）MRI表现：典型表现为特征性 T_1WI 高信号、T_2WI 低信号（黑色素瘤含有顺磁性物质黑色素，可缩短 T_1 和 T_2 弛豫时间），约15%的病变信号可不典型，大部分肿块内部信号均匀，增强后肿块多呈明显均匀强化，压脂序列有利于识别扩展至眼球外的病灶。MRI能较好地显示肿瘤引起的视网膜脱离，视网膜下积液因蛋白质含量有差异而信号有所不同。

【鉴别诊断】

（1）脉络膜血管瘤：少见，通常为海绵状血管瘤，多为棱形，其为好发于眼球后极脉络膜的良性肿瘤，典型者 T_1WI 呈等低信号，T_2WI 呈高信号，增强扫描显著渐进性强化，瘤体强化程度高于黑色素瘤，两者可以鉴别。

（2）脉络膜转移瘤：两者在 CT、MRI 上可有类似改变，转移瘤有原发恶性肿瘤病史，多呈弧形或棱形（隆起度一般较脉络膜黑色素瘤低），沿视神经两侧弥漫性增厚，且在 T_2WI 上多呈等高信号，而黑色素瘤多呈低信号。

（3）视网膜母细胞瘤：3 岁以下儿童多见，CT 特征性表现为眼球玻璃体后部软组织肿块伴斑片状、团块状多发钙化，鉴别不难。

【重点提醒】

患者出现视力下降伴视物变形、视物模糊等症状，CT 和 MRI 显示眼球内半球形、平盘状或蘑菇形异常密度或信号影，MRI 表现为典型的 T_1WI 高信号、T_2WI 低信号，DWI 弥散受限，增强扫描明显均匀强化，部分患者伴有视网膜脱离时，需要考虑葡萄膜黑色素瘤。

五、葡萄膜转移瘤

【典型病例】

患者，男，58 岁，肺癌术后，发现左眼虹膜肿物 3 月余（图 3-7）。

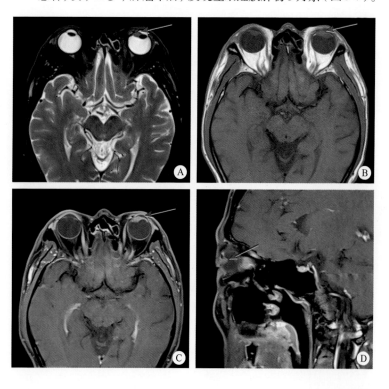

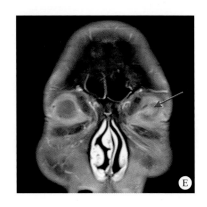

图 3-7 左眼球葡萄膜转移瘤
A. 横断位 T_2WI 压脂显示左眼球前内侧结节样等信号影，信号尚均匀（箭头）；B. 横断位 T_1WI 显示病灶呈均匀等信号；C ～ E. 横断位、矢状位及冠状位 T_1WI 压脂增强显示病灶明显均匀强化

【临床概述】

（1）葡萄膜转移瘤（uveal metastasis）相对少见，其中脉络膜转移最多见（约88%），虹膜次之（约9%），睫状体少见（约2%），肺癌及乳腺癌是最常见的原发恶性肿瘤。

（2）葡萄膜转移瘤好发于中老年人，发病年龄多为40～70岁，可单眼发病，也可双眼发病，部分患者眼球病变较原发病灶更早发现。

（3）眼部症状常表现为视力下降、视物模糊、眼前黑影、闪光感等，部分可继发视网膜脱离。

【影像学表现】

（1）CT 表现：眼环局部等密度隆起或扁平状增厚，可合并视网膜下积液，增强扫描多呈轻中度强化，多发且两侧发病为转移瘤的特点。

（2）MRI 表现：病灶与眼球呈广基底相连，T_1WI 呈等信号，T_2WI 呈等高信号，增强后多呈中度强化。

【鉴别诊断】

（1）脉络膜黑色素瘤：无恶性肿瘤病史，成人多见，多单侧发病，典型者 T_1WI 呈高信号，T_2WI 呈低信号，瘤体体积大时，多表现为半球形或蘑菇形肿块，鉴别不难。

（2）视网膜母细胞瘤：3岁以下儿童多见，临床上可出现典型白瞳征，CT典型表现为眼球后部团块状软组织肿块内见不规则钙化影。

（3）视网膜脱离：原发性多见于高度近视，继发性多源于炎症及肿瘤，典型的视网膜脱离表现为"V"形，尖端指向视神经盘，末端指向睫状体，脱离视网膜下可见积液及积血信号影，由于出血时间不同，影像学表现可多种多样，增强扫描有助于鉴别诊断，转移瘤强化，而视网膜脱离一般不强化。

【重点提醒】

临床有明确原发恶性肿瘤病史（多为肺癌及乳腺癌），CT多表现为眼环局部等密度隆起或扁平状增厚，MRI表现为弧形或结节样异常信号影，部分可继发视网膜脱离，若为双眼、双侧发病，则更支持转移瘤的诊断。

第二节 眼眶病变

一、外 伤

【典型病例】

患者，男，51岁，车祸至眶周及颌面部肿胀、疼痛5小时（图3-8）。

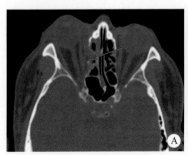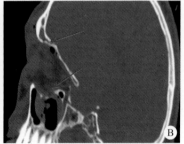

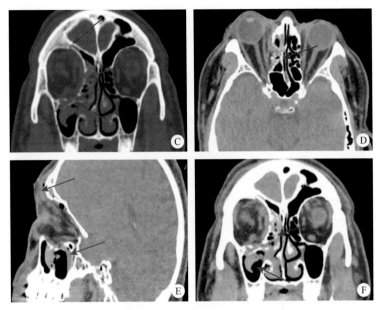

图 3-8　右侧眼眶壁多发骨折

A. 横断位 CT 平扫骨窗示右侧眼眶内侧壁骨皮质扭曲；B. 矢状位 CT 平扫骨窗多平面重建（MPR）显示眼眶上、下壁骨皮质连续性中断，周围软组织肿胀伴小气泡影；C. 冠状位 CT 平扫骨窗 MPR 显示右侧眼眶内、上、下侧壁多发骨皮质连续性中断；D. 横断位 CT 平扫软组织窗显示右侧筛窦渗出；E. 矢状位 CT 平扫软组织窗 MPR 显示眶周软组织肿胀伴积气，右侧下颌窦渗出；F. 冠状位 CT 平扫软组织窗 MPR 显示右侧筛窦、上颌窦渗出

【临床概述】

（1）眼眶骨折（orbital fracture）通常分为单纯性眶壁骨折和眼眶复合性骨折两大类。单纯性眶壁骨折是指未累及眶缘的骨折，通常在眶底和（或）眶内壁薄弱处发生骨折和碎裂，但眶缘连续性保持完整；眼眶复合性骨折是指眶缘和眶壁同时发生骨折，包括鼻眶筛骨折、眶颧颌骨折、额眶骨折和多发性骨折等。

（2）临床上有外伤史，可有眶内出血、眶周软组织肿胀、瘀斑、结膜下出血、眼球运动障碍及眼球内陷畸形等表现。

【影像学表现】

CT 表现：①直接征象，表现为骨皮质连续性中断、破裂及眶壁塌陷，眶内壁骨折有时仅表现为骨质扭曲变形；②间接征象，可见上颌窦、筛窦积血，眶周软组织肿胀、血肿及积气，眶内脂肪疝出等。

【鉴别诊断】

（1）额颧缝：为额骨颧突及颧骨额突连接处形成的骨缝，两侧对称存在，眼眶外侧壁骨折时可表现为额颧缝增宽、断裂，利用 CT MPR 从多种方位观察，可通过两侧对比、外伤史及周围软组织肿胀等间接征象鉴别诊断。

（2）蝶颧缝：为蝶骨与颧骨连接处形成的骨缝，其在 CT 横断位表现为眶外壁骨质不连续，易被误认为眶外壁骨折。这些正常结构通常是对称存在的，可据此进行鉴别。

（3）眶上切迹：在眶上缘中内 1/3 交界处有眶上孔或眶上切迹，主要有眶上神经和眶上静脉由此通过。其在 CT 冠状位表现为上壁骨质不连续，可能会被误诊为骨折，CT 三维重建有助于鉴别，其呈圆孔样低密度影。

【重点提醒】

（1）临床上有外伤史，伴有眼球运动受限、眶内出血、眶周软组织肿胀、瘀斑、结膜下出血等症状及体征，结合 CT 的骨皮质连续性中断、扭曲变形及周围软组织挫伤等表现，不难做出诊断。

（2）眼眶 CT 平扫是眼眶外伤首选的影像学检查方法。一般不需要进行 MRI 检查，MRI 可用于评估视神经损伤情况。

二、皮样／表皮样囊肿

【典型病例】

病例一　患者，女，20 岁，左眼肿物 1 年余（图 3-9）。

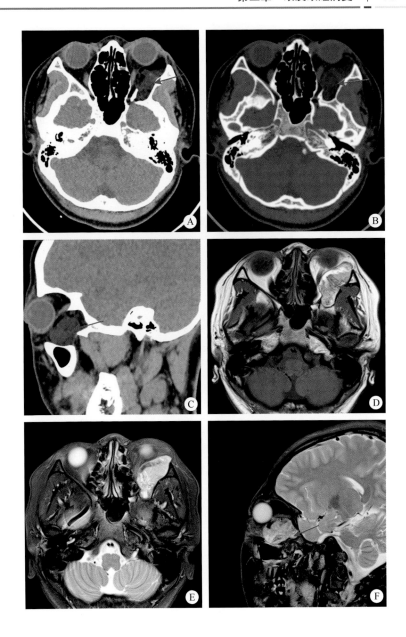

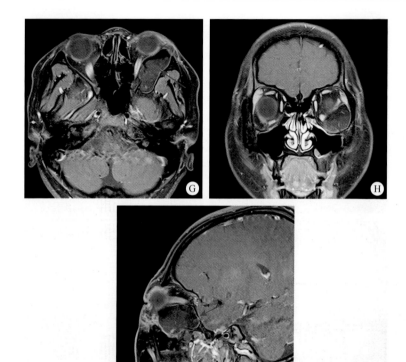

图 3-9　左侧眼眶肌锥外间隙皮样囊肿

A～C. 横断位及矢状位 CT 平扫显示左侧眼眶片状软组织密度，其内可见更低脂肪密度影，邻近骨质被压迫、推移，略有吸收；D、E. 横断位 T_1WI、T_2WI 平扫显示左侧肌锥外间隙团片状混杂 T_1WI、T_2WI 高信号影，边界清晰，其内可见小片状 T_1WI 更高信号影，T_2WI 压脂为低信号（提示为脂肪信号）；F. 矢状位 T_2WI 压脂显示病灶呈混杂稍高信号；G～I. 横断位、冠状位及矢状位 T_1WI 压脂增强显示病灶周边线样强化，病灶内部无强化

病例二　患者，女，53 岁，左侧眼球突出 1 月余（图 3-10）。

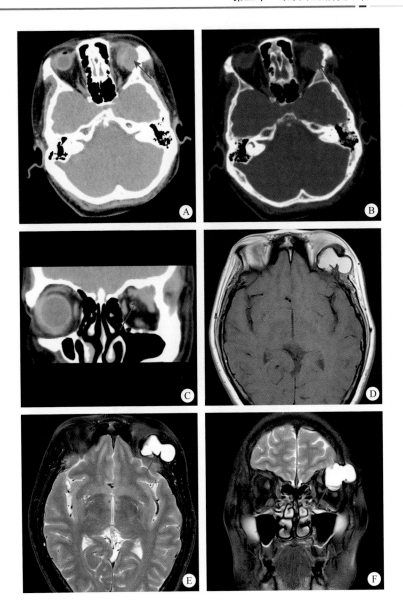

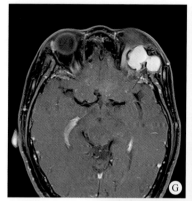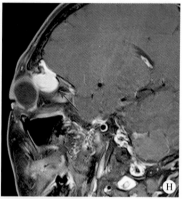

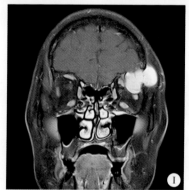

图 3-10　左侧眼眶肌锥外间隙表皮样囊肿

A ～ C. 横断位 CT 平扫软组织窗、骨窗及冠状位软组织窗显示左侧眼眶肌锥外类圆形
低密度影，上眼眶局部骨质连续性中断，邻近骨质硬化；D. 横断位 T_1WI 显示左侧
眼眶肌锥外分叶状高信号影；E、F. 横断位及冠状位 T_2WI 压脂显示病灶为明显高信号；
G ～ I. 横断位、矢状位、冠状位 T_1WI 压脂增强显示左眼眶上直肌、外直肌及视神经受
压移位，增强后病灶呈高信号（T_1WI 平扫呈高信号）

【临床概述】

（1）眼眶先天性囊肿（congenital cyst）又称发育性眼眶囊肿，

由先天性上皮包埋导致，病变由上皮、真皮及其附属器构成时称为皮样囊肿（dermoid cyst），病变仅由上皮成分构成时称为表皮样囊肿（epidermoid cyst）。

（2）其多见于 10 岁以下儿童，是比较常见的眼眶病变，可发生于眼眶任何部位，多位于眼眶外上方颧额缝处。

（3）临床表现为眼球不同程度突出，眼球运动障碍，眶周无痛性肿物，增长缓慢。

【影像学表现】

皮样囊肿和表皮样囊肿可出现于眼睑或肌锥外间隙任何部位，常位于眼眶前外上象限；为椭圆形或圆形肿块，可有分叶，边界清楚；少数可呈哑铃状，穿过蝶骨大翼进入颞窝内。

（1）CT 表现：皮样囊肿可呈脂肪密度影，也可呈高、低混杂密度，表皮样囊肿可呈液性低密度或软组织密度影，密度多较均匀；囊壁内可有点状、片状钙化，增强后两种病变中心均无强化，囊壁可见轻中度强化。邻近眶壁骨质表现为压迫性凹陷、扇贝样骨质变薄或局部中断等，部分囊肿位于眶骨缝，可见眶骨骨质缺损，周围有硬化边缘，但无溶骨性骨质破坏。

（2）MRI 表现：皮样囊肿内容物信号略混杂，若病变内既有汗液又有皮脂，则 T_1WI 及 T_2WI 呈高信号，在脂肪抑制序列上高信号可被抑制；若内容物含有较多的囊壁脱落物和毛发，则 T_1WI 和 T_2WI 显示出高、中、低信号相间的斑驳状信号。表皮样囊肿在 T_1WI 多呈低信号，有时因病灶内含蛋白质或血液，表现为 T_1WI 高信号，T_2WI 多呈高信号，DWI 显示弥散受限。表皮样囊肿及皮样囊肿囊壁在 T_1WI 及 T_2WI 上均呈低信号。增强扫描时病变中央不强化，囊壁可见轻度强化。

【鉴别诊断】

（1）泪腺混合瘤：需要与位于眼眶外上象限泪腺窝处的皮样囊

肿鉴别，影像学表现为眼眶外上象限软组织密度肿块，肿瘤较大时，眼眶骨质变形，泪腺窝扩大，但一般无骨质破坏，增强后有中度强化。

（2）眶内脂肪瘤：非常少见，形态不规则，信号多均匀，而且眶内脂肪瘤多局限于眶内，无突破骨壁向眶外生长的趋势。

【重点提醒】

患者出现眶周无痛性肿物，CT 表现为眶周含脂肪密度或信号囊性病变时提示本病，在 CT 表现不典型时，尤其是肿块呈等密度且有骨质缺损时，可能会被误诊为恶性肿瘤。因此，对于 CT 表现不典型者，需要行 MRI 增强扫描，其表现为内部无强化而囊壁轻度强化，一般可确诊。

三、眼眶蜂窝织炎

【典型病例】

患者，女，78 岁，左眼肿痛，视力下降 9 天（图 3-11）。

【临床概述】

（1）眼眶蜂窝织炎（orbital cellulitis）为发生于眼眶软组织内或眶骨膜下的急性化脓性炎症。

（2）眼眶蜂窝织炎可发生于任何年龄，多见于儿童。

（3）眼眶蜂窝织炎多继发于鼻窦炎、面部感染和眼眶外伤等；起初表现为发热、畏寒、疼痛、水肿，继而出现眼球突出、运动障碍、全身中毒症状，严重者危及生命。

【影像学表现】

（1）CT 表现：眼眶蜂窝织炎分期不同，表现不尽相同。炎症早期，眼睑软组织增厚，密度增高，眶隔前软组织肿胀，边界不清，眶内结构正常。眶内脓肿形成时表现为椭圆形或梭形影，增强后脓肿壁强化。出现骨髓炎时骨质破坏，受累骨骨密度降低。

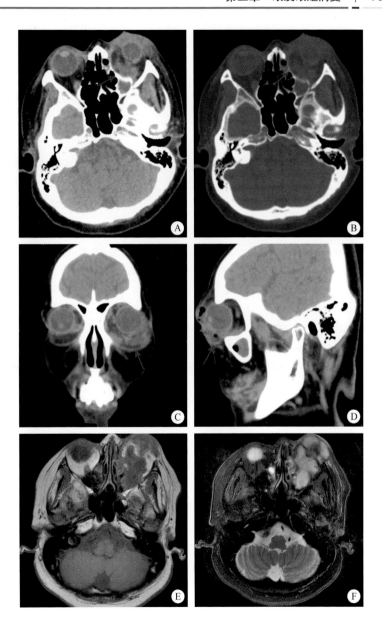

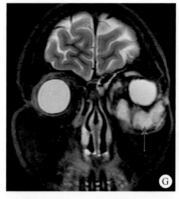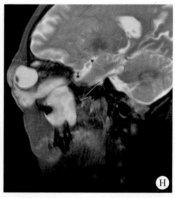

图 3-11 左侧眼眶蜂窝织炎

A、B. 横断位 CT 平扫软组织窗和骨窗显示左侧眼球突出，眼睑增厚，眼眶内可见不规则软组织密度影，伴少许气体密度影，周围软组织肿胀，邻近骨质未见明显受压改变；C、D. 冠状位、矢状位 CT 平扫显示左侧眼睑增厚，眼眶内可见不规则软组织密度影，伴少许气体密度影，周围软组织肿胀；E、F. 横断位 T_1WI 和 T_2WI 显示左侧眼睑及眶内不规则异常信号影，T_1WI 呈等低信号，T_2WI 压脂呈高信号，左眼球向外突出，左泪腺肿胀；G、H. 冠状位、矢状位 T_2WI 压脂显示左侧眼眶内下直肌增粗及软组织肿胀

（2）MRI 表现：炎症早期，病变局限于眼眶肌锥外间隙，呈 T_1WI 中等信号、T_2WI 高信号，边缘模糊，且不规则，常伴有邻近鼻窦炎症；弥漫性蜂窝织炎可造成眼眶内结构不清，眼球突出；增强扫描示眼眶内炎性组织弥漫性强化；脓肿形成时表现为眼眶脂肪内边界不清的软组织影，脓肿内脓液成分呈 T_1WI 低信号、T_2WI 高信号，DWI 弥散受限，脓肿壁呈 T_1WI 低信号、T_2WI 等低信号，增强扫描示脓肿壁环状强化；蜂窝织炎还可造成眼上静脉血栓性静脉炎，表现为海绵窦扩张，眼上静脉增宽。

【鉴别诊断】

（1）眼眶淋巴瘤：为眼眶内呈"铸型"生长的密度 / 信号均匀的软组织肿块，眼球内结构及神经不受侵，DWI 弥散明显受限，增强后呈轻至中度均匀强化。

（2）炎性假瘤：弥漫性炎性假瘤病变广泛，可表现为眼环增厚、模糊，眼外肌及视神经增粗，泪腺增大，严重者球后结构分辨不清，形成"冰冻眼眶"，但多数眶骨正常。该类型炎性假瘤需要与眼眶蜂窝织炎鉴别，蜂窝织炎为眶内软组织急性化脓性炎症，一般临床症状严重，病程短而急，产气菌感染或与鼻窦相通时可有积气，且可有眶骨结构破坏。

【重点提醒】

患者有发热、畏寒等症状，伴有眼球突出，CT 及 MRI 显示眶内弥漫软组织增厚，边缘模糊，形态不规则，增强后弥漫性强化，或出现典型的脓肿表现如扩散受限、增强后呈环状强化等时，可提示眼眶蜂窝织炎。

四、炎性假瘤

【典型病例】

患者，女，46 岁，双眼肿胀 1 个月（图 3-12）。

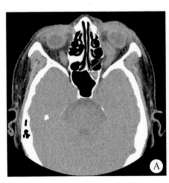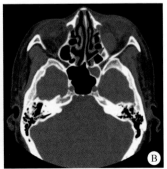

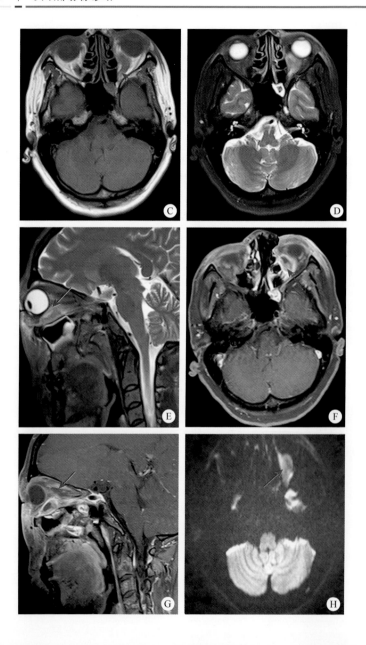

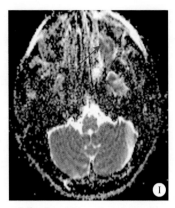

图 3-12　左眼下直肌炎性假瘤

A. 横断位 CT 平扫软组织窗显示左侧眼眶内等密度病灶；B. 横断位 CT 平扫骨窗显示眼眶未见明显骨质异常；C、D. 横断位 T_1WI 及 T_2WI 显示左侧眼眶内异常信号影，T_1WI 呈等信号，T_2WI 压脂呈稍高信号；E. 矢状位 T_2WI 压脂显示病灶与下直肌分界不清；F、G. 横断位、矢状位 T_1WI 压脂增强显示病灶明显不均匀强化；H. 横断位 DWI 显示病灶呈稍高信号；I. 横断位 ADC 图显示病灶呈稍低信号

【临床概述】

（1）眼眶炎性假瘤（orbital inflammatory pseudotumor）为发生于眼眶的非特异性炎症，可累及泪腺、眼外肌及脂肪等组织，可发生于任何年龄，平均发病年龄为 40 ~ 50 岁，中年人高发，男性多于女性。

（2）典型临床表现为眼球突出、眼睑肿胀、球结膜水肿、眼球运动障碍、视力障碍及眼部疼痛。其多为单眼发病，起病比较急，抗生素、激素治疗有效，复发率高。

（3）根据组织病理学特征分类：①弥漫性淋巴细胞浸润型；②硬化型；③混合型。

【影像学表现】

（1）影像分型：肌炎型、泪腺炎型、视神经炎型、弥漫型、肿块型。

（2）CT表现：发生于眼眶的等密度软组织肿块，眼环、泪腺、眼外肌、眶脂体、视神经可同时或单独受累，眼肌受累表现为肌腹和肌腱同时增粗，边缘多模糊。增强后病变多呈中度至明显强化。

（3）MRI表现：T_1WI 呈等信号，T_2WI 上淋巴细胞浸润型呈稍高信号，混合型和硬化型呈等或低信号，增强扫描多呈明显均匀强化，硬化型呈轻中度强化。

【鉴别诊断】

（1）Graves眼病：应与肌炎型炎性假瘤鉴别，大多数伴有弥漫性甲状腺肿，多发生于甲状腺功能亢进治疗不当或甲状腺功能减退时。其多双侧发病，不出现眼环增厚及强化，以眼外肌肌腹增粗为主，而肌腱不受累，结合甲状腺生化检查和临床表现可诊断。

（2）泪腺混合瘤：应与泪腺炎型炎性假瘤鉴别，多单侧发病，边界清楚，呈椭圆形肿块，压迫眼球而不包绕眼球，很少累及周围组织。

（3）眼眶淋巴瘤：为眼眶内"铸型"生长的密度/信号均匀的软组织肿块，眼球内结构及神经不受侵，DWI弥散明显受限，增强后呈轻至中度均匀强化。当淋巴瘤表现不典型时，与炎性假瘤鉴别诊断困难，确诊需要依赖病理学检查。

【重点提醒】

患者有眼球突出、眼睑肿胀、眼部疼痛等症状，影像学表现为眼眶内弥漫软组织增厚，边界不清，若眼外肌受累，则表现为肌腹和肌腱同时增粗，增强后病变可呈中度强化或明显强化，可提示该病。如果对类固醇治疗无反应，建议活检确诊。

五、海绵状血管瘤

【典型病例】

患者，男，44 岁，右侧眼眶肿物 10 年（图 3-13）。

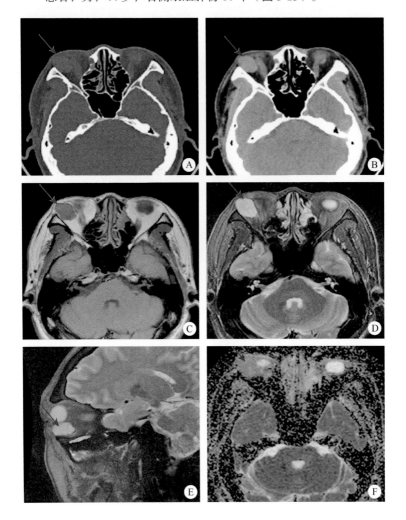

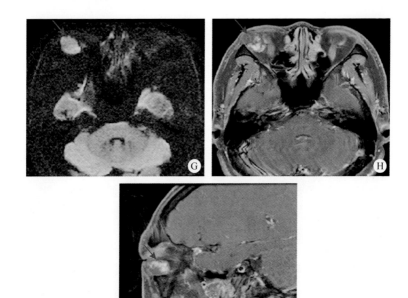

图 3-13　右侧眼眶海绵状血管瘤

A、B. 横断位 CT 平扫骨窗和软组织窗显示右侧眼眶类圆形软组织结节影,形态较规则,边界清, CT 值约为 58HU, 右侧眼眶骨质未见明显破坏; C. 横断位 T_1WI 显示右侧眼眶外下方见软组织结节影, 边界清, 呈等信号; D. 横断位 T_2WI 压脂显示病灶呈高信号, 其内信号较均匀; E. 矢状位 T_2WI 压脂显示病灶呈较均匀高信号, 边界清; F. ADC 图呈稍高信号; G. 横断位 DWI 呈高信号(T_2 穿透效应); H、I. 横断位和矢状位 T_1WI 压脂增强显示病变呈片状明显强化

【临床概述】

(1) 海绵状血管瘤(cavernous hemangioma)实质为血管窦和纤维间隔,因肿瘤内有较大的血管窦腔且呈海绵状而命名,发病原因不明,其是成人眼眶最常见的血管性病变,也是最常见的眶内良性肿瘤

之一，占眶内肿瘤的 14.5%，可发生于眶内任何部位，以肌锥内居多。

（2）女性与男性发病之比为 2 ∶ 1，好发年龄为 20 ～ 40 岁。

（3）临床表现缺乏特异性，最常见的表现为眼球突出，多为缓慢、进行性眼球突出，为轴性眼球突出，且不受体位影响。发生于眶尖者早期出现视力减退，当肿瘤直径大于 10mm 时，临床可有明显的眼球突出表现，同时会伴视力改变。

【影像学表现】

（1）CT 表现：平扫表现为肌锥内圆形或椭圆形肿块，边界清楚，密度均匀，肿瘤钙化少见，可见眶尖"空虚"征，即眶内肿瘤不侵及眶尖脂肪，眶尖脂肪存在，表现为低密度区；增强扫描早期边缘结节或小片状强化，延迟期渐进性强化，逐渐填满病灶。

（2）MRI 表现：表现为肌锥内椭圆形软组织肿块，边界清晰，T_1WI 呈等信号，T_2WI 呈高信号，增强扫描早期边缘结节或小片状强化，延迟期渐进性向中心充填，动态增强呈"由点到面"渐进性填充强化方式。

【鉴别诊断】

（1）眼眶神经鞘瘤：密度 / 信号不均匀，易发生囊变，T_2WI 呈混杂稍高信号，增强后不均匀强化，不会出现"由点到面"渐进性填充强化。

（2）眼眶静脉畸形：眼眶肌锥内外弥漫性软组织增厚，形态不规则，边界不清，CT 平扫有时可见类圆形颗粒状静脉石，静脉石 T_1WI、T_2WI 均呈颗粒状低信号，除静脉石，其他软组织病变 T_2WI 呈高信号，增强后"由点到面"渐进性填充强化，静脉石无强化。

【重点提醒】

患者以眼球突出、进行性视力下降等就诊，影像学显示肌锥内圆形或椭圆形软组织肿块，肿块内密度均匀，边界清晰，增强后呈"由点到面"渐进性填充强化特点，有时可见眶尖"空虚"征，钙化少见，提示海绵状血管瘤。

六、神经鞘瘤

【典型病例】

患者，男，40 岁，检查发现左颞底 - 眼眶沟通性病变（图 3-14）。

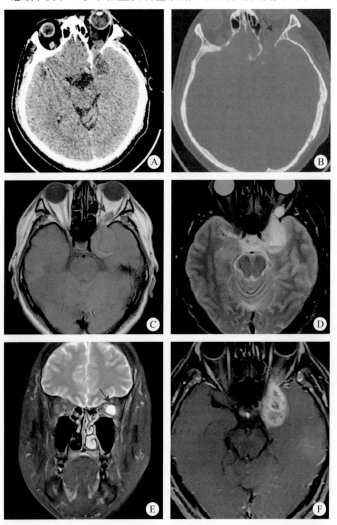

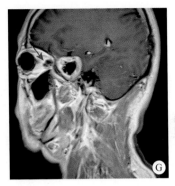

图 3-14　左侧眼眶神经鞘瘤

A. 横断位 CT 平扫软组织窗示左颅眶沟通性不规则软组织密度影，边界欠清晰，CT 值为 30 ～ 40HU；B. 横断位 CT 平扫骨窗示左侧视神经管部分骨质吸收破坏；C. 横断位 T_1WI 显示左侧颅眶沟通性软组织肿块影，形态不规则，T_1WI 呈等高信号，边界较清；D. 横断位 T_2WI 压脂显示病灶呈高信号，内部似见液平，病灶边界清晰；E. 冠状位 T_2WI 压脂显示左眼眶内病灶呈高信号，边界清晰；F. 横断位 T_1WI 压脂增强显示病灶呈明显不均匀强化，其内可见囊变无强化区；G. 矢状位 T_1WI 压脂增强显示病灶呈环状强化

【临床概述】

（1）眼眶神经鞘瘤（orbital schwannoma）主要起源于脑神经、交感神经、副交感神经等神经组织，大多数来源于三叉神经。其占眶内肿瘤的 1% ～ 6.4%，肿瘤体积较大时，可压迫视神经。肿瘤包膜完整、光滑，肿瘤内同时包括 Antoni A 型细胞构成的实性细胞区及 Antoni B 型细胞构成的疏松黏液样组织区，大多肿瘤以 Antoni A 型为主，但多数有囊变。眼眶神经鞘瘤可发生于眼眶的任何部位，以上直肌上方及泪腺区的肌锥外间隙居多。

（2）眼眶神经鞘瘤可发生于任何年龄，常见于 20 ～ 50 岁，无性别差异，一般病程较长。2% ～ 18% 伴有神经纤维瘤病。

（3）肿瘤生长缓慢，初期缺乏明显症状和体征。典型表现为慢性进展性眼球突出，常发生复视和斜视，如压迫视神经，则引起视神经盘水肿或萎缩，表现为视力下降。

【影像学表现】

（1）CT表现：眶内任何部位均可发生神经鞘瘤，多数呈圆形、椭圆形，沿神经干生长时呈长梭形，边界清晰，包膜完整。平扫呈软组织密度，多数密度不均匀，可有片状囊变区。有时可见神经与瘤体相连，呈"小尾巴"状改变，为其特征性表现。增强扫描后肿瘤大多呈中度至明显强化，囊变区不强化。

（2）MRI表现：肿瘤多沿神经干生长，呈长梭形，肿块较大时，肿瘤可通过眶上、下裂长入颅内，呈"哑铃"征改变，T_1WI 呈等低信号，T_2WI 呈等高信号，信号不均匀，病灶内易囊变，增强后呈不均匀中度至明显强化，囊变区无强化。

【鉴别诊断】

（1）海绵状血管瘤：T_2WI 呈高信号，信号均匀，一般不发生囊变，MRI增强呈特征性"由点到面"渐进性填充强化，强化方式与神经鞘瘤不同可以鉴别。

（2）神经纤维瘤：肿瘤大多为实性，T_1WI 呈中等信号，T_2WI 呈稍高信号，较少出现囊性变，增强后呈轻中度均匀强化，有时与神经鞘瘤难以鉴别，需要依赖病理学检查鉴别。

（3）视神经鞘脑膜瘤：围绕视神经生长，视神经呈管状或楔形增粗，肿块沿着神经呈梭形或偏心性生长，CT呈等高密度，有时伴钙化，T_1WI、T_2WI 呈等信号，增强后明显强化，可见"双轨"征或"袖管"征。

【重点提醒】

患者出现眼球突出、复视或斜视等症状，CT和MRI可见肿瘤实性成分和囊变区，增强后病变强化不均匀，实性成分明显强化，囊变坏死区无强化，多提示神经鞘瘤。

七、神经纤维瘤病

【典型病例】

患者，男，3岁，全身牛奶咖啡斑3年余（图3-15）。

【临床概述】

（1）神经纤维瘤病（neurofibromatosis，NF）常累及中枢神经系统，多伴发皮肤、内脏和结缔组织等多种器官组织病变，属于神经皮肤综合征的一种。

（2）神经纤维瘤病多见于青、中年人，无明显性别差异。

（3）神经纤维瘤病分为Ⅰ型（NFⅠ）和Ⅱ型（NFⅡ）。NFⅠ主要特征为皮肤牛奶咖啡斑和周围神经多发性神经纤维瘤。眼或眶

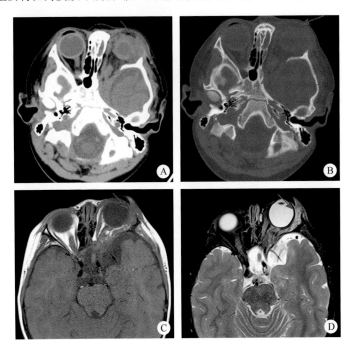

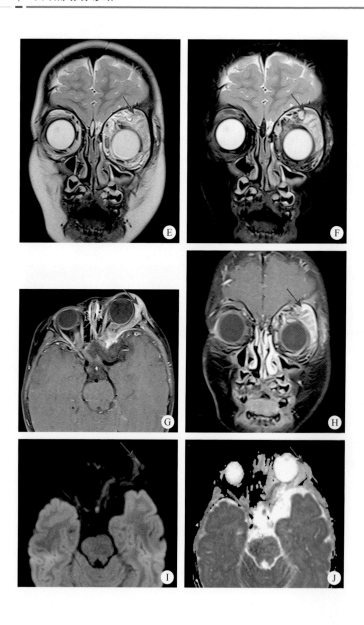

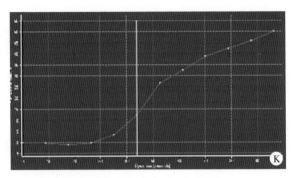

图 3-15　左侧眼眶神经纤维瘤病

A. 横断位 CT 平扫软组织窗见左侧眼球突出，左眶内肌锥内外软组织不规则增厚，边
界不清；B. 横断位 CT 平扫骨窗见左眶外壁、蝶骨大翼及小翼骨质缺损；C. 横断位
T_1WI 显示左侧眼球突出，左眶内肌锥内外不规则软组织影，边界不清，与部分眼外肌
分界不清，左侧视神经迂曲；D. 横断位 T_2WI 压脂病灶呈稍高信号；E. 冠状位 T_2WI 显
示左眶内肌锥内外不规则软组织影呈稍高信号；F. 冠状位 T_2WI 压脂显示左眶内软组
织不均匀增厚，呈稍高信号；G. 横断位 T_1WI 压脂增强显示病灶呈明显不均匀强化，
病灶向眶尖部延伸，左侧海绵窦增宽，增强后可见强化，左侧视神经走行迂曲、增粗，
增强后鞘膜可见强化；H. 冠状位 T_1WI 压脂增强显示左眶内病灶不均匀强化；I. 横断
位 DWI 图显示病灶呈稍高信号；J. 横断位 ADC 图显示左眶内病灶呈稍高信号；K. TIC
呈 I 型

部病变：眼眶丛状神经纤维瘤及蝶骨翼畸形。90% 患者存在 Lisch 结
节（虹膜黑色素错构瘤）、脉络膜钩状瘤、牛奶咖啡斑、角膜神经突起、
青光眼。NF Ⅱ 又称中枢神经纤维瘤或双侧听神经瘤。NF Ⅱ 患者不
发生 Lisch 结节，易产生非老年性白内障。NF Ⅱ 引起的视力丧失由
中枢神经系统肿瘤所致。

【影像学表现】

（1）CT 表现：①上睑肥厚，眶周及颞部、颧部丛状神经纤维瘤；
②蝶骨发育不良，蝶骨大小翼或额骨眶板缺失；③颅眶骨畸形，眶
腔不对称性扩大，眶上、下裂及视神经孔扩大；④眼球突出，体积

增大；⑤眶内软组织肿块；⑥泪腺肿大，眼外肌肥厚、视神经增粗等。其中，最多见且最具特征性的是上睑肥厚，眶周丛状神经纤维瘤、蝶骨发育不良，同时伴有颅眶骨缺失。

（2）MRI表现：眼眶丛状或弥漫型神经纤维瘤早期可仅见于眼睑，随病变范围扩展，常广泛延伸至额部、颞部，眶内也常可见结节状软组织影。T_1WI 多呈不均匀等低信号，T_2WI 多呈不均匀高信号，部分病变中可见囊变、坏死，出血少见，增强扫描不均匀轻中度强化。

【鉴别诊断】

（1）眼眶神经鞘瘤：眼眶内单发软组织肿块影，边界清晰，有完整的包膜，容易发生囊变，增强后不均匀强化，囊变区无强化，邻近眶壁少见受累。

（2）眼眶静脉畸形：眶周或眶内软组织增厚，CT平扫有时可见类圆形颗粒状静脉石，静脉石 T_1WI、T_2WI 均呈颗粒状低信号，除静脉石，其他软组织病变 T_2WI 呈高信号，增强后"由点到面"渐进性填充强化，静脉石无强化。

【重点提醒】

患者出现牛奶咖啡斑或眼球突出、青光眼等症状，CT显示眶内外软组织弥漫性增厚，伴有颅眶骨缺失，MRI显示眶内外弥漫性软组织增厚影，形态不规则，边界不清，T_1WI 呈等信号，T_2WI 呈高信号，增强扫描病灶呈轻至中度强化，提示该病。

八、淋 巴 瘤

【典型病例】

病例一　患者，男，64岁，左眼无痛性进行性突出2年（图3-16）。

病例二　患者，女，19岁，左眼红肿、疼痛1个月（图3-17）。

【临床概述】

（1）眼眶淋巴瘤（orbital lymphoma）是起源于眼眶淋巴组织的

恶性肿瘤，多并发于中枢神经系统淋巴瘤，也可原发于眼眶，是成人最常见的眼眶恶性肿瘤，病理类型多为 B 细胞黏膜相关淋巴瘤。

（2）成人多见，以 50 岁以上为主，女性略多。

（3）临床起病隐匿，病程缓慢，进行性加重。眼眶淋巴瘤多为单侧起病，双侧较少（约占 1/3）。初期有结膜充血、水肿，眼睑肿胀、上睑下垂或眼部异物感，疾病发展后可出现无痛性眼球突出伴运动受限、视力下降、复视、眶周局部肿块或眶周肿胀等。

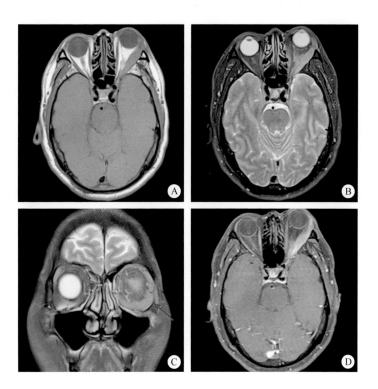

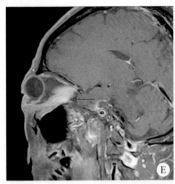
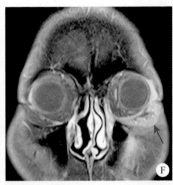

图 3-16 左眼眶淋巴瘤（1）

A. 横断位 T_1WI 显示左侧外直肌及泪腺区见等信号肿块影；B. 横断位 T_2WI 压脂显示病灶呈稍高信号，信号均匀，包绕外直肌呈"铸型"生长；C. 冠状位 T_2WI 压脂显示病灶半包绕左侧眼球生长，累及左侧外直肌、下直肌及下斜肌；D. 横断位 T_1WI 压脂增强显示病灶明显强化；E. 矢状位 T_1WI 压脂增强显示下直肌增粗，病灶明显强化；F. 冠状位 T_1WI 压脂增强显示左侧眼球内结构不受侵犯，病灶明显强化

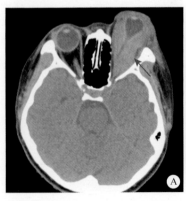
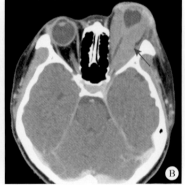

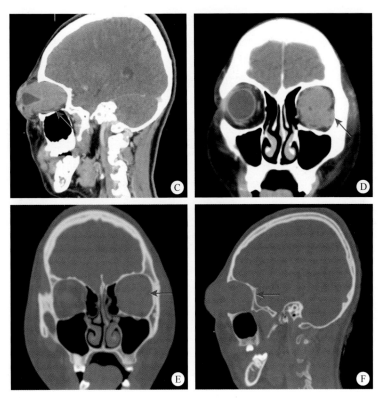

图 3-17 左眼眶淋巴瘤（2）

A. 横断位 CT 平扫显示左眼眶内见团片状软组织肿块影，密度尚均匀，肿块包绕视神经及眼球，CT 值约为 50HU；B. 横断位 CT 增强显示眼环尚完整，眼球及视神经受压变小，眼球内结构及神经不受侵犯，呈光芒样改变，病灶呈轻度均匀强化；C、D. 矢状位、冠状位 CT 增强显示病灶轻度均匀强化，CT 值约为 70HU；E、F. 横断位 CT 平扫骨窗显示周围骨质无明显破坏

【影像学表现】

（1）CT 表现：病灶较小时多局限于泪腺及眶隔前组织，以眼眶的外上象限为主；继而沿眼眶的肌锥外间隙向眶内浸润性生长，可

同时累及泪腺、眼环、眼外肌，呈"铸型"生长；范围较大者，肿块包绕视神经及眼球，眼球内结构及神经不受侵犯，呈光芒样改变；进一步增大可累及眶后软组织及鼻窦区。CT平扫呈等密度软组织肿块影，密度均匀，一般不伴钙化及出血，边界不清，增强后轻至中度均匀强化。邻近骨质可出现压迫吸收重塑，无明显骨质破坏。

（2）MRI表现：T_1WI 呈等信号，T_2WI 呈等至稍高信号，信号均匀，DWI呈高信号，ADC明显降低，增强后轻至中度均匀强化。MRI较CT显示肿瘤与眼外肌的关系更清晰：多条眼外肌可同时受累，以眼上肌群显著，肌腱和肌腹同时增粗最为常见；受累形式多样，可有包裹、受压变形或形态增粗。

【鉴别诊断】

（1）炎性假瘤：较本病发病急促，激素治疗可明显改善症状，且一般病灶多位于球后，CT平扫密度多不均匀，伴球后脂肪间隙渗出，MRI上 T_2WI 呈稍高或稍低信号，弥散受限程度较淋巴瘤轻，增强后强化较淋巴瘤明显。

（2）泪腺肿瘤：良性者呈光滑椭圆形肿块，密度/信号可均匀或不均匀，弥散受限不明显，增强后均匀或不均匀明显强化；恶性者边界不清，密度/信号不均匀，增强后不均匀强化，可伴有骨质破坏。

（3）视神经鞘脑膜瘤：当淋巴瘤包绕视神经生长时需要与脑膜瘤鉴别，两者均可出现"轨道"征，但脑膜瘤不塑形生长，且强化较明显。

【重点提醒】

中老年患者出现无痛性眼眶肿块，影像学显示眼眶内"铸型"生长的密度/信号均匀肿块，眼球内结构及神经不受侵，DWI弥散明显受限，增强后呈轻至中度均匀强化时，可考虑该病。MRI是本病主要的检查手段，敏感度及特异度较高，较CT显示更为清晰。

九、甲状腺相关眼病

【典型病例】

病例一　患者，女，66 岁，确诊甲状腺功能亢进 1 年余，半年多前出现视物模糊、重影，眼球向左侧活动时症状加重，伴双眼睑水肿、结膜充血（图 3-18）。

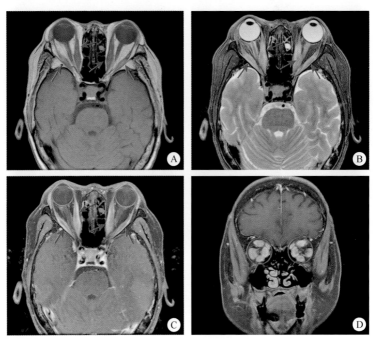

图 3-18　双侧甲状腺相关眼病（1）

A. 横断位 T_1WI 显示双侧内、外直肌梭形肥厚，其中肌腹增粗，肌腱不增粗，T_1WI 呈等信号，病灶周围无渗出，与周围脂肪组织分界较清；B. 横断位 T_2WI 压脂显示双侧内外直肌肌腹增粗呈高信号，右侧视神经周围见条状高信号包绕病灶，考虑为视神经鞘蛛网膜下腔积液；C、D. 横断位、冠状位 T_1WI 压脂增强显示双侧上、下直肌，内、外直肌及上睑提肌梭形肥厚，病灶明显强化

病例二 患者，男，59岁，确诊甲状腺功能亢进1周（图3-19）。

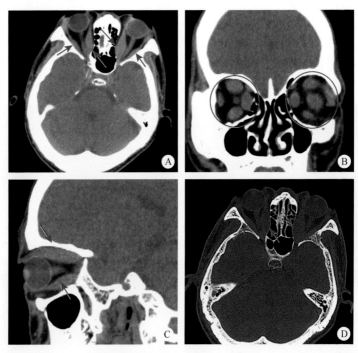

图3-19 双侧甲状腺相关眼病（2）

A. 横断位CT平扫显示双眼内直肌明显增粗，以肌腹增粗明显，呈梭形外观，肌腱附着处增粗不明显；B、C. 冠状位、矢状位CT平扫显示双眼上、下、内直肌肌腹梭形肥厚，肌腱正常；D. 横断位CT平扫骨窗显示双侧眼眶无明显骨质破坏，双侧筛骨内侧板受压变形，亦无明显骨质破坏

【临床概述】

（1）甲状腺相关眼病（thyroid-associated ophthalmopathy，TAO）是与甲状腺疾病密切相关的一种器官特异自身免疫性疾病，又称Graves眼病。

（2）中青年好发，常见于 30 ～ 50 岁，女性多于男性。

（3）临床表现为无痛性突眼、上睑退缩、迟落、肿胀、复视、眼球运动受限及视力下降等。其是引起成人单眼和双眼眼球突出最常见的病因之一，15% ～ 28% 单侧眼球突出和 80% 双侧眼球突出由甲状腺相关眼病引起。

【影像学表现】

（1）CT 表现：多条眼外肌增粗，其中肌腹增粗，肌腱不增粗，呈梭形肥厚，常为双侧、对称。最常累及下直肌，其次为内直肌、上直肌和上睑提肌，偶尔累及外直肌。CT 平扫上，增粗的眼外肌与正常眼外肌密度相同，增强后轻、中度均匀强化。本病可伴有眼球突出、筛骨纸板受压变形、吸收、球后脂肪增多、视神经鞘积液、视神经肿胀增粗。少数病例并发泪腺肿大、眼上静脉扩张。

（2）MRI 表现：梭形肥大的眼外肌 T_1WI 呈低信号，T_2WI 呈高信号，增强后明显强化。

【鉴别诊断】

（1）炎性假瘤（肌炎型）：常累及单条眼外肌，且肌腹及肌腱均增粗，眼环附着处也增厚模糊，并有强化，此为两者重要的鉴别点。该病累及范围较广泛，可同时累及泪腺、眼睑、眶尖及邻近肌锥外间隙。

（2）眼眶淋巴瘤：多为单侧起病，病灶累及眼外肌时表现为眼外肌增粗，以上直肌及上睑提肌显著，但其肌腹及肌腱均增粗较常见，DWI 弥散明显受限，增强后轻中度均匀强化，且激素治疗无效。

（3）颈动脉海绵窦瘘：分流量较大时，可引起所有眼外肌弥漫性均匀增厚及眼上静脉扩张。CT 及 MRI 显示的海绵窦扩大、受累眼上静脉扩张，以及搏动性突眼、颞部或耳后血管杂音等临床表现为两者重要的鉴别点。

【重点提醒】

中年女性，眼球突出伴甲状腺功能亢进症，CT 或 MRI 显示双侧眼外肌肌腹增粗，而附着于眼球壁的肌腱不增粗，增强后可见明显强化，可确诊甲状腺相关眼病。本病活动期首选糖皮质激素冲击治疗。

第三节 视神经病变

一、视神经炎

【典型病例】

病例一 患者，女，47岁，1个月前感冒后出现右眼疼痛，咳嗽时疼痛明显。半个月前右眼失明，无光感。1天前出现左眼视物模糊，无晨轻暮重，无复视，无头晕、头痛（图3-20）。

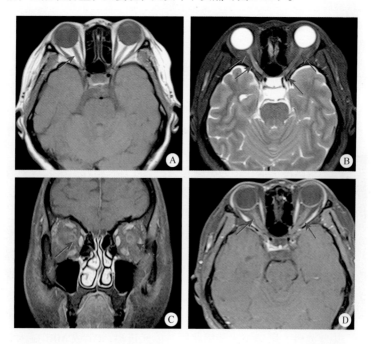

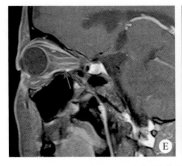
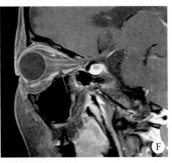

图 3-20 双侧眼内段及眶内段视神经炎

A. 横断位 T_1WI 显示双侧视神经眼内段及眶内段稍增粗，右侧为著，病灶呈等信号，信号尚均匀，边界尚清晰；B. 横断位 T_2WI 压脂显示病灶边缘见点条状高信号影；C. 冠状位 T_1WI 压脂增强显示视神经增粗，周围环状强化；D ~ F. 横断位及左眼、右眼矢状位 T_1WI 压脂增强显示视神经边界模糊，左眼视神经走行稍扭曲，边缘可见轻度强化，呈"轨道"征表现

病例二 患者，女，34 岁，左眼视力突然下降 1 周（图 3-21）。

【临床概述】

（1）视神经炎（optic neuritis，ON）根据病因可分为自身免疫性（通常为复发性）和感染性/全身性（通常为单相病程）。视神经脊

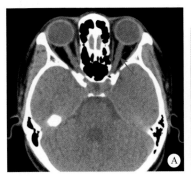
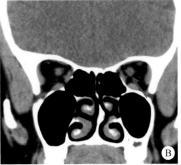

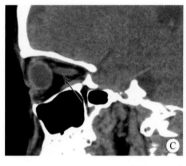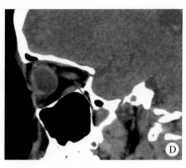

图 3-21　左侧视神经炎

A. 横断位 CT 平扫显示左侧视神经较对侧增粗，密度较对侧稍减低；B ～ D. 冠状位及
左眼、右眼矢状位 CT 平扫显示左侧视神经增粗较对侧更为明显

髓炎谱系疾病相关性视神经炎是我国中青年最常见的自身免疫性视神经炎临床亚型，是一种以视神经和脊髓同时受累为主的中枢神经系统炎性脱髓鞘疾病。

（2）视神经炎常于青壮年起病，女性居多，男女比约为 1 ∶ 3。

（3）临床表现为患眼视力下降，进展较快，甚至失明，多数患者伴有眼球运动相关疼痛。根据病程进展的速度视神经炎分为急性和慢性视神经炎，3 ～ 4 天视力急剧下降为急性；1 ～ 2 周视力进行性下降为慢性。急性者多单眼发病，而慢性者常双眼发病。激素治疗后几天至 2 周内即可开始恢复，但可复发。

【影像学表现】

（1）CT 表现：急性期视神经稍增粗，密度降低，边界模糊，周围可见渗出影，增强后可见轻度强化；慢性期可见视神经萎缩。

（2）MRI 表现：急性期视神经稍增粗，多累及眶内段中部，T_1WI 呈等或稍低信号，T_2WI 和 STIR 上视神经呈节段性高信号，增强后患侧视神经及髓鞘强化，可呈"轨道"征表现；慢性期视神经萎缩，视神经内信号多变，可以无STIR高信号和强化。

【鉴别诊断】

（1）视神经胶质瘤：学龄前儿童多见，视力下降发生速度相对较慢。影像学表现为视神经条状、梭形增粗，边缘清晰，增粗程度较视神经炎明显，增强后轻度至明显强化，且激素治疗无效。

（2）视神经鞘脑膜瘤：围绕视神经生长，视神经呈管状或楔形增粗，肿块沿神经呈梭形或偏心性生长，CT呈等高密度，有时伴钙化，T_1WI、T_2WI呈等信号，增强后明显强化，可见"双轨"征或"袖管"征。

（3）颅内高压所致视神经增粗：有颅内高压的临床症状，影像学上一般表现为双侧性，视神经纤维两侧可见线状T_1WI低信号、T_2WI高信号，且曲度增加，增强后视神经无强化。

【重点提醒】

年轻人，突然发生视力下降，激素治疗有效，临床症状变化较快，CT显示视神经轻度增粗，密度减低，伴周围渗出影，MRI显示视神经轻度增粗，T_2WI及STIR显示视神经节段性高信号影，增强后呈"轨道"征表现，则可考虑该病。此外，视神经炎常为多发性硬化和视神经脊髓炎的早期表现，所以影像学上应同时观察颅内及脊髓内情况。

二、视神经胶质瘤

【典型病例】

病例一　患者，男，9岁，左眼视力下降1年余（图3-22）。

病例二　患者，女，36岁，体检发现视神经占位1月余，无视力下降及视野缺损，无头晕、头痛，无恶心、呕吐，无四肢抽搐（图 3-23）。

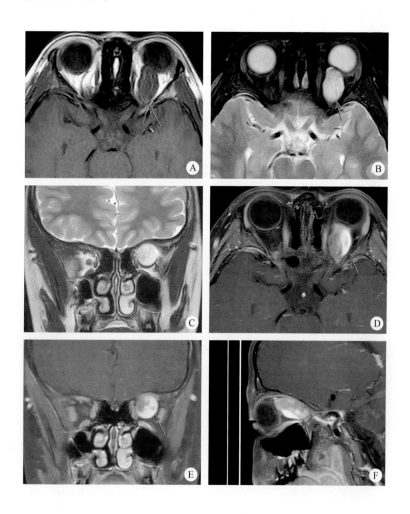

该

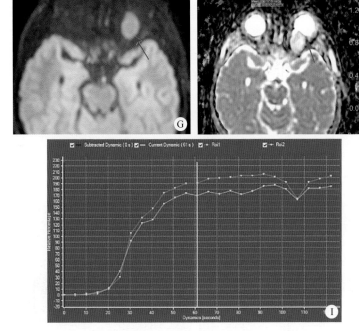

图 3-22 左侧视神经胶质瘤

A. 横断位 T_1WI 显示左侧眼眶球后肌锥内见团块状异常信号影，T_1WI 呈稍低信号，边界清晰；B. 横断位 T_2WI 压脂显示病灶呈明显高信号；C. 冠状位 T_2WI 显示病灶呈高信号，其内信号欠均匀；D～F. 横断位、冠状位和矢状位 T_1WI 压脂增强显示病灶明显不均匀强化，病变与左侧视神经分界不清，沿视神经向眶尖生长，视神经管内段也可见增粗伴轻度强化，左侧眼球后缘轻度受压；G、H. 横断位 DWI 和 ADC 图显示病灶均为高信号，ADC 值约为 $1.3×10^{-3}mm^2/s$，I. TIC 为 II 型

【临床概述】

（1）视神经胶质瘤（optic nerve glioma）起源于视神经内部神经胶质细胞异常增殖，几乎均为星形胶质细胞瘤，单侧多见。伴发神经纤维瘤者高达 15%～50%。

（2）儿童及青少年多见，大部分发生于 20 岁以内。

（3）临床早期表现为视神经受压导致的视野改变、视力下降，95% 的患者以视力减退就诊，而后单侧眼球渐进性、无痛性突出，视力下降多发生于眼球突出之前，肿瘤生长至较大时眼球活动受限。眼底检查可见视神经盘水肿或萎缩。起源于眶尖视神经孔附近者，病变易向颅内蔓延，一旦病变波及颅内视交叉，则会影响对侧眼视觉。

【影像学表现】

（1）CT 表现：视神经胶质瘤可发生于视神经走行的任何部位，由于眶内段视神经最长，因此其是最常见的部位。CT 平扫显示视神经呈长梭形、梨形增大，前粗后细，与周围脂肪分界清晰；密度均匀，

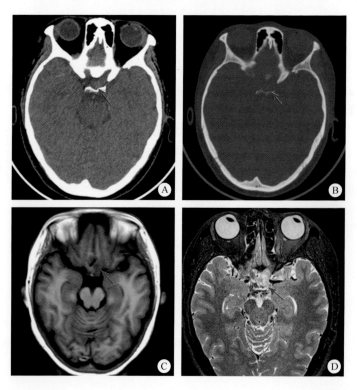

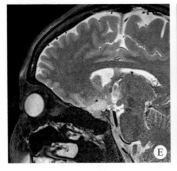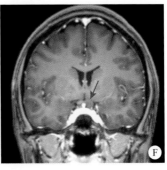

图 3-23 视交叉左侧视神经胶质瘤

A. 横断位 CT 平扫软组织窗显示视交叉左侧视神经增粗，密度均匀，左侧视神经管未见明显扩张；B. 横断位 CT 平扫骨窗显示周围骨质无明显破坏；C. 横断位 T_1WI 显示病灶呈低信号；D、E. 横断位、矢状位 T_2WI 压脂显示病灶呈稍高信号；F. 冠状位 T_1WI 压脂增强病灶呈轻度强化

与脑实质呈等密度，少数囊变，无钙化征象。增强扫描显示轻至中度均匀或不均匀强化。

（2）MRI 表现：T_1WI 呈等低信号，T_2WI 呈稍高信号，增强扫描显示轻度至明显均匀或不均匀强化。累及管内段视神经时，多引起眶内段蛛网膜下腔脑脊液循环受阻，导致蛛网膜下腔明显增宽，显示为病变周围 T_1WI 低信号、T_2WI 高信号，与脑脊液信号一致。

【鉴别诊断】

（1）视神经鞘脑膜瘤：多见于成年女性，临床表现眼球突出多早于视力下降。CT 上可有钙化，与脑皮质相比，大多数肿瘤 T_1WI、T_2WI 呈等信号，增强后肿块呈明显均匀强化，中央视神经不强化，呈"轨道"征（图 3-24）。

（2）视神经炎：多发生于年轻人，突然发生视力下降，激素治疗有效，临床症状变化较快。CT 上视神经轻度增粗，密度减低，伴周围渗出影；MRI 显示视神经轻度增粗，T_2WI 及 STIR 显示视神经节段性高信号影，增强后呈"轨道"征。

【重点提醒】

患者以视力减退就诊，CT上视神经呈条状、梭形增粗，边缘清楚，无钙化征象，MRI上 T_1WI 呈等低信号，T_2WI 呈稍高信号，增强后增粗的视神经呈轻度至明显强化，肿瘤与视神经不可区分，即可考虑视神经胶质瘤。

三、视神经鞘脑膜瘤

【典型病例】

病例一 患者，女，9岁，视力下降1月余（图3-24）。

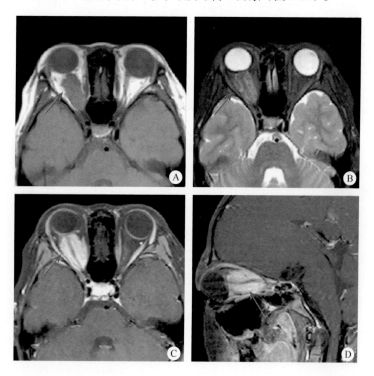

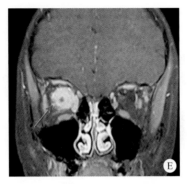

图 3-24 右侧眶内视神经鞘脑膜瘤（1）

A. 横断位 T_1WI 显示右侧眶内视神经走行处可见条状等信号影，边界清晰；B. 横断位 T_2WI 压脂显示病灶呈稍高信号，其内可见病灶包绕的稍低信号视神经；C. 横断位 T_1WI 压脂增强显示病灶明显均匀强化，视神经未见强化，呈"双轨"征；D. 冠状位 T_1WI 压脂增强显示病灶包绕视神经；E. 矢状位 T_1WI 压脂增强显示病灶明显均匀强化，其内视神经走行正常，未见强化

病例二 患者，女，50 岁，头痛 10 余天（图 3-25）。

【临床概述】

（1）视神经鞘脑膜瘤（optic nerve sheath meningioma）起源于蛛网膜上皮细胞，可分为原发性和继发性，原发性绝大多数起源于视神经鞘本身，大多数视神经鞘脑膜瘤为脑膜上皮型。

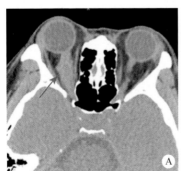
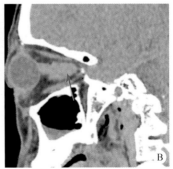

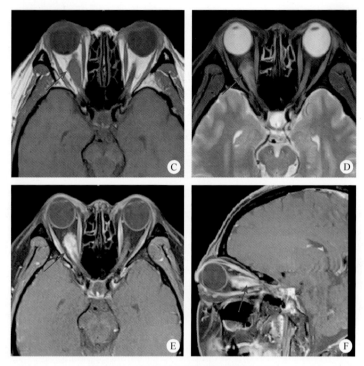

图 3-25　右侧眶内视神经鞘脑膜瘤（2）

A、B. 横断位和矢状位 CT 平扫显示右侧视神经明显增粗；C. 横断位 T_1WI 显示右侧视神经明显增粗呈等信号；D. 横断位 T_2WI 压脂显示右侧视神经明显增粗呈略高信号，其内见片状低信号影；E. 横断位 T_1WI 压脂增强显示病灶明显强化，视神经未见强化，呈"双轨"征；F. 矢状位 T_1WI 压脂增强显示病灶包绕视神经

（2）本病较多见于中年女性，患者平均年龄为 40 岁。

（3）常见临床表现为眼球突出、无痛性进行性视力下降，眼球突出多早于视力下降，少数患者表现为典型的视力丧失、视神经萎缩、视睫分流血管存在三联征。

【影像学表现】

（1）CT表现：视神经管状或梭形增粗，少数表现为局限性偏心性生长的肿块。靠近眶骨或眶尖的肿瘤可引起眶骨骨质增生，视神经管内的肿瘤可引起视神经管扩大。少数肿瘤在横断位显示沿视神经分布的条形钙化或冠状位显示视神经周围环状钙化。增强扫描肿瘤强化而中央视神经不强化构成典型"双轨"征。

（2）MRI表现：与脑皮质相比，大多数肿瘤 T_1WI、T_2WI 呈等信号，DWI弥散受限，增强扫描肿瘤较均匀明显强化，中央视神经无强化，构成典型"双轨"征。

【鉴别诊断】

（1）视神经胶质瘤：临床表现上，视力下降多发生于眼球突出之前。CT上视神经呈条状、梭形增粗，边缘清楚，无钙化征象，MRI上 T_1WI 呈等低信号，T_2WI 呈稍高信号，增强后增粗的视神经呈轻度至明显强化，肿瘤与视神经不可区分，无"双轨"征表现。

（2）视神经炎：多见于年轻人，突然发生视力下降，激素治疗有效，临床症状变化较快。CT上视神经轻度增粗，密度降低，伴周围渗出影；MRI显示视神经轻度增粗，T_2WI 及STIR显示视神经节段性高信号影，增强后呈"轨道"征。

【重点提醒】

患者常有眼球突出、无痛性进行性视力下降，眼球突出多早于视力下降。CT显示视神经增粗或偏心性局限性肿块，瘤内可见钙化，T_1WI、T_2WI 与脑皮质相比多呈等信号，增强后肿块呈明显均匀强化，中央视神经不强化，呈"双轨"征为其特征性表现。MRI是目前诊断视神经鞘脑膜瘤首选影像学检查。

第四节 泪腺病变

一、泪 腺 炎

【典型病例】

病例一 患者，女，32 岁，左眼肿胀 1 年（图 3-26）。

病例二 患者，女，74 岁，左眼疼痛不适 20 天（图 3-27）。

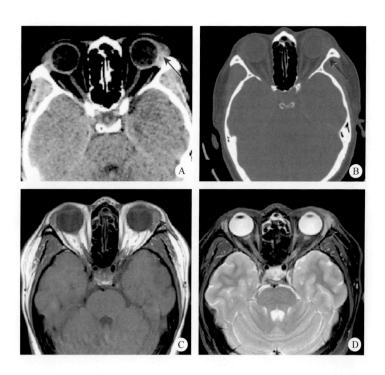

图 3-26　左侧慢性泪腺炎（1）

A. 横断位 CT 平扫显示左侧泪腺较对侧增大，呈类圆形稍高密度影；B. 横断位 CT 骨窗显示眼眶外侧壁骨质完整；C. 横断位 T_1WI 显示左侧泪腺增大，呈等信号影；D. 横断位 T_2WI 压脂显示左侧泪腺增大，呈稍高信号影；E. 冠状位 T_2WI 压脂显示左侧泪腺较对侧增大，双侧眼球对称且位置信号均正常

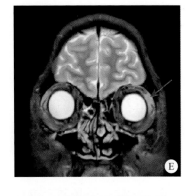

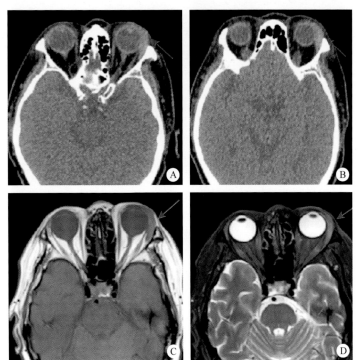

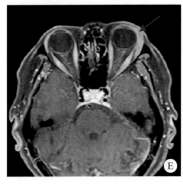
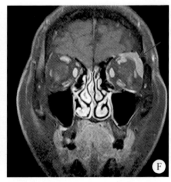

图 3-27 左侧慢性泪腺炎（2）

A、B. 横断位 CT 平扫显示左侧泪腺稍增大，左眼球稍突出；C. 横断位 T_1WI 显示左侧泪腺明显增大呈等信号；D. 横断位 T_2WI 压脂显示左侧泪腺增大呈稍高信号影；E、F. 横断位和冠状位 T_1WI 压脂增强显示左侧泪腺明显强化

【临床概述】

（1）泪腺炎（dacryoadenitis）可分为急性和慢性泪腺炎，急性泪腺炎常继发于各种传染性疾病及眶周感染。慢性泪腺炎较急性泪腺炎更为常见，常与全身性疾病及自身免疫因素相关，也可由急性泪腺炎反复发作转变而来。

（2）急性泪腺炎好发于儿童，慢性泪腺炎好发于年轻女性。

（3）急性泪腺炎通常单眼发病，表现为泪腺肿胀、局部疼痛、流泪及上睑水肿呈"S"形弯曲变形，眶上缘外侧下方可触及肿胀泪腺，还可伴有耳前淋巴结肿大。慢性泪腺炎多为双侧发病，泪腺组织增大伴眼睑神经反应性水肿，经激素冲击治疗后多症状好转。

【影像学表现】

（1）CT 表现：泪腺弥漫性肿大，但仍保持泪腺正常形状，周围组织呈炎性改变，可蔓延至眶内且累及眼外肌，但多数不出现骨质破坏，慢性泪腺炎持续时间长或反复发作者可有骨质增生，继发于自身免疫性疾病和全身性疾病者可见原发病表现。增强扫描明显强化，脓肿形成时增强扫描可见边缘环状强化，中心无强化脓腔。

（2）MRI 表现：急性泪腺炎多表现为 T_1WI 呈等低信号，T_2WI 呈稍高信号，增强扫描明显强化。慢性泪腺炎由于纤维化大多表现为 T_1WI 低信号，T_2WI 等或低信号，增强扫描呈均匀或不均匀强化，脓肿形成时 DWI 信号增高，增强扫描可见边缘环状强化，中心无强化脓腔。

【鉴别诊断】

（1）泪腺淋巴瘤：泪腺区不规则肿块，CT 平扫多为等密度，通常无骨质破坏，MRI 上 T_1WI 呈等信号，T_2WI 多呈稍高信号，DWI 弥散明显受限，增强扫描呈轻中度均匀强化。

（2）泪腺上皮性肿瘤：良性肿瘤多表现为泪腺区类圆形肿块，MRI 上多表现为 T_1WI 等信号、T_2WI 稍高信号，增强扫描均匀或不均匀强化。恶性肿瘤表现为泪腺区不规则、边界不清肿块，其内可出现钙化，密度/信号不均匀，增强扫描强化不均匀，可伴有周围组织受累和骨质破坏。

（3）泪腺脱垂：为泪腺周围支持结缔组织松弛导致，可为先天性，也可继发于炎症、外伤，临床检查可触及滑动肿块并可还纳。CT 及 MRI 扫描均可见泪腺移位向眶缘前外侧突出，其大小、形态、密度（信号）及强化均正常。

【重点提醒】

患者出现单侧泪腺区肿胀疼痛，CT 或 MRI 显示泪腺弥漫性肿大，周围组织呈炎性改变，增强扫描明显强化，常提示急性泪腺炎；当表现为双侧泪腺肿大，激素短期冲击治疗有效，增强扫描呈均匀或不均匀强化时，常提示慢性泪腺炎。

二、多形性腺瘤

【典型病例】

病例一　患者，女，20 岁，右眼肿胀 3 年（**图 3-28**）。

病例二　患者，男，61 岁，右眼球突出半年（**图 3-29**）。

【临床概述】

（1）多形性腺瘤（pleomorphic adenoma）又称混合瘤，是泪腺最常见的上皮性肿瘤，病理上可分为上皮细胞为主型、中间型、间质丰富型，有研究认为上皮细胞为主型最为多见。肿瘤易复发，可发生恶变。

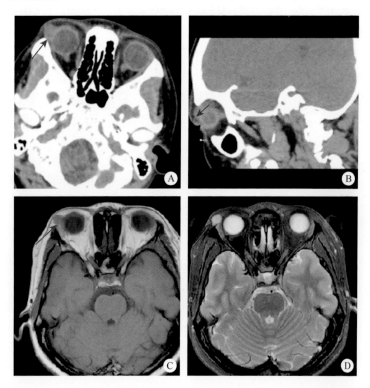

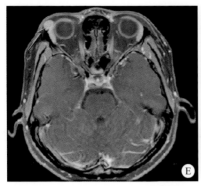
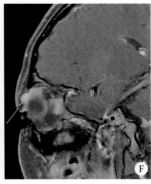

图 3-28　右侧泪腺多形性腺瘤（1）

A、B. 横断位和矢状位 CT 平扫显示右侧泪腺区类圆形软组织结节影，形态规则，边界清晰；C. 横断位 T_1WI 显示右侧泪腺区类圆形等信号影，边界清晰；D. 横断位 T_2WI 压脂显示病灶呈高信号；E、F. 横断位和矢状位 T_1WI 压脂增强显示病灶明显均匀强化

（2）多形性腺瘤常见于 20～50 岁患者，男女发病无明显差异。

（3）病程缓慢，患者常以进行性无痛性眼球突出就诊，恶变后肿块短期内增大，出现疼痛及面部麻木、上睑下垂、眼球运动障碍等表现。

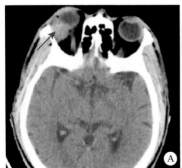
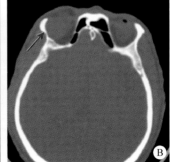

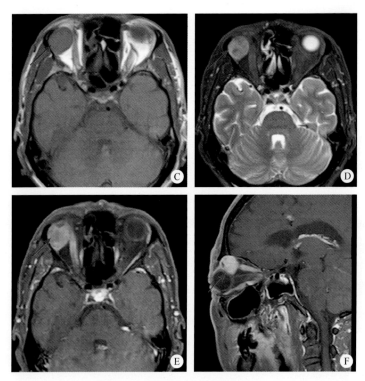

图 3-29　右侧泪腺多形性腺瘤（2）

A. 横断位 CT 平扫软组织窗显示右侧眼眶外上象限泪腺区类圆形肿块，形态规则，边界清晰；B. 横断位 CT 平扫骨窗显示右侧眼眶外侧壁骨质未见明显异常；C. 横断位 T_1WI 显示右侧眼眶外上象限泪腺区类圆形等信号影，边界清晰；D. 横断位 T_2WI 压脂显示肿块呈不均匀稍高信号影，其内可见片状低信号；E、F. 横断位和矢状位 T_1WI 压脂增强显示病灶不均匀强化，其内可见片状无强化区，右侧上直肌稍受压

【影像学表现】

（1）CT 表现：泪腺区椭圆形或类圆形软组织结节影，边界清楚，密度均匀，偶有钙化及坏死区，周围骨质可有吸收，但无虫蚀样破坏，增强扫描均匀或不均匀强化。

（2）MRI 表现：T_1WI 呈等信号，T_2WI 呈稍高信号，DWI 弥散不受限，增强扫描不均匀明显强化。

【鉴别诊断】

（1）泪腺淋巴瘤：泪腺弥漫性肿大，形态不规则，密度/信号均匀，出血、囊变少见，DWI 弥散明显受限，增强扫描轻中度均匀强化。

（2）泪腺恶性上皮性肿瘤：除恶性多形性腺瘤外，其余泪腺恶性上皮性肿瘤多表现为扁平形或梭形沿眶外上壁向眶尖生长，边界不清，呈锯齿状，浸润骨质引起骨质破坏，增强扫描明显不均匀强化。

【重点提醒】

（1）患者常出现眼球突出等症状，CT 显示泪腺区类圆形软组织结节影，边界清楚、密度均匀，T_1WI 呈等信号，T_2WI 呈稍高信号，DWI 弥散不受限，增强扫描多明显不均匀强化，TIC 多呈 I 型，常提示该病。

（2）MRI 是泪腺多形性腺瘤首选的影像学检查方法，可为其诊断及是否存在恶变提供重要依据，CT 可以评估病灶内钙化及邻近骨质改变。

三、泪　腺　癌

【典型病例】

患者，女，73 岁，右眶周肿胀伴上睑下垂 1 年，加重伴疼痛 2 个月（图 3-30）。

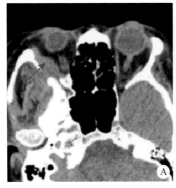
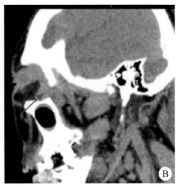

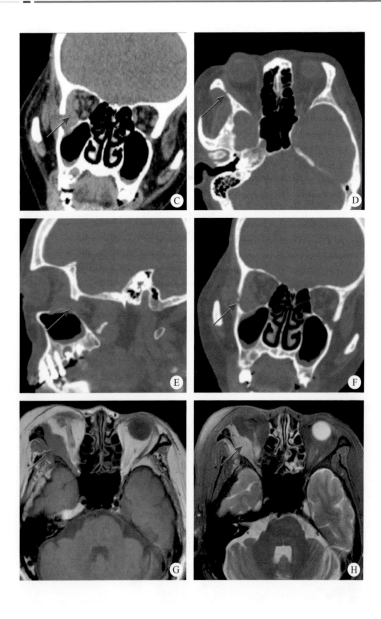

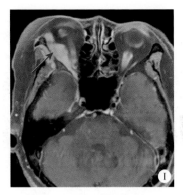

图 3-30　右侧泪腺腺样囊性癌

A、B. 横断位和矢状位 CT 平扫显示右侧眼眶外侧壁周围软组织增厚影，形态不规则；C. 冠状位 CT 平扫显示右侧眼眶外侧壁周围软组织增厚影，上颌窦上壁受累；D～F. 横断位、冠状位和矢状位 CT 平扫骨窗显示右侧眼眶外侧壁骨质虫蚀状破坏，眶下壁骨质受侵；G. 横断位 T_1WI 显示右侧眼眶外侧壁周围软组织增厚，呈等信号；H. 横断位 T_2WI 显示右侧眼眶外侧壁周围病灶呈稍高信号，累及眶尖及鞍旁；I. 横断位 T_1WI 压脂增强显示病灶明显不均匀强化

【临床概述】

（1）恶性泪腺上皮性肿瘤病理类型有腺样囊性癌、多形性腺癌、黏液表皮样癌、腺癌等，其中泪腺腺样囊性癌最为常见，约占 60%，腺样囊性癌又包括腺样、管状及实体型 3 种类型，以实体型恶性程度高。

（2）泪腺癌多见于中青年人，病程短，发病快，常伴有眼睑红肿、疼痛。

（3）肿瘤早期侵犯邻近的骨膜、骨壁，侵及眼外肌可出现上睑下垂和眼球运动障碍，侵及眶神经时可出现额颞部麻木。肿瘤生长速度快，可引起进行性突眼及复视，肿瘤体积较大时可压迫影响眶静脉回流引起眼睑肿胀。

【影像学表现】

（1）CT 表现：眼眶外上象限泪腺区软组织肿块影，形态不规则，边界不清，病变内可出现钙化、囊变，增强扫描呈不均匀强化，病变早期可沿眶外壁呈扁平状向眶尖部生长。肿瘤侵犯邻近软组织并伴有邻近骨质破坏，向上可经眶上裂侵犯海绵窦，向外破坏外壁骨质侵犯颞肌，向下可经眶下裂侵犯翼腭窝。

（2）MRI 表现：T_1WI 多呈等信号，T_2WI 上肿瘤信号混杂，肿瘤内钙化和纤维成分表现为低信号，实性细胞部分 T_2WI 多表现为稍高信号，囊变液化坏死区 T_2WI 呈高信号，增强扫描呈不均匀明显强化。

【鉴别诊断】

（1）泪腺炎性假瘤：临床表现为进展较快的眼睑红肿伴疼痛，糖皮质激素治疗有效。影像学上病变边界不清，可同时合并眼外肌、视神经鞘等眶内多结构受累，通常不伴有骨质破坏，增强后较明显均匀强化。

（2）多形性腺瘤：CT 显示泪腺区类圆形软组织结节影，边界清楚，密度均匀，T_1WI 呈等信号，T_2WI 呈稍高信号，DWI 弥散不受限，增强扫描多明显不均匀强化，TIC 多呈 I 型，邻近周围骨质可被破坏吸收，但多无虫蚀样破坏。

（3）泪腺淋巴瘤：泪腺弥漫性肿大，形态不规则，密度/信号均匀，出血、囊变少见，DWI 弥散明显受限，增强扫描轻中度均匀强化。

【重点提醒】

泪腺癌中较为常见的是腺样囊性癌，可发生于各年龄段，常在短时间内表现出眼球运动障碍、突眼、复视等临床表现。CT、MRI 常表现为眼眶外上方泪腺区不规则软组织肿块影，边界不清，增强扫描明显不均匀强化，肿瘤易侵犯邻近软组织，伴有邻近骨质破坏。

（郁义星　范艳芬　吴　茜　王锦晶　张孟潋　陈薇好　吴凯莹）

第四章

耳及颞部病变

第一节 外耳病变

一、外耳道闭锁

【典型病例】

患儿，男，2岁，发现外耳道发育畸形2年（图4-1）。

【临床概述】

（1）外耳道闭锁（aural atresia）为胚胎发育过程中第一鳃沟发育障碍所致，与遗传、染色体变异及胚胎发育过程药物或病毒感染影响等因素相关。

（2）发病率为0.05%～0.1%，男性较女性多见，单侧较双侧多见。

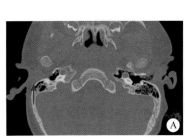

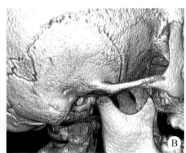

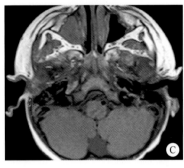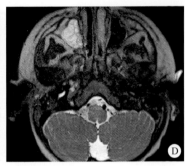

图 4-1 右侧外耳道骨性闭锁

A. 横断位高分辨率 CT 平扫骨窗显示右侧外耳道骨性段及软骨段闭锁，右侧中耳鼓室腔轻度狭小；B. CT 三维重建显示右侧外耳道闭锁；C. 横断位 MRI T_1WI 显示右侧外耳道结构缺如，内填充软组织影，呈低信号；D. 横断位 T_2WI 显示软组织影呈稍高信号

（3）外耳道闭锁可伴有鼓室、咽鼓管、乳突等中耳结构发育畸形，以鼓室狭小、听小骨畸形多见，少数还可伴有颅面骨形成不全和颌面骨发育不全。

【影像学表现】

（1）CT 表现：外耳道闭锁主要分为骨性闭锁及膜性闭锁。骨性闭锁最多见，表现为外耳道结构消失，代之以骨性闭锁板，厚度不一。膜性闭锁较少见，此时骨性外耳道可正常，但其中充以软组织影。若伴发中耳畸形，鼓室发育狭小，听小骨畸形常表现为锤骨头与砧骨体融合成团块状，并可与骨性闭锁板融合，锤骨柄常发育不良，砧骨长脚形态可以正常或呈纤维条索状，镫骨可以正常或畸形。部分伴发中耳结构畸形患者也可伴有前庭窗闭锁、面神经管鼓室段低位和垂直段前位等畸形。

（2）MRI 表现：同 CT 表现，多表现为正常外耳道骨性及膜性段缺如，外耳道区为骨质信号替代，或外耳道内填充软组织信号。

【鉴别诊断】

临床及影像学表现明确，通常无须鉴别。

【重点提醒】

（1）外耳道闭锁常伴有中耳结构畸形，如鼓室发育狭小、听小骨畸形、前庭窗闭锁及面神经管位置异常等。

（2）颞骨薄层高分辨率 CT（HRCT）为外耳道闭锁首选影像学检查方法。

二、外耳道炎

【典型病例】

患者，女，57 岁，左耳疼痛伴局部软组织肿胀 1 年（图 4-2）。

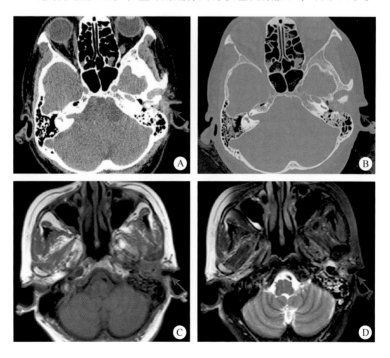

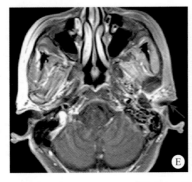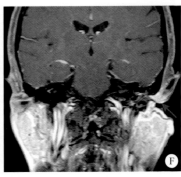

图 4-2　左侧外耳道炎

A. 横断位 CT 平扫软组织窗显示左侧外耳道软组织增厚；B. CT 平扫骨窗显示软组织灶填充左侧外耳道，邻近乳突骨质轻度破坏；C. 横断位 MRI T_1WI 显示左侧外耳道内软组织增厚，边界不清，呈等信号；D. 横断位 T_2WI 压脂显示信号不均匀，呈不均匀高低混杂信号，左侧乳突气房内见高信号影；E. 横断位 T_1WI 增强显示左侧外耳道软组织明显不均匀强化；F. 冠状位 T_1WI 增强显示外耳道变窄，外耳道周围软组织明显强化，边界不清

【临床概述】

（1）外耳道炎，又称外耳炎（otitis externa），是外耳道皮肤或皮下组织的广泛炎症，可分为普通型外耳道炎和恶性外耳道炎。恶性外耳道炎是一种严重可致死的外耳道感染性疾病，主要发病人群为老年人、糖尿病患者和免疫系统较弱人群 [如人类免疫缺陷病毒（HIV）携带者、恶性肿瘤患者]，其中以老年糖尿病患者最为常见。

（2）临床表现为耳痛、耳流脓和耳道肿胀，可能导致传导性听力障碍。恶性外耳道炎起病急剧，耳痛剧烈，较一般外耳道炎严重。

【影像学表现】

（1）CT 表现：普通型外耳道炎表现为外耳道软组织增厚，边界不清，外耳道骨壁结构一般不受累。恶性外耳道炎早期表现为外耳道底壁软组织增厚隆起，或外耳道内形态不规则的软组织密度灶致外耳道狭窄，可轻度侵蚀邻近骨壁；随后病灶可逐渐增大致外耳道被填塞，伴外耳道骨壁不规则虫蚀状骨质破坏，边缘毛糙；晚期病变可广泛累及周围结构，如可向下扩散至颞骨下方软组织，向后侵犯乳突气房，向内侵犯鼓室、内耳区域，向前可累及颞下颌关节及腮腺。增强后软组织病变轻中度强化。

（2）MRI 表现：外耳道软组织增厚，边界不清，T_1WI 通常呈等或低信号，而 T_2WI 呈略高信号，T_1WI 压脂增强显示病灶呈中等程度强化；中耳腔及乳突气房内的炎性渗出物在 T_2WI 上显示为高信号，增强后强化不明显。严重病例可进一步侵及颅内发生继发性脑膜炎、脑脓肿、静脉窦栓塞等颅内并发症，甚至可经椎管向下蔓延；累及颈静脉窝可导致乙状窦、颈静脉栓塞。

【鉴别诊断】

（1）外耳道胆脂瘤：外耳道内软组织肿块影伴膨胀性骨质破坏，DWI 弥散受限，MRI 增强显示周边强化而中央区域不强化。

（2）外耳道癌：患者多有长期慢性化脓性中耳炎病史，也可由外耳道乳头状瘤恶变而来，外耳道内软组织肿块伴溶骨性骨质破坏，肿块占位效应明显，侵袭性较强，有时与恶性外耳道炎影像学上难以区分，需要进行病理活检明确诊断。

【重点提醒】

老年糖尿病或免疫缺陷患者出现严重耳痛、耳流脓和耳道肿胀，影像学上表现为外耳道内软组织增厚，伴外耳道骨壁骨质破坏及外耳道周围软组织受累，要考虑恶性外耳道炎的可能，应及时早期行外耳道组织病理活检予以确诊。

三、外耳道骨瘤

【典型病例】

患者，女，22 岁，外耳道听力下降伴流脓（**图 4-3**）。

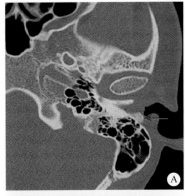
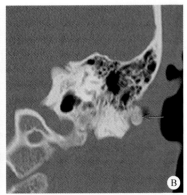
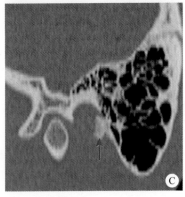

图 4-3　左侧外耳道骨瘤

A. 横断位 CT 平扫骨窗显示左侧外耳道后下壁局灶性骨性隆起，左侧外耳道软组织增厚；B. 冠状位 CT 平扫骨窗显示骨性隆起，边缘光滑；C. 斜矢状位 CT 平扫骨窗重建显示骨性隆起基底较窄

【临床概述】

（1）外耳道骨瘤（external auditory canal osteoma）为发生于外耳道骨组织的良性肿瘤，是外耳道骨壁骨质局限性过度增生而形成的结节状隆起，常起源于鼓鳞裂或鼓乳裂。

（2）本病的发生无明显诱因，病因不明，也有学者认为可能与慢性刺激、感染、外伤导致的骨膜增生有关。

（3）本病多发生于男性青壮年，一般为单侧、单发的接近外耳道峡部的带蒂肿块。

（4）外耳道骨瘤早期患者或体积不大者可无任何症状，常在耳镜检查时被偶然发现。外耳道骨瘤增大到一定程度可使外耳道变窄，同时合并耵聍和脱落上皮堆积时可阻塞外耳道，造成耳闷胀感、听力下降、耳鸣等。耳镜检查可见外耳道局部有结节状或半圆形硬结节状隆起，基底较宽，触之坚硬，其上覆盖正常外耳道皮肤。

【影像学表现】

CT 表现：本病常发生于单侧外耳道，单发病灶，表现为外耳道骨壁局部隆起的骨性或近似骨性密度结节，密度均匀，基底较窄，表面多为半圆形，较光滑，突入外耳道腔内，好发部位为骨缝处或其外侧，如鼓鳞缝、鼓乳缝等。

【鉴别诊断】

外耳道骨疣：与冷水刺激有关，通常为双侧、多发、对称性生长，基底较宽。

【重点提醒】

颞骨薄层 HRCT 可清楚显示骨瘤的大小、形态及其与周围组织的关系，是外耳道骨瘤的首选影像学检查方法。

四、外耳道乳头状瘤

【典型病例】

患者，男，74 岁，右耳听力减退 1 年，无耳溢液（图 4-4）。

【临床概述】

（1）外耳道乳头状瘤（papilloma of external auditory canal）为外耳道皮肤鳞状细胞或基底细胞异常增生形成的肿块，为外耳道最常见的良性肿瘤之一。

（2）病因尚不明确，其可能与人乳头状瘤病毒感染有关，其中 6 型与 11 型病毒是耳部乳头状瘤的致病因素。当外耳道皮肤受炎症、经常挖耳等损伤刺激后，局部皮肤抵抗力下降，受病毒感染而致病。

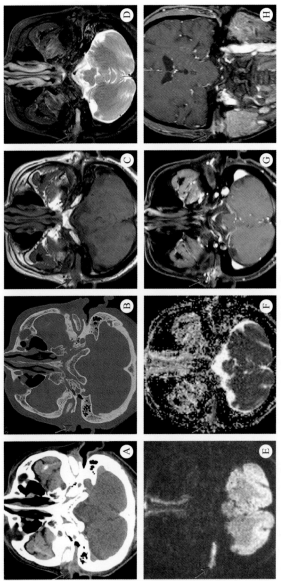

图 4-4 右侧外耳道乳头状瘤

A. 横断位 CT 平扫软组织窗显示右侧外耳道内长条状软组织影；B. 横断位 CT 平扫骨窗显示外耳道周围骨壁未见明显骨质破坏；
C. 横断位 MRI T_1WI 显示右侧外耳道内软组织增厚，与脑皮质相比，T_1WI 呈等信号；D. 横断位 T_2WI 呈稍高信号，信号不均，局部为高信号，边界清晰；E. DWI 呈轻度未均匀高信号；F. ADC 值约为 $1.2 \times 10^{-3} mm^2/s$；G. 横断位 T_1WI 压脂增强显示病灶不均匀强化；H. 冠状位 T_1WI 压脂增强显示局部病灶边缘乳头状结节样隆起

（3）本病男性发病率较高，发病年龄为 12 ～ 82 岁，平均发病年龄为 53.8 岁，我国南方较北方多见，复发率较高，可发生恶变，与外耳道恶性肿瘤的发生高度相关。

【影像学表现】

（1）CT 表现：外耳道内软组织肿块，密度均匀，表面可呈乳头状结节隆起，一般不伴骨质破坏。

（2）MRI 表现：外耳道内见软组织肿块影，信号欠均匀，T_1WI 呈等信号，T_2WI 呈稍高信号，DWI 一般不受限，增强扫描显示不均匀强化。

【鉴别诊断】

（1）恶性外耳道炎：通常表现为老年糖尿病或免疫缺陷患者出现严重的耳痛、耳流脓，病变起病急、进展迅速，晚期侵袭范围广。影像学表现为外耳道内弥漫软组织增厚伴不规则虫蚀状骨质破坏。

（2）外耳道癌：患者多有长期慢性化脓性中耳炎病史，也可由外耳道乳头状瘤恶变而来。影像学表现为外耳道内软组织肿块伴溶骨性骨质破坏，肿块占位效应明显，侵袭性较强，不典型者需要依靠病理活检明确诊断。

（3）外耳道胆脂瘤：外耳道内软组织肿块影伴膨胀性骨质破坏，DWI 弥散受限，MRI 增强显示周边强化而中央区域不强化。

【重点提醒】

外耳道乳头状瘤表现为外耳道内软组织肿块，表面可呈乳头状结节隆起，一般不伴骨质破坏，影像学表现缺乏特异性，CT 及 MRI 检查可明确肿瘤部位、大小、范围及其与周围组织结构的关系。

五、外耳道癌

【典型病例】

病例一　患者，男，67 岁，左耳闷痛伴听力下降 5 年（图 4-5）。

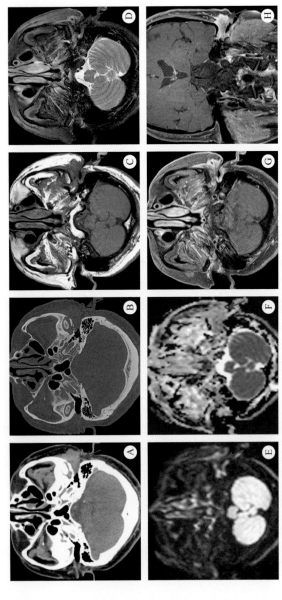

图 4-5　左侧外耳道腺样囊性癌

A. 横断位 CT 平扫软组织窗显示左侧外耳软组织肿块，形态不规则，外耳道狭窄；B. CT 平扫骨窗显示外耳道前上骨壁局部吸收破坏；C. 横断位 MRI T₁WI 呈等信号；D. T₂WI 压脂呈稍高信号；E. DWI 呈不均匀高信号，肿块周围见环状明显高信号；F. ADC 值为（1.2 ～ 1.4）×10⁻³ mm²/s；G、H. 横断位及冠状位 T₁WI 压脂增强呈明显较均匀强化，向前累及腮腺，突破邻近筋膜

病例二 患者,男,70岁,右耳反复流脓伴听力下降2年余(图4-6)。

【临床概述】

(1)外耳道癌(external auditory canal carcinoma)是发生于外耳上皮系统的恶性肿瘤,主要包括鳞状上皮癌、腺样囊性癌、恶性黑色素瘤、耵聍腺癌、黏液上皮癌等。病理上以鳞状细胞癌最常见,恶性程度高。

(2)外耳道癌发病率不高,约占头颈部肿瘤的0.2%。

(3)外耳道癌多发于中老年人,临床上患者多有长期慢性中耳炎、耳流脓及听力下降病史,可有耳道持续性疼痛、流血或血性分泌物,如侵犯颞下颌关节,可有张口困难;如侵犯腮腺内面神经,可有面瘫;如侵犯颈静脉孔,可有后组脑神经受损症状,如声音嘶哑、呛咳等。

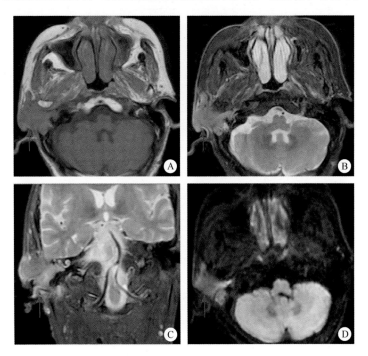

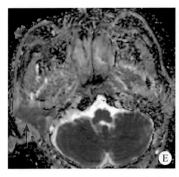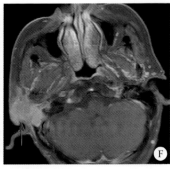

图 4-6　右侧外耳道鳞状细胞癌

A. 横断位 MRI T_1WI 显示右侧外耳道周围软组织肿块，形态不规则，边界欠清，T_1WI 呈等信号；B. 横断位 T_2WI 压脂呈稍高信号；C. 冠状位 T_2WI 压脂显示肿瘤边界不清，广泛累及周围结构；D. DWI 呈稍高信号；E. ADC 值约为 $0.8 \times 10^{-3} mm^2/s$；F. 横断位 T_1WI 压脂增强显示病灶明显不均匀强化（箭头）

【影像学表现】

（1）CT 表现：外耳道内不规则软组织结节或长条状肿块影，局部骨壁受侵蚀而被破坏，密度不均匀，增强后明显不均匀强化；肿瘤容易向鼓室及深部组织扩展，累及颞骨乳突、中耳、岩部、颈静脉窝、腮腺甚至颅内结构等，向前可延伸至颞下颌关节内，向后累及乳突和面神经管，向下生长至颈部。

（2）MRI 表现：耳郭或外耳道周壁弥漫性不规则软组织增厚或结节样软组织肿块，病变在 T_1WI 呈中等信号，在 T_2WI 呈等或偏高信号，信号不均匀，如伴有坏死，则 T_2WI 为高信号，DWI 弥散受限，增强后肿块不均匀明显强化，坏死区无强化。

【鉴别诊断】

（1）恶性外耳道炎：通常表现为老年糖尿病或免疫缺陷患者出现严重的耳痛、耳流脓，病变起病急、进展迅速，晚期侵袭范围广，影像学表现为外耳道内弥漫性软组织增厚伴不规则虫蚀状骨质破坏，有时鉴别诊断困难，最终确诊需要依赖病理学活检。

（2）外耳道乳头状瘤：外耳道内软组织肿块，表面可呈乳头状结节隆起，一般不伴骨质破坏。

（3）外耳道胆脂瘤：外耳道内软组织肿块伴膨胀性骨质破坏，DWI 弥散受限，MRI 增强显示周边强化而中央区域不强化。

【重点提醒】

CT 可观察肿瘤周围骨质破坏情况，MRI 能更好地显示肿瘤侵犯范围及其对周围组织的破坏程度，增强图像上观察肿瘤轮廓更为清晰。CT 与 MRI 检查相结合为最优，最终确诊需要依靠病理学活检。

第二节　中耳病变

一、中　耳　炎

【典型病例】

病例一　患儿，男，4 岁，双耳疼痛半天，1 周前患儿曾患感冒（图 4-7）。

病例二　患者，男，48 岁，双耳听力下降 5 天（图 4-8）。

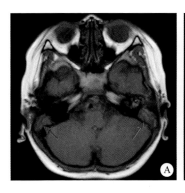
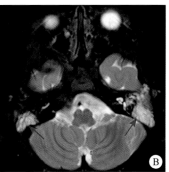

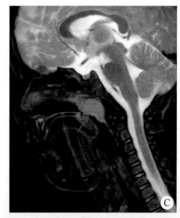

图 4-7　双侧分泌性中耳乳突炎
A. 颞骨横断位 MRI T_1WI 平扫显示双侧中耳乳突气房内等低信号影；B. 横断位 T_2WI 压脂呈高信号影；C. 矢状位 T_2WI 压脂显示鼻咽顶后壁腺样体增生，考虑为腺样体增生压迫咽鼓管所致分泌性中耳乳突炎

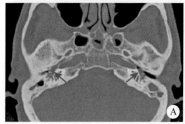
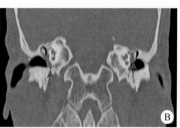

图 4-8　双侧慢性中耳乳突炎
A. 颞骨 CT 平扫横断位；B. 冠状位显示双侧中耳乳突气房内软组织影，乳突气房骨质硬化，提示慢性中耳乳突炎

【临床概述】

（1）中耳炎（otitis media）为累及中耳鼓室、鼓窦及乳突气房部分或全部结构的炎性病变。

（2）按病因中耳炎可简单分为化脓性中耳炎及分泌性中耳炎两大类。化脓性中耳炎分为急性及慢性，最常见的病因为细菌感染；分泌性中耳炎最常见的病因为咽鼓管功能障碍，其可导致中耳通气功能障碍，鼓室负压而形成积液。

（3）分泌性中耳炎多发生于冬、春季节，以儿童多见，发病前大多有感冒病史，有听力下降或听觉增强感、耳痛、耳闷、耳鸣等症状。

急性化脓性中耳炎多继发于上呼吸道感染和鼻咽部感染，临床表现为耳痛、发热、耳聋、耳鸣、眩晕等。慢性中耳乳突炎多为毒性较低的细菌感染或急性感染未愈引起，临床表现为反复耳道流水、流脓及鼓膜穿孔和听力下降等。

【影像学表现】

（1）CT 表现：中耳、乳突气房内密度增高，气体影消失。分泌性中耳炎表现为密度均匀的积液。急性化脓性中耳炎乳突气房间隔良好，未见明显骨质吸收破坏。慢性化脓性中耳乳突炎多有乳突气房间隔破坏，部分病例有听骨链破坏，甚至出现鼓室内钙化灶，常有鼓膜穿孔，残留鼓膜通常会增厚。

（2）MRI 表现：中耳乳突积液表现为 T_1WI 低信号、T_2WI 高信号，DWI 不受限，增强后无强化，鼓室内有肉芽增生可表现为轻度强化。

【鉴别诊断】

（1）中耳胆脂瘤：多伴有慢性中耳乳突炎，局部形成软组织肿块伴膨胀性骨质破坏，邻近上鼓室或鼓窦扩大、鼓膜嵴变钝及听小骨破坏，MRI 特征性表现为 DWI 高信号，增强后周边强化而中央区域不强化。

（2）中耳癌：多在慢性中耳炎基础上发生，有长期流脓史，多见于老年人，病灶通常以鼓室、鼓窦和外耳道深部为中心向周围发展，骨质可呈"虫蚀样"破坏，边缘不规整，增强后不均匀强化。

【重点提醒】

（1）患者发病前有感冒史，有耳道流水、流脓史，临床检查见鼓膜穿孔或内陷，影像学表现为中耳乳突气房积液，通常易于诊断。

（2）需要注意鼻咽癌患者常伴有一侧或双侧分泌性中耳炎，因此对于成人分泌性中耳炎，要注意鼻咽部有无软组织增厚或肿块。

二、胆固醇肉芽肿

【典型病例】

患者，女，16 岁，右耳闷堵感数年（图 4-9）。

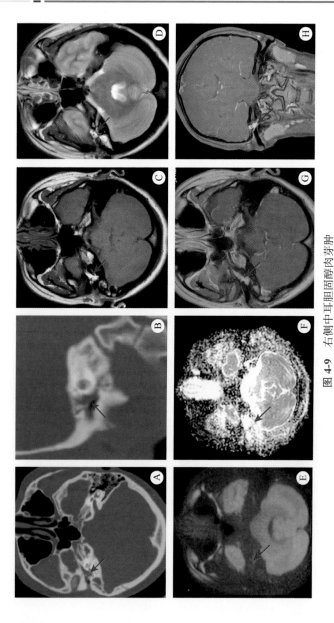

图 4-9　右侧中耳胆固醇肉芽肿

A. 颞骨横断位 CT 平扫骨窗显示右侧中耳乳突气房内软组织密度影；B. 冠状位 CT 平扫骨窗显示右侧上鼓室扩大、内见软组织密度影；C. 横断位 MRI T₁WI 呈高信号影；D. 横断位 T₂WI 呈高信号影；E. 横断位 DWI 未见明显弥散受限；F. ADC 值约为 2.4×10⁻³ mm²/s；G、H. 横断位及冠状位 T₁WI 增强显示病灶未见明显强化

【临床概述】

（1）胆固醇肉芽肿（cholesterol granuloma）是一种含有胆固醇结晶和多核巨细胞的肉芽肿病变，发病机制为中耳含气腔阻塞引起的负压和缺氧使黏膜血管破裂出血，红细胞分解产生的胆固醇刺激，引起异物反应而产生肉芽组织，进而形成胆固醇肉芽肿。

（2）中耳胆固醇肉芽肿可位于颞骨任何含气腔内，多见于鼓窦、鼓窦入口、乳突腔、上鼓室等，也可位于过度气化的岩尖等处，偶见于鼓膜。

（3）本病多见于年轻人，男女发病率无明显差异，大部分为单侧发病，也可双侧发病。主要临床表现为非搏动性"蓝色鼓膜"和缓慢渐进性传导性耳聋。

【影像学表现】

（1）CT 表现：中耳和（或）乳突气房内边缘光滑的膨胀性生长的肿块，病灶较小时无骨质重塑变形或听小骨消失，当病灶较大时周围骨质压迫吸收和听小骨消失。

（2）MRI 表现：T_1WI 为高信号，周围伴低信号环，T_2WI 多为稍高信号，DWI 受限不明显，增强扫描不强化。

【鉴别诊断】

（1）外伤后鼓室积血：有明确外伤史，伴骨折。

（2）中耳胆脂瘤：多伴有慢性中耳乳突炎，局部形成软组织肿块，伴膨胀性骨质破坏，邻近上鼓室或鼓窦扩大、鼓膜嵴变钝及听小骨破坏，MRI 特征性表现为 DWI 高信号，增强后周边强化而中央区域不强化。

【重点提醒】

CT 可评估胆固醇肉芽肿骨质改变，其 MRI 表现有一定的特异性，T_1WI、T_2WI 多为高信号，DWI 受限不明显，增强后无明显强化。

三、胆 脂 瘤

【典型病例】

病例一 患者，女，37岁，左耳疼痛2周，伴有耳堵塞感（**图4-10**）。

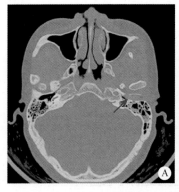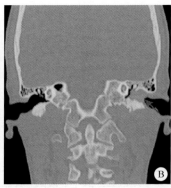

图4-10 左侧外耳道胆脂瘤

A. 颞骨横断位 CT 平扫骨窗显示左侧外耳道内软组织影，骨性外耳道后壁骨质膨胀性破坏，左侧乳突气房内局部密度增高；B. 冠状位 CT 平扫骨窗显示外耳道扩大，骨性外耳道底壁骨质膨胀性破坏

病例二 患者，男，23岁，双耳反复流脓伴听力下降，偶伴耳鸣、耳闷（**图4-11**）。

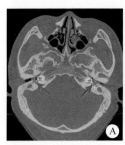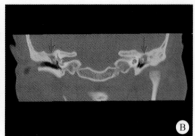

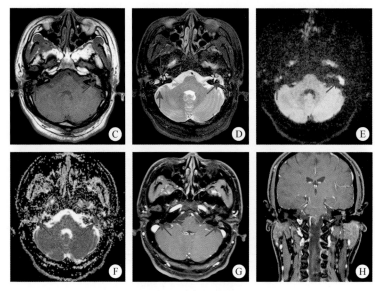

图 4-11 双侧中耳胆脂瘤

A. 颞骨横断位 CT 平扫骨窗显示双侧中耳内见软组织密度病灶，双侧鼓室听小骨骨质吸收；B. 冠状位 CT 平扫骨窗显示双侧鼓室顶盖吸收破坏；C. 横断位 MRI T_1WI 显示双侧中耳内见软组织样信号，呈等信号；D. T_2WI 压脂呈高信号；E. DWI 呈高信号；F. ADC 呈低信号；G、H. 横断位及冠状位 T_1WI 压脂增强显示病灶周边环状强化，中心无强化

【临床概述】

（1）胆脂瘤（cholesteatoma）是产生角蛋白的鳞状上皮异常积聚在外耳道、中耳鼓室、乳突或岩尖等部位的肿瘤样病变，具有侵袭性，可伴发骨膜炎和邻近骨破坏。

（2）临床症状为外耳道疼痛，患者多有长期慢性持续性耳部流脓病史，伴有特殊恶臭，传导性或混合性耳聋提示迷路可能受累；耳镜检查可见外耳道深部银屑样物质和肉芽组织，鼓膜松弛部或紧张部穿孔，外耳道胆脂瘤患者鼓膜一般正常。

（3）胆脂瘤患者易出现并发症，如面瘫、迷路瘘、颅内脓肿、化脓性脑膜炎等。

【影像学表现】

（1）CT表现：外耳道胆脂瘤表现为外耳道内软组织肿块伴外耳道局部扩大，外耳道下壁、后壁呈膨胀性骨质破坏，边缘相对光滑，大多数病例的鼓膜完整。中耳胆脂瘤可表现为软组织肿块伴鼓室顶盖和听小骨吸收破坏，鼓室盾板变钝。

（2）MRI表现：T_1WI呈中等偏低信号，T_2WI呈略高信号，DWI呈高信号，ADC呈低信号，增强后中央不强化，边缘呈环状强化。

【鉴别诊断】

（1）中耳胆固醇肉芽肿：T_1WI、T_2WI均为高信号，DWI受限不明显，增强扫描不强化。

（2）中耳癌：好发于中老年人，以鼓室为中心较大范围软组织肿块伴溶骨性骨质破坏，形态不规则，边界不清，可伴有颅内侵犯，密度或信号不均匀，增强扫描不均匀强化。

（3）鼓室体瘤：小肿瘤位于鼓岬表面的下鼓室，大肿瘤可充满中耳腔，一般伴有骨质破坏，耳镜见搏动性紫红色肿块。MRI表现为T_1WI等信号，T_2WI等或略高信号，增强后明显强化。

【重点提醒】

胆脂瘤为发生于外耳道、中耳乳突及岩骨尖部的软组织肿块，伴有邻近骨膨胀性骨质破坏，DWI呈高信号具有特征性，增强后肿块中央不强化，边缘呈环状强化。

四、鼓室体瘤

【典型病例】

患者，女，27岁，左耳听力下降（**图4-12**）。

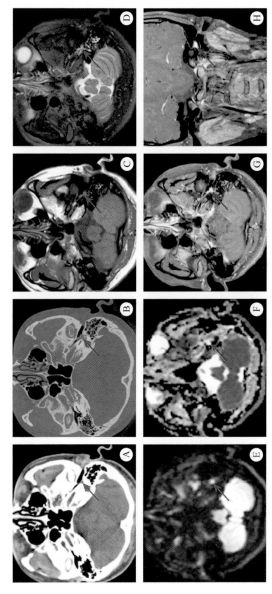

图 4-12　左侧中耳鼓室体瘤

A. 颞骨横断位 CT 平扫软组织窗显示左侧中耳鼓室岬表面可见不规则软组织密度影, 边界尚清, 范围约为 7mm×5mm, CT 值约为 43HU; B. CT 平扫骨窗显示软组织邻近骨质吸收; C. 横断位 MRI T_1WI 呈等低信号; D. 横断位 T_2WI 压脂呈等高信号; E. DWI 呈高信号; F. ADC 图呈稍低信号; G. 横断位 T_1WI 压脂增强显示病灶明显强化; H. 冠状位 T_1WI 压脂增强显示病灶边缘清晰, 明显强化

【临床概述】

（1）鼓室体瘤（tympanic body tumor）又称鼓室副神经节瘤，是一种起源于副神经节化学感受器细胞的血管瘤样肿瘤，位于鼓岬表面。

（2）鼓室体瘤患者可有家族史，生长缓慢，具有局部侵袭性。

（3）鼓室体瘤症状出现较早，临床表现最常见的是搏动性耳鸣、轻度传导性耳聋、耳闷等。耳镜检查可见鼓膜后搏动性紫红色肿块，其搏动节律与脉搏一致。

【影像学表现】

（1）CT表现：位于鼓岬表面下鼓室的软组织结节或肿块，可伴有骨质破坏，增强后明显强化；大肿瘤可充满中耳腔，破坏听小骨和鼓室底板，鼓室上隐窝阻塞或肿瘤蔓延导致乳突气房内积液。

（2）MRI表现：T_1WI呈等信号，T_2WI呈等或略高信号，DWI弥散受限，增强后明显强化。

【鉴别诊断】

（1）中耳癌：病程短，软组织肿块累及范围较广，邻近骨呈溶骨性骨质破坏，弥散受限，增强呈中度强化。

（2）中耳胆脂瘤：患者通常有耳部流脓病史，伴有恶臭，DWI呈高信号，ADC图呈低信号，增强后无强化或仅为边缘强化。

（3）中耳胆固醇肉芽肿：在T_1WI、T_2WI均为高信号，增强后无强化，可与鼓室体瘤相鉴别。

【重点提醒】

凡有搏动性耳鸣，耳镜检查见鼓室后下方紫红色肿块影，与血管搏动一致；位于鼓室腔下部鼓岬表面的明显强化软组织结节或肿块，应高度提示鼓室体瘤。

五、中　耳　癌

【典型病例】

病例一　患者，女，71 岁，左耳流脓、疼痛半年，伴听力下降3 个月（图 4-13）。

病例二　患者，女，51 岁，左耳闷 1 年余（图 4-14）。

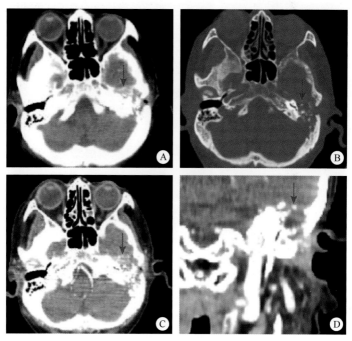

图 4-13　左侧中耳鳞状细胞癌（1）

A. 颞骨横断位 CT 平扫软组织窗显示左侧中耳区不规则软组织肿块影，形态不规则，边界不清；B. 颞骨横断位 CT 平扫骨窗显示颞骨呈虫蚀样骨质破坏；C. 横断位 CT 增强肿块呈不均匀强化；D. 冠状位 CT 增强显示肿块侵及颅中窝

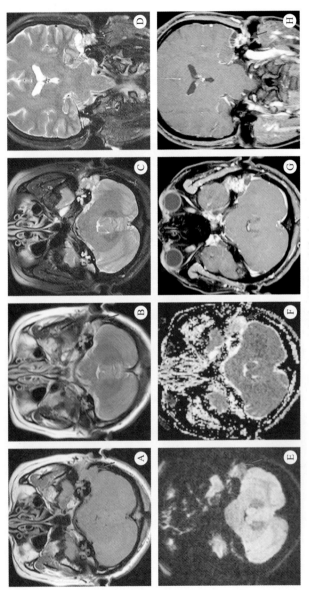

图 4-14 左侧中耳鳞状细胞癌（2）

A. 横断位 MRI T_1WI 显示左侧中耳腔内软组织信号影，形态不规则，边界不清，T_1WI 呈等信号；B. 横断位 T_2WI 呈稍高信号；C. 横断位 T_2WI 压脂呈稍高信号，内见多个小囊性高信号；D. 冠状位 T_2WI 压脂显示病灶内多发囊性高信号影，向上累及颅中窝底骨质；E. DWI 呈不均匀稍高信号；F. ADC 值约为 $0.8 \times 10^{-3}\,\text{mm}^2/\text{s}$；G. 横断位 T_1WI 压脂增强显示软组织灶呈明显不均匀强化，坏死区未见明显强化；H. 冠状位 T_1WI 压脂增强显示液化坏死区未见明显强化

【临床概述】

（1）原发性中耳癌（primary middle ear carcinoma）临床少见，病理类型以鳞状细胞癌最常见，大多数患者有慢性化脓性中耳炎病史，故认为中耳长期慢性炎症可能为其病因之一。

（2）好发年龄为 40～60 岁，男女发病率相当。

（3）临床症状为耳流脓或流脓血性分泌物、耳闷、耳鸣、听力下降、眩晕和面瘫等，晚期可出现脑神经受累的症状。耳镜检查见外耳道深部有肉芽或息肉样新生物，触之易出血，切除后易复发。

【影像学表现】

（1）CT 表现：位于中耳鼓室、鼓窦内较大不规则软组织肿块，边界不清，伴虫蚀样骨质破坏，病灶可向颅中窝、颅后窝、乙状窦、颈静脉孔、面神经管及颞下颌关节侵犯，增强扫描不均匀强化。

（2）MRI 表现：T_1WI 呈低信号，T_2WI 呈略高信号，DWI 呈高信号，ADC 呈稍低信号，增强后明显不均匀强化。

【鉴别诊断】

（1）中耳胆脂瘤：病灶中心多位于上鼓室、乳突窦入口及乳突窦内，骨质破坏区边缘多清晰，DWI 弥散受限，增强后不强化或边缘强化。

（2）中耳胆固醇肉芽肿：T_1WI、T_2WI 均呈高信号，DWI 无弥散受限，增强扫描无强化。

（3）鼓室体瘤：小肿瘤位于鼓岬表面的下鼓室，大肿瘤可充满中耳腔，一般伴有骨质破坏，增强后明显强化。

【重点提醒】

中耳癌典型影像学表现为以鼓室为中心的较大范围的软组织肿块伴溶骨性骨质破坏，形态不规则，边界不清，可伴有颅内侵犯，密度或信号不均匀，增强扫描不均匀强化。

第三节　内耳病变

一、迷　路　炎

【典型病例】

患者，男，49 岁，左耳流脓 10 年伴耳聋（图 4-15）。

【临床概述】

（1）迷路炎（labyrinthitis）为细菌、病毒或其他病原体引起的内耳迷路感染性病变，根据发展过程，可将其分为局限性迷路炎、浆液性迷路炎及化脓性迷路炎 3 个主要类型。耳蜗及前庭内病变纤维化形成新生骨填充，最终发展为骨化性迷路炎。

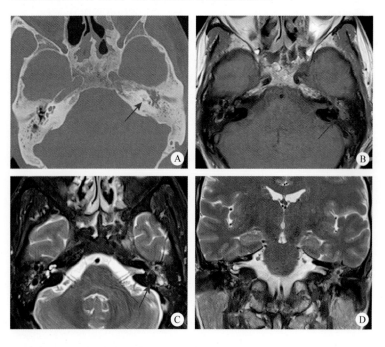

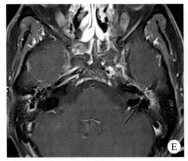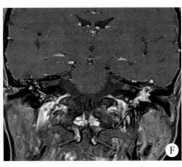

图 4-15　左耳骨化性迷路炎、双侧中耳乳突炎

A. 横断位 CT 平扫骨窗显示左侧内耳迷路内密度不同程度增高，部分迷路内腔硬化消失，左侧中耳鼓室、乳突内见密度增高影；B. 横断位 T_1WI 显示左侧内耳迷路信号降低，双侧中耳乳突内见等低信号影；C、D. 横断位及冠状位 T_2WI 压脂显示左侧内耳迷路信号降低，双侧中耳乳突内见信号增高影；E. 横断位 T_1WI 压脂增强显示左侧内耳迷路见点状强化；F. 冠状位 T_1WI 增强图像显示左侧内耳迷路见片状强化，鼓室片状不均匀明显强化

（2）迷路炎多为急性、慢性中耳乳突炎经前庭窗及蜗窗直接侵犯迷路，或经破坏的迷路骨壁侵入内耳引起，也可由化脓性脑膜炎经蛛网膜下腔感染外淋巴液所致。

（3）局限性迷路炎临床表现主要为暂时性或激发性眩晕，可由摇动头部或耳内清洗、滴药等激发。浆液性迷路炎患者通常上述症状较轻而表现为轻度眩晕伴恶心，若继发迷路瘘管，表现为原有症状逐渐加重，如浆液性迷路炎患者前庭功能和听觉完全丧失，则提示病情已转变为化脓性迷路炎。

【影像学表现】

（1）CT 表现：局限性迷路炎为在胆脂瘤型中耳炎或慢性化脓性中耳炎基础上发生骨迷路局限性骨破坏，主要可见半规管或耳蜗局部骨壁破坏。浆液性迷路炎和化脓性迷路炎可表现为骨迷路骨质模糊或吸收，局部可见迷路骨化。骨化性迷路炎表现为迷路内密度不同程度增高，部分或全部迷路内腔硬化消失。

（2）MRI 表现：浆液性迷路炎和化脓性迷路炎在 T_2WI 上可见内耳迷路信号降低，增强后可见内耳明显强化。骨化性迷路炎 T_2WI 及内耳水成像可显示正常迷路内高信号淋巴液被低信号或无信号骨性影所取代，病变强化消失。

【鉴别诊断】

（1）Michel 畸形：耳蜗和前庭缺如，听囊的外壁扁平。

（2）耳蜗型耳硬化症：耳蜗周围骨质局灶性低密度影，典型表现为"双环"征。

（3）迷路内神经鞘瘤：病灶较迷路炎局限，表现为迷路内软组织肿块影，增强后不均匀强化。

【重点提醒】

MRI 的优势在于可以显示迷路内液体及脑脊液成分，CT 可以较好显示骨迷路炎的异常改变，两者在迷路炎影像学检查与诊断中的作用是互补的，对迷路炎的临床诊断起着重要的辅助作用。

二、耳硬化症

【典型病例】

患者，男，45 岁，双耳听力下降伴耳鸣 4 年（图 4-16）。

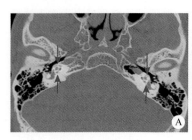
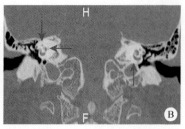

图 4-16 双耳混合型耳硬化症

A、B. 横断位和冠状位 HRCT 显示双侧耳蜗周围及窗前裂区见低密度影，呈"双环"征

【临床概述】

（1）耳硬化症（otosclerosis）又称耳海绵化症，是骨迷路致密板层骨局灶性被富含细胞和血管的海绵状新骨代替而产生的疾病，可无症状，当病灶引起镫骨固定或涉及耳蜗时患者出现听力障碍，即临床性耳硬化症。

（2）耳硬化症最常见于青年和中年女性，且85%为双侧发病。

（3）双耳或单耳渐进性听力下降是本病的主要症状，20%～80%的患者伴有耳鸣。

【影像学表现】

（1）CT表现：耳硬化症病灶可发生于骨迷路的任何部位，好发部位依次为前庭窗前区、蜗窗区、耳蜗周围，病灶之间可以相互融合。前庭窗前区是耳硬化症的第一好发部位，以海绵化期为主时，表现为前庭窗或蜗窗周围骨密度降低，以硬化期为主时，CT主要表现为镫骨底板增厚，前庭窗龛狭小或封闭。耳蜗型耳硬化症的典型表现为耳蜗周围耳囊出现弧形低密度影，称为"双环"征。混合型耳硬化症表现为前庭窗前区、耳蜗周围散在或弥漫性分布病灶，常为双侧内耳同时受累，半规管周围骨质结构也常受累，双侧对称或不对称，病灶大小可不一致。

（2）MRI表现：目前MRI很少应用于耳硬化症的诊断，通常认为其价值有限。对于较大的耳硬化症病灶，T_1WI呈中等信号，T_2WI呈高信号，增强后可见迷路及耳蜗周围轻中度强化。

【鉴别诊断】

（1）鼓室硬化症：患者常有明确的慢性中耳乳突炎病史，圆窗或前庭窗可有新骨沉积，但病变不局限于圆窗及前庭窗，可同时见于鼓膜、鼓室腔内、听小骨及乳突。

（2）Paget病：颅骨弥漫性受累，颞骨弥漫性棉絮状改变，其常见于50岁以上的老年人，血碱性磷酸酶明显升高。

【重点提醒】

CT 是评价耳硬化症的最佳成像技术，若发现前庭窗前区、蜗窗区、耳蜗周围局限性骨质密度降低区，而听骨链完整，中耳乳突透亮，需要考虑耳硬化症。

三、梅尼埃病

【典型病例】

患者，女，28 岁，眩晕、双耳听力下降 3 个月，伴耳鸣（图 4-17）。

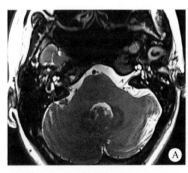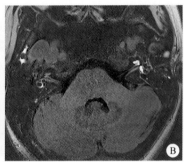

图 4-17　梅尼埃病

A. T$_2$- 三维快速自旋回波序列（T$_2$-SPACE）扫描显示双侧内耳结构对称，形态未见明显异常；B. 经静脉注入造影剂 4 小时后扫描，三维反转恢复序列扫描显示右侧耳蜗及前庭内低信号区面积扩大（箭头）

【临床概述】

（1）梅尼埃病（Meniere disease）是以膜迷路积水即内淋巴扩张积水为基本病理改变的特发性内耳疾病。

（2）梅尼埃病多在 50 岁以前发病，以 30 ～ 40 岁最多，女性略多于男性，多数为单侧病变，也可为双耳发病。

（3）本病主要表现为反复发作的旋转性眩晕，波动性、渐进性听力下降，耳鸣，耳闷胀感。

【影像学表现】

MRI 表现：静脉给予钆造影剂后行内耳 MRI 检查，外淋巴间隙由于富含具有渗透性的钆造影剂而呈现高信号，内淋巴间隙呈低信号。在内淋巴积水后，内淋巴间隙容积增大而外淋巴间隙容积减小，即低信号区面积增大而高信号区面积减小。

【鉴别诊断】

（1）前庭神经鞘瘤：患者通常表现为不对称的进展性听力损失，偶有前庭神经鞘瘤患者出现耳鸣和平衡功能障碍。此外，前庭神经鞘瘤患者还可能出现提示第Ⅷ脑神经复合体受压。

（2）多发性硬化：症状可与梅尼埃病相似，但多发性硬化患者脑 MRI 可见白质病变，脑脊液检测也可发现异常。

【重点提醒】

（1）MRI 内耳钆造影是梅尼埃病首选的影像学检查方法，注射造影剂 4 小时后使内耳内、外淋巴分别显影是诊断该病的前提，内淋巴范围增大是该病的诊断要点。

（2）CT 不能显示外淋巴和内淋巴间隙，不用于梅尼埃病诊断。

四、内淋巴囊肿瘤

【典型病例】

患者，女，34 岁，右耳听力下降半年（图 4-18）。

【临床概述】

（1）内淋巴囊肿瘤（endolymphatic sac tumor，ELST）为一种低度恶性的软组织肿瘤，又称内淋巴囊乳头状腺瘤（癌）、内淋巴囊腺样囊性癌等。

（2）临床罕见，其多发于 40 岁左右的成年人，女性多见，此病可单独发生，也可伴有 Von-Hippel-Lindau 综合征（VHL 病）。

（3）耳鸣、眩晕和感音神经性耳聋为患者最常见的临床症状，耳鸣为持续性高调性耳鸣，有时为搏动性耳鸣。

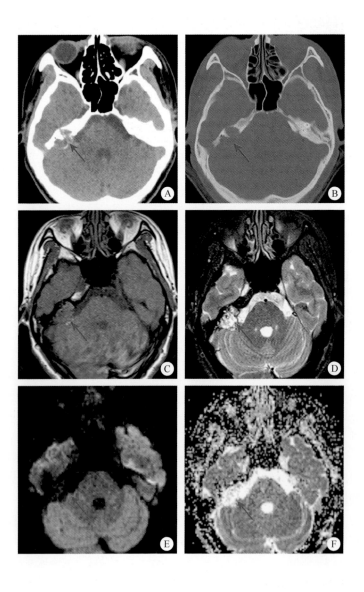

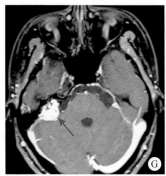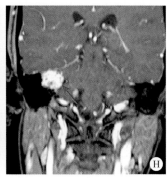

图 4-18　右侧内淋巴囊乳头状腺癌

A. 横断位 CT 平扫软组织窗显示右侧颞骨岩部中后部软组织肿块，边界不清，肿瘤内有斑点状高密度影，肿瘤后缘见薄层骨化带；B. 横断位 CT 平扫骨窗显示右侧颞骨岩部中后部呈溶骨性骨质破坏；C. 横断位 T_1WI 显示右侧内淋巴囊区不规则肿块，呈等信号；D. T_2WI 呈高信号，内见片状中、低混杂信号；E. DWI 病灶未见明显弥散受限；F. ADC值约为 $2.0 \times 10^{-3} mm^2/s$；G、H. 横断位和冠状位 T_1WI 压脂增强显示病灶不均匀明显强化

【影像学表现】

（1）CT 表现：肿瘤以颞骨岩部中后部即迷路后前庭导水管外口区为中心向周围侵袭性生长，位于内听道与乙状窦之间。颞骨岩部呈"蜂窝状"溶骨性骨质破坏，肿块密度不均，边界欠清，实质内有斑点状细针尖样骨样结构，其为肿瘤活动性浸润生长所残存的死骨。有学者认为肿瘤后缘的薄层骨化带是该病特征性 CT 表现之一。

（2）MRI 表现：位于内听道与乙状窦之间岩骨后缘的不规则软组织肿块，T_1WI 和 T_2WI 显示不均匀高、中、低混杂信号，边界尚清，肿块内和边缘可见点状或弧形 T_1WI 高信号，脂肪抑制增强 T_1WI 仍为高信号，提示肿瘤内有出血。肿块内可见低信号残留骨、细小钙化。肿瘤血供丰富，增强后肿块不均匀明显强化。

【鉴别诊断】

（1）颈静脉球瘤：临床以搏动性耳鸣为主，影像学表现为以颈静脉孔区为中心的软组织肿块伴骨质破坏，MRI 上可见典型的"盐和胡椒"征。

（2）脑膜瘤：颞骨岩部颅板下软组织肿块，邻近颞骨岩部骨质增厚硬化，增强后可见脑膜尾征。

【重点提醒】

以内淋巴囊为中心的软组织肿块伴溶骨性骨质破坏，CT 上肿瘤内部可见骨针，边缘见薄层骨化带，MRI 显示肿瘤内部出现包含出血等在内的多种成分信号，增强后肿块明显不均匀强化，需要考虑内淋巴囊肿瘤。

第四节　颞部病变

一、颞骨骨折

【典型病例】

患者，男，58 岁，高处坠落伤 1 小时余（图 4-19）。

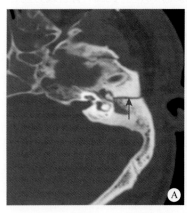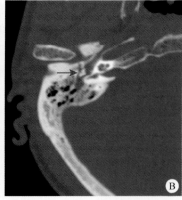

图 4-19　左侧颞骨纵行骨折，右侧颞骨横行骨折

A. 颞骨横断位 CT 平扫骨窗显示左侧颞骨透亮骨折线与颞骨岩部平行，累及颞骨鳞部、中耳腔；B. 横断位 CT 平扫骨窗显示右侧颞骨透亮骨折线与颞骨岩部垂直，累及中耳乳突

【临床概述】

（1）颞骨骨折（temporal bone fracture）常见于外伤，如交通事故、斗殴、坠落等，骨折常伴有神志障碍、脑神经损伤，其中面神经、前庭神经及蜗神经容易受累。

（2）患者临床常有颞部外伤史，外伤后出现听力下降甚至耳聋、外耳道出血、面瘫等。

【影像学表现】

CT表现：颞骨骨折应行HRCT检查，其容易发现骨折线，骨折常合并乳突积液或积血、听小骨脱位、面神经损伤等。根据骨折线与颞骨长轴的关系将颞骨骨折分为纵行骨折、横行骨折和混合性骨折。

（1）纵行骨折：最常见，占所有颞骨骨折的70%～80%。骨折线与颞骨长轴（颞骨岩部）平行，骨折线起自颞骨鳞部，穿越外耳道后上壁及中耳顶壁，沿颈动脉管延伸至颅中窝的棘孔附近。

（2）横行骨折：占所有颞骨骨折的10%～30%。骨折线为前后走行，与颞骨长轴（颞骨岩部）垂直，骨折线起自颅后窝、枕骨大孔、颈静脉孔，沿颞骨岩部、内耳道延伸至颅中窝的破裂孔和棘孔附近。

（3）混合性骨折：占所有颞骨骨折的0～20%，多见于颅骨多发性骨折，颞骨同时有横行骨折和纵行骨折，可使外耳、鼓室和迷路同时受损，并兼有中耳和内耳的症状。

【鉴别诊断】

本病需注意与正常颅缝、血管沟鉴别。颅缝一般双侧对称，血管沟多较柔和，边缘均光滑、自然，或可见骨皮质延续；骨折线一般较锐利，局部常有移位，边缘无骨皮质，合并中耳乳突积液。

【重点提醒】

颞骨薄层HRCT是颞骨骨折首选的影像学检查方法。患者临床上常有外伤史，HRCT发现骨折线可以确诊。骨折常合并乳突积液或积血、听小骨脱位、面神经损伤，应重点观察。

二、面神经鞘瘤

【典型病例】

患者，女，17岁，左侧面肌抽搐半年（图 4-20）。

【临床概述】

（1）面神经鞘瘤（facial nerve schwannoma）是一种生长缓慢的良性肿瘤，可以生长于面神经的任何部位，多发生于颞骨内，约占90%，颞骨外腮腺区较少发生。多数学者统计显示，颞骨内鼓室段为肿瘤好发部位，其次为膝状神经节窝和乳突段。

（2）面神经鞘瘤多为单侧发病，无明显性别差异。

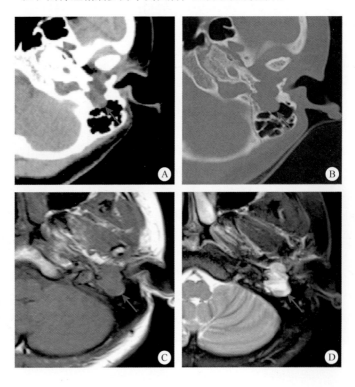

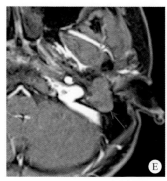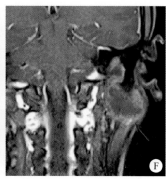

图 4-20 左侧面神经鞘瘤

A. 横断位 CT 平扫软组织窗显示左侧颞骨内面神经走行区软组织肿块影，边界清晰，累及鼓室段及乳突段；B. 横断位 CT 平扫骨窗显示肿块周围骨质受压吸收，见硬化缘；C. 横断位 MRI T_1WI 呈等信号；D. 横断位 T_2WI 压脂呈不均匀高信号，内见囊性变；E. 横断位 T_1WI 压脂增强显示肿块不均匀强化，以边缘强化为主；F. 冠状位 T_1WI 增强压脂显示肿块向下进入腮腺

（3）因发病部位不同而表现出不同的临床症状，其常引起面瘫，患者还可出现听力下降、耳鸣、面部抽动、耳漏等症状。

【影像学表现】

（1）CT 表现：发生于颞骨内的神经鞘瘤表现为颞骨内软组织肿块影，大多数密度不均匀，内部见多发斑片状低密度囊变影，面神经管扩大，周围呈膨胀性骨质破坏伴骨质受压、变薄及硬化缘，增强后呈轻度强化。

（2）MRI 表现：颞骨内沿面神经走行区的软组织肿块，T_1WI 呈等、低信号，T_2WI 呈混杂稍高信号，边界清晰，病变内部见多发斑片状囊变区，T_1WI 呈低信号，T_2WI 呈高信号，增强扫描显示病变明显不均匀强化，囊变区无强化。

【鉴别诊断】

（1）面神经纤维瘤：CT 表现为多节段面神经管增宽、扩大，MRI 显示节段性面神经棒柄状或梭形增粗，信号可均匀或不均匀，增强后肿瘤明显强化，与面神经鞘瘤鉴别较困难。

（2）面神经血管瘤：高分辨率 CT 扫描图像显示为比较典型的放射状或蜂窝状骨针样形态，MRI 动态增强图像可见点到面的渐进性强化。

（3）颞骨胆脂瘤：边界清晰的软组织肿块，DWI 呈高信号，增强后无强化或周边环状强化。

【重点提醒】

临床上出现渐进性面神经麻痹症状时，若 CT 检查显示面神经管膨胀性扩大、不规则骨质压迫吸收及硬化缘，平扫密度通常低于肌肉软组织密度，增强后轻度强化；MRI 显示面神经走行区分叶状软组织肿块影，信号不均匀，其内多发斑片状囊变，增强后不均匀强化，通常提示面神经鞘瘤。

三、面神经血管瘤

【典型病例】

患者，男，46 岁，右侧面瘫进行性加重 3 个月（图 4-21）。

【临床概述】

（1）面神经血管瘤（facial nerve hemangioma）是一种罕见且生长缓慢的面神经良性肿瘤，最好发部位为膝状神经节，发病机制仍未清楚。

（2）常见临床表现为突发或渐进性加重的面瘫，如果病变侵犯中耳腔，可出现传导性听力下降，侵及前庭可出现眩晕。

【影像学表现】

（1）CT 表现：膝状神经节及邻近迷路段面神经骨管扩大，内见不规则结节状软组织肿块，周围骨质侵袭性破坏，较典型者呈点状或针状高密度类似蜂窝状结构。

（2）MRI 表现：主要表现为以膝状神经节为中心的软组织结节影，平扫 T_1WI 呈低信号，而 T_2WI 及压脂序列呈显著高信号，DWI 弥散不受限，增强扫描后明显强化，动态增强多呈点到面渐进性强化。

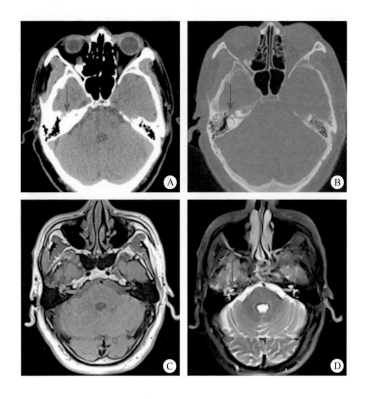

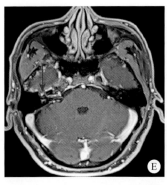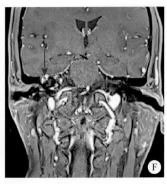

图 4-21 右侧面神经血管瘤

A. 横断位 CT 平扫软组织窗显示右侧膝状神经节区软组织灶；B. 横断位 CT 平扫骨窗显示病灶周围骨质破坏；C. 横断位 T_1WI 呈低信号；D. 横断位 T_2WI 压脂序列呈显著高信号；E. 横断位 T_1WI 压脂增强显示病灶呈明显不均匀强化；F. 冠状位 T_1WI 压脂增强显示病灶呈渐进性强化

【鉴别诊断】

（1）面神经鞘瘤：CT 检查显示面神经管膨胀性扩大、不规则骨质压迫吸收及硬化缘，平扫密度通常低于肌肉软组织密度，增强后轻度强化；MRI 显示面神经走行区分叶状软组织肿块影，信号不均匀，内多发斑片状囊变，增强后不均匀强化。

（2）面神经纤维瘤：CT 表现为多节段面神经管增宽、扩大，MRI 显示节段性面神经棒柄状或梭形增粗。

【重点提醒】

面神经膝状窝不规则结节状肿块，HRCT 显示肿块内放射状、网格状或蜂窝状骨针样结构，MRI 上 T_2WI 及压脂序列呈明显高信号，动态增强可见点到面渐进性明显强化，可提示面神经血管瘤。

（王 鹏 刘 丽 赵 静 堵红群 胡曙东）

第五章

鼻及鼻窦病变

第一节　鼻及鼻窦炎性病变

一、细菌性鼻窦炎

【典型病例】

患者，男，66岁，反复左侧鼻根部胀痛1月余，伴鼻塞，偶有脓涕、鼻腔异味、喷嚏连发、涕中带血（图5-1）。

【临床概述】

（1）细菌性鼻窦炎（bacterial sinusitis）是最常见的鼻窦病变，分为急性和慢性，其中以上颌窦炎最常见，呼吸道感染是其最主要的病因。

（2）任何年龄均可发病，无明显性别差异。

（3）临床症状有脓涕、鼻塞、头痛、嗅觉减退或丧失。

【影像学表现】

（1）CT表现：①本病可一侧或双侧、一窦或多窦发病。窦腔内密度增高，急性发作时可见气-液平面，窦腔黏膜增厚，少见钙化（3%），平扫时为软组织密度，增强后黏膜明显强化，窦腔内液体不强化。急性炎症可波及邻近组织器官，也可以继发骨髓炎。②长期慢性炎症可导致窦壁骨质增生肥厚，窦腔容积正常或变小。③常伴有鼻甲肥大，过敏性鼻旁窦炎常以鼻甲肥大为主，鼻窦黏膜轻度增厚。

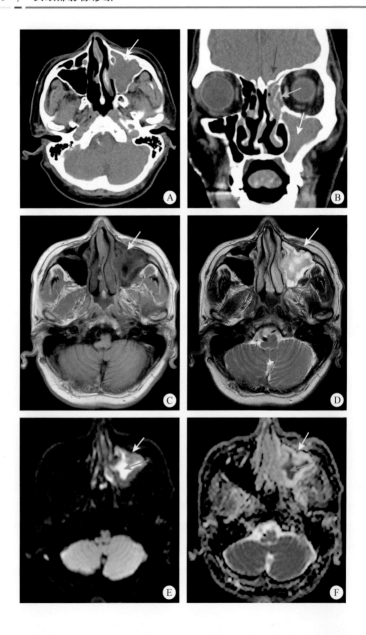

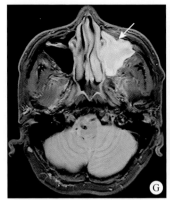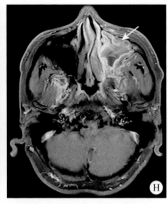

图 5-1 左侧上颌窦、筛窦、额窦炎伴左侧上颌窦积脓

A. 横断位 CT 平扫显示左侧上颌窦内见软组织密度影（白色箭头），局部凸向鼻腔内，左侧上颌窦骨壁尚完整，未见明显骨质破坏；B. 冠状位 CT 平扫显示左侧额窦（红色箭头）、筛窦（黄色箭头）及上颌窦内软组织密度影（白色箭头）；C. 横断位 T_1WI 平扫显示左侧上颌窦内见等及稍低信号影；D. 横断位 T_2WI 平扫显示左侧上颌窦内充填环状高信号影，中央信号不均匀；E. 横断位 DWI 显示左侧上颌窦内信号增高，中央偏下部信号增高更明显（绿色箭头）；F. 横断位 ADC 显示左侧上颌窦内呈环状高信号改变，中央区域信号降低（绿色箭头），提示存在弥散受限现象及积脓性改变；G. 横断位 STIR 显示左侧上颌窦内环状高信号影；H. 横断位 T_1WI 压脂增强显示左侧上颌窦内环状强化，提示为黏膜强化，腔内积脓（绿色箭头）未见明显强化

（2）MRI 表现：①急性期黏膜充血水肿，MRI 表现为黏膜增厚，T_1WI 呈等低信号，T_2WI 呈高信号，增强后黏膜下层线样或分隔样强化；窦腔内分泌物或潴留液成分不同，T_1WI、T_2WI 信号多样，增强后窦腔内潴留液体不强化；脓性分泌物 DWI 呈高信号，ADC 呈低信号，增强后周边环状强化。②慢性期表现为黏膜肥厚或息肉样改变，也可有萎缩。

【鉴别诊断】

（1）真菌性鼻窦炎：①窦腔内有高密度影；②可有骨质破坏表现。

（2）鼻息肉：多发于筛窦和中鼻道，密度或信号多均匀，CT 或 MRI 增强多表现为内部无明显强化，周边黏膜呈波浪状或锯齿状强化，邻近骨质可受压变形。

【重点提醒】

（1）多数鼻窦感染为病毒感染，但其可能导致流出道阻塞，使鼻窦易受细菌感染，常由肺炎链球菌、流感病毒或卡他莫拉菌感染所致。

（2）急性鼻窦炎表现为同时存在黏膜增厚和气 - 液平面，增强扫描可见特征性周围强化。

（3）CT 为细菌性鼻窦炎首选的影像学检查方法，MRI 可用于评估急性鼻窦炎向周围结构的感染扩散程度。

二、真菌性鼻窦炎

【典型病例】

患者，女，39 岁，左鼻肿物、鼻窦炎史，反复流涕 1 年（图 5-2）。

【临床概述】

（1）真菌性鼻窦炎（fungal sinusitis）分为非侵袭性真菌性鼻窦炎和侵袭性真菌性鼻窦炎，其中非侵袭性真菌性鼻窦炎包括真菌球、变应性真菌性鼻窦炎；侵袭性真菌性鼻窦炎包括急性侵袭性真菌性鼻窦炎、慢性侵袭性真菌性鼻窦炎（＞ 4 周）。病理上可见真菌丝侵入黏膜、黏膜下及血管内，真菌分泌物中有钙盐及高浓聚的铁、镁等重金属或高蛋白浓聚物。

（2）非侵袭性真菌性鼻窦炎：①真菌球最常见，上颌窦受累最常见，其次为蝶窦。患者免疫功能正常，症状轻微，与慢性鼻窦炎症状相似。②变应性真菌性鼻窦炎可能源于机体对真菌产生的一种 I 型超敏反应，好发于年轻人，40% 的患者有哮喘病史，多伴鼻息肉。常见症状为鼻塞、流涕及面部变形等。

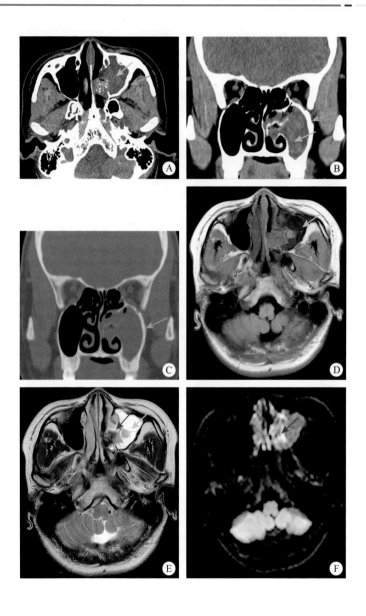

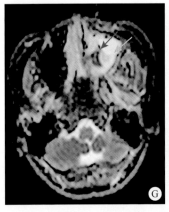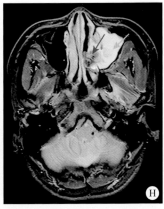

图 5-2 左侧上颌窦内壁真菌球伴左侧上颌窦炎

A、B. 横断位及冠状位 CT 平扫显示左侧上颌窦内见软组织密度影伴斑点状钙化（红色箭头），左侧上颌窦腔内见不均匀软组织密度影（黄色箭头），左侧上颌窦窦壁骨质增生肥厚（绿色箭头）；C. 冠状位 CT 平扫骨窗显示左侧上颌窦窦壁骨质增生、肥厚（绿色箭头）；D. 横断位 T_1WI 平扫显示左侧上颌窦内见等信号（红色箭头）及低信号影（黄色箭头）；E. 横断位 T_2WI 平扫显示左侧上颌窦内高信号影（黄色箭头）充填，内侧壁呈结节样低信号改变（红色箭头）；F. 横断位 DWI 显示左侧上颌窦内壁信号不均匀增高（红色箭头）；G. 横断位 ADC 显示左侧上颌窦内壁信号降低，提示弥散受限（红色箭头），窦腔内高信号改变（黄色箭头）；H. 横断位 STIR 显示左侧上颌窦内壁低信号影（红色箭头），窦腔内高信号（黄色箭头）

（3）侵袭性真菌性鼻窦炎：①急性侵袭性真菌性鼻窦炎主要发生于免疫功能缺陷者，临床症状常较重，进展迅速，病变广泛，进行性骨质破坏易蔓延至眼眶、颅内实质或硬脑膜窦。②慢性侵袭性真菌性鼻窦炎病程缓慢，常伴有眶尖或海绵窦综合征。常见症状为急性发热、头痛及黏膜溃疡等，病变进展侵及眼眶、翼腭窝、颞下窝和颅内等结构后可出现眼眶及颅内相应部位的临床表现。

【影像学表现】

（1）CT表现：①真菌球最常累及上颌窦，其次为蝶窦和筛窦，多发生于单一鼻窦。CT可见鼻窦内软组织密度影，其内有片状及团块状高密度影，窦壁骨质增生、肥厚和吸收破坏，上颌窦真菌球的骨质破坏多发生于上颌窦开口处，余窦壁骨质增生、肥厚，增强扫描外周黏膜明显强化。②变应性真菌性鼻窦炎常累及多个鼻窦，可为单侧或双侧。窦腔呈膨胀性改变；窦腔内充满软组织影，其内有弥漫性分布的高密度影，周围为环状低密度黏膜；窦壁骨质破坏和骨质增生。③侵袭性真菌性鼻窦炎表现为鼻窦及邻近眼眶、翼腭窝、颞下窝和颅内软组织密度影，有时可见片状高密度影，窦壁骨质破坏和增生同时存在，骨质破坏范围较大，骨质增生常由以前的慢性鼻窦炎引起，增强扫描鼻窦及受累邻近结构中软组织影可见强化，部分患者可见颈内动脉海绵窦段受压移位、变细。

（2）MRI表现：①真菌球及外周炎症 T_1WI 均呈低或等信号，T_2WI 呈极低信号或无信号，外周炎症呈高信号改变，增强扫描真菌球不强化，其周围可见炎症反应。②变应性真菌性鼻窦炎及侵袭性真菌性鼻窦炎于 T_1WI 表现多种多样，可为片状高信号影、低或等信号影，T_2WI 由于真菌丝含有锰等顺磁性物质及分泌物蛋白质含量不同而呈低信号影，增强扫描变应性真菌性鼻窦炎可见黏膜强化，侵袭性真菌性鼻窦炎的鼻窦及受累邻近结构中软组织影可见强化。

【鉴别诊断】

（1）内翻性乳头状瘤：肿块中心位于中鼻道鼻腔外侧壁，沿中鼻甲长轴生长，呈分叶状、乳头状，骨质受压变形、吸收变薄，可延伸至周围鼻窦内，MRI特征性表现为卷曲状"脑回样强化"。

（2）鼻息肉：多发于筛窦和中鼻道，密度或信号多均匀，CT或MRI增强多表现为内部无明显强化，周边黏膜呈波浪状或锯齿状强化，邻近骨质可受压变形。

（3）鼻窦癌：钙化少见，占位效应明显，骨质破坏范围大，不伴骨质增生硬化，可侵袭周围组织，边界不清。

【重点提醒】

（1）非侵袭性真菌性鼻窦炎可引起窦壁骨质硬化，少见骨质破坏，增强后黏膜明显强化，窦腔内软组织不强化；侵袭性病变进展迅速，多见于免疫低下或免疫缺陷患者，可见多层点状骨质破坏，其多见于上颌窦内侧壁，窦腔内软组织影及邻近眼眶、翼腭窝、颞下窝和颅内软组织影可见强化。

（2）CT为真菌性鼻窦炎首选的影像学检查方法，MRI可用于评估急性鼻窦炎向周围结构感染扩散程度。

（3）CT显示单个鼻窦内软组织密度影伴点片状钙化，窦壁骨质增生和破坏同时存在提示真菌球可能；过敏体质，CT显示多个鼻窦内高密度影伴窦腔膨大提示变应性真菌性鼻窦炎。

三、鼻窦囊肿

【典型病例】

病例一　患者，男，45岁，鼻胀不适10余年（图5-3）。

病例二　患者，女，71岁，发现鼻腔肿物1周余（图5-4）。

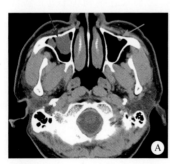
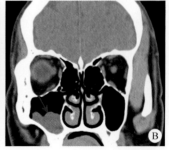

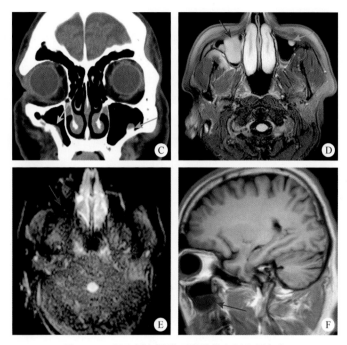

图 5-3　双侧上颌窦黏膜下囊肿伴右侧上颌窦炎

A. 横断位 CT 平扫显示双侧上颌窦内类圆形（红色箭头）及半圆形低密度影（绿色箭头），密度均匀，双侧上颌窦窦壁未见明显异常；B、C. 冠状位 CT 平扫显示双侧上颌窦内类圆形（红色箭头）及半圆形低密度影（绿色箭头），右侧上颌窦黏膜增厚（黄色箭头）；D. 横断位 T_2WI 平扫显示双侧上颌窦内见类圆形（红色箭头）及半圆形高信号（绿色箭头）影；E. 横断位 DWI 平扫显示双侧上颌窦内异常信号影未见弥散受限；F. 矢状位 T_1WI 平扫显示右侧上颌窦内低信号影（红色箭头）

【临床概述】

（1）鼻窦囊肿（nasal sinus cyst）分为黏膜囊肿和黏液囊肿，其中黏膜囊肿又分为黏液腺囊肿（黏液潴留囊肿）和浆液囊肿（黏膜下囊肿）。①黏液腺囊肿单发或多发，一般较小，囊壁即为腺腔壁，囊内为浆液或黏液。②黏膜下囊肿无囊壁上皮，囊内为浆液，黏膜下囊肿与超敏反应或鼻慢性炎症有关，由于窦腔黏液腺分泌梗阻，浆液性渗出物潴留于黏膜下层的结缔组织内，随后继发形成囊肿，这些囊肿通常无真正的包膜，一般不影响全部窦腔。③黏液囊肿多源于鼻窦开口处的炎症或肿瘤阻塞，导致窦腔内气体缺失，且窦腔内腺体持续分泌黏液并潴留聚积，继而导致窦腔内压力升高，窦腔膨胀扩大，窦壁变薄。

（2）黏膜囊肿一般位于上颌窦，黏液囊肿多位于额窦及筛窦。

（3）黏膜囊肿一般无症状，常在体检时发现，偶有头痛。黏液囊肿发病部位不同，产生的症状亦不同。例如，额窦黏液囊肿表现为前额部隆起，眼球突出，复视和眼眶内上方肿块；筛窦黏液囊肿表现为眼球突出、视野模糊、视力丧失及眼眶内侧肿块等。

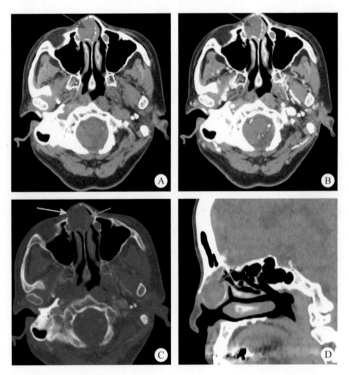

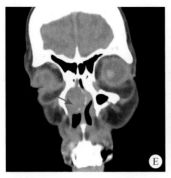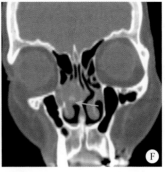

图 5-4 右侧鼻腔黏液囊肿伴右侧中鼻道窦口鼻道复合体受阻

A. 横断位 CT 平扫显示右侧鼻腔内类圆形软组织密度影（红色箭头）；B. 横断位 CT 增强显示病灶未见明显强化；C. 横断位 CT 平扫骨窗显示鼻腔膨大，鼻中隔向左侧移位（绿色箭头），鼻中隔（绿色箭头）及右侧鼻骨（黄色箭头）骨质吸收变薄；D. 矢状位 CT 平扫显示鼻腔内类圆形软组织密度影（红色箭头），其密度不均匀；E、F. 冠状位 CT 平扫显示右侧鼻腔内类圆形软组织密度影（红色箭头），伴右侧中鼻道窦口鼻道复合体受阻（蓝色箭头），鼻中隔向左侧移位

【影像学表现】

（1）CT 表现：①黏膜囊肿，CT 可见半圆形或类圆形低密度囊性肿块，密度均匀，边缘光滑清晰，囊肿基底位于窦壁，突入窦腔，大者可占据大半个窦腔，但周围黏膜多无增厚改变，增强扫描病变无强化，表面黏膜可有轻度强化，邻近窦壁骨质未见破坏。②黏液囊肿，窦腔被分泌物充满，囊肿为等或低密度，增强后不强化。长期脱水浓缩、蛋白质含量高或合并感染呈黏液脓性，液体密度升高，增强后囊壁有强化。窦腔膨胀性扩大呈气球样变，囊壁受压移位、变薄或骨质缺损，可压迫邻近器官。

（2）MRI 表现：①黏膜囊肿 T_1WI 呈中等信号，T_2WI 呈高信号，黏蛋白含量高时，T_1WI 和 T_2WI 均可呈高信号，增强后囊肿内部无强化，表面黏膜可有线样强化。②黏液囊肿 T_1WI 呈中等信号或低信号，T_2WI 呈明亮高信号；蛋白质含量增高时，T_1WI 信号增高；当蛋白质含量达一定程度时，T_1WI 信号最高，但蛋白质含量继续增高，T_1WI 信号反而降低；蛋白质含量非常高时，T_1WI 和 T_2WI 均为低信号。分泌物混杂出血时，T_1WI 和 T_2WI 均可呈高信号。窦腔呈类圆形膨胀扩大，增强扫描黏液不强化，囊壁（为周边黏膜）呈环状强化，厚度均匀一致，继发感染时，环状强化的囊壁厚度可不一致。

【鉴别诊断】

（1）细菌性鼻窦炎：可累及多个鼻腔，有气-液平面，少有钙化和骨质破坏。

（2）鼻息肉：多发于筛窦和中鼻道，密度或信号多均匀，CT 或 MRI 增强多表现为内部无明显强化，周边黏膜呈波浪状或锯齿状强化，邻近骨质可受压变形。

（3）鼻窦癌：鼻窦内软组织肿块影，占位效应明显，窦腔扩大，溶骨性骨质破坏，增强后不均匀明显强化。

（4）上颌骨牙源性囊肿：常发生于上颌窦下部、牙槽或硬腭区，有一个薄而清晰的高密度硬化边，其中多含有部分或完整牙齿。

【重点提醒】

（1）黏膜囊肿：为边缘光滑的类圆形囊性密度或信号影，基底位于窦壁，无窦腔扩张或骨质改变，增强后内部无强化，周边呈线样强化。

（2）黏液囊肿：为椭圆形或类圆形囊性密度或信号影，密度或信号因蛋白质含量不同而不同，窦腔呈膨胀性改变，窦壁骨质受压移位、变薄或骨质缺损，增强后内部无强化，周边呈环状强化。

四、鼻 息 肉

【典型病例】

患者，男，65岁，反复头晕20余年，加重3个月（**图5-5**）。

【临床概述】

（1）鼻息肉（nasal polyp）是一种常见的鼻部病变，是由长期炎性水肿导致的鼻黏膜非肿瘤性增生，主要由疏松结缔组织组成，组织间隙较大，可发生出血坏死，好发于筛窦和中鼻道，可单发和多发。

（2）男性多于女性（男：女为1.5：1），以中年人常见。

（3）本病一般多见双侧发病，常见症状有流涕、持续性鼻塞，多有嗅觉减退或丧失，可伴有头痛、喷嚏、鼻痒、闭塞性鼻音。

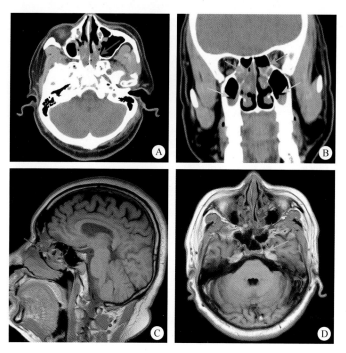

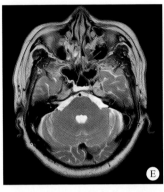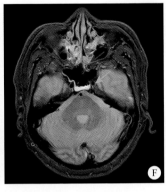

图 5-5 双侧鼻腔及筛窦息肉伴双侧上颌窦炎及蝶窦炎

A. 横断位 CT 平扫显示双侧中鼻道不规则软组织密度影（红色箭头），中鼻甲骨质吸收；
B. 冠状位 CT 平扫显示筛窦内不规则软组织密度影（绿色箭头），双侧上颌窦黏膜增厚（黄色箭头）；C. 矢状位 T_1WI 平扫显示右侧中鼻道及筛窦不规则等信号影（红色箭头）；
D. 横断位 T_1WI 平扫显示双侧中鼻道及筛窦腔内不规则稍低信号影（红色箭头），局部呈结节样稍高信号改变，并可见蝶窦黏膜增厚，呈稍低信号改变（蓝色箭头）；
E. 横断位 T_2WI 显示双侧中鼻道及筛窦腔内不规则稍高信号影（红色箭头），蝶窦黏膜增厚，呈高信号改变（蓝色箭头）；F. 横断位 MRI STIR 显示双侧中鼻道及筛窦腔内不规则高信号影（红色箭头），蝶窦黏膜增厚，呈高信号改变（蓝色箭头）

【影像学表现】

（1）CT 表现：①多发性鼻息肉表现为双侧鼻腔和鼻窦多发软组织肿块，形态不规则，分界不清，窦壁受压变形，呈膨胀性改变，可进入鼻后孔引起鼻咽腔狭窄，增强扫描病变边缘有强化；②单发性鼻息肉常发生于上颌窦，通过扩大的上颌窦开口延伸至鼻腔呈"哑铃"状改变，病变可向后延伸至鼻咽部，CT 呈低密度改变，息肉生长处骨壁吸收，少数骨质增生硬化，增强扫描病变边缘有强化。

（2）MRI 表现：①多发性鼻息肉 T_1WI 表现为层状混杂信号，主要由息肉与不同时期的炎性分泌物形成，新鲜黏液 T_2WI 表现为高信号，陈旧浓缩的黏液表现为低信号，增强扫描息肉边缘黏膜强化，中心不强化；②单发性鼻息肉表现为 T_1WI 呈低信号、T_2WI 呈高信号，信号均匀，增强扫描息肉边缘黏膜强化，中心部分不强化。

【鉴别诊断】

（1）内翻性乳头状瘤：肿块中心位于中鼻道鼻腔外侧壁，沿中鼻甲长轴生长，呈分叶状、乳头状，骨质受压变形、吸收变薄，可延伸至周围鼻窦，MRI 特征性表现为卷曲状"脑回样"强化。

（2）鼻咽部纤维血管瘤：青少年男性多见，病灶中心位于鼻咽部和翼腭窝，MRI 表现为特征性"盐和胡椒"征，增强扫描明显强化。

（3）鼻窦癌：鼻窦内软组织肿块影，占位效应明显，窦腔扩大，呈溶骨性骨质破坏，增强后不均匀明显强化。

（4）真菌性鼻窦炎：易与出血坏死性息肉混淆，两者均可见点状高密度影，但真菌性鼻窦炎常出现骨质破坏，增强后强化程度较轻。

【重点提醒】

（1）鼻息肉为常见病，影像学表现为鼻腔及鼻窦内软组织密度或信号影，邻近骨质膨胀性改变，增强后内部无强化、周边环状强化。

（2）出血坏死性息肉是以出血坏死为特征的特殊类型的鼻息肉，CT 上表现为软组织肿块内混杂点状、斑片状高密度影，MRI 表现为 T_1WI、T_2WI 高低混杂信号，增强后明显不均匀强化。

（3）CT 可评估骨质改变，MRI 可用于本病与肿瘤性病变的鉴别诊断。

第二节　鼻及鼻窦肿瘤

一、内翻性乳头状瘤

【典型病例】

患者，男，74 岁，因"慢性鼻窦炎"就诊（图 5-6）。

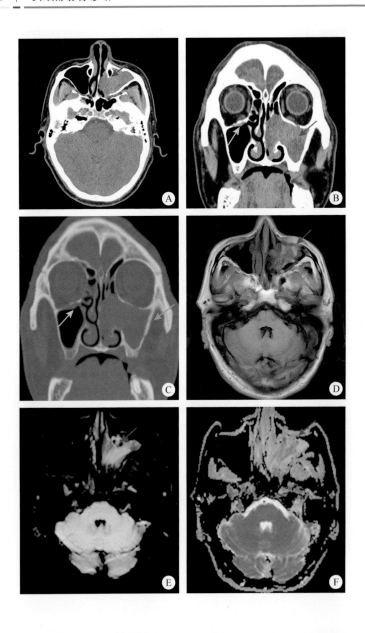

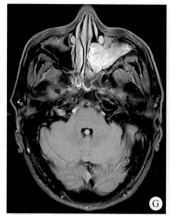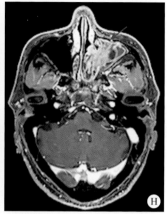

图 5-6　左侧鼻腔及左侧上颌窦内翻性乳头状瘤

A. 横断位 CT 平扫显示左侧中鼻道及左侧上颌窦内不规则软组织密度影（红色箭头），密度不均匀；B. 冠状位 CT 平扫显示左侧中鼻道及左侧上颌窦内不规则软组织密度影（红色箭头），中鼻甲骨质吸收，左侧上颌窦开口增宽，右侧上颌窦黏膜增厚（黄色箭头）；C. 冠状位 CT 平扫骨窗显示左侧上颌窦外侧壁骨质增生改变（绿色箭头）；D. 横断位 T_1WI 显示左侧中鼻道及左侧上颌窦内不规则等、高混杂信号影（红色箭头）；E. 横断位 DWI 显示左侧中鼻道及左侧上颌窦肿块呈不均匀高信号改变（红色箭头）；F. 横断位 ADC 显示左侧中鼻道及左侧上颌窦肿块中央信号降低（红色箭头），提示弥散受限改变；G. 横断位 FLAIR 显示左侧中鼻道及左侧上颌窦内肿块信号不均匀增高；H. 横断位 T_1WI 增强扫描可见左侧中鼻道及左侧上颌窦肿块明显不均匀"脑回样"强化

【临床概述】

（1）鼻内翻性乳头状瘤（sinonasal inverted papilloma）是一种常见于鼻腔和鼻窦的上皮源性肿瘤，大体病理上呈红色至灰色的不透明息肉状肿块，镜下显示肿瘤上皮呈窦道样或实性团块内翻向下方基质内生长，而病变周围黏膜上皮常表现为鳞状上皮化生。

（2）本病易发生于 30 岁以上患者，男性多于女性（4：1）。

（3）临床表现为进展性鼻塞伴脓涕或血涕，少数患者表现为反复鼻出血，也可出现头痛、耳鸣、嗅觉减退、溢泪等。由于病变局部有侵袭性、术后易复发、多次复发后易恶变或并发鳞状细胞癌（5%～15%），故治疗以手术切除为主。

【影像学表现】

（1）CT表现：鼻腔或鼻窦内软组织密度肿块影，多见于中鼻道鼻腔外侧壁，沿中鼻甲长轴生长，少数伴高密度钙化，呈乳头状，部分瘤体内混杂有气体，即"气泡"征，邻近骨质受压变形、吸收或骨质增生，如发生恶变，骨质破坏更明显，病变可蔓延至周围鼻窦，上颌窦口常扩大，增强后可见不均匀强化。

（2）MRI表现：中鼻道鼻腔外侧壁内广基底生长的不规则软组织信号影，肿瘤较大时，可以突出鼻腔，突入鼻咽腔及鼻窦，T_1WI呈不均匀等、高或稍低信号，T_2WI呈不均匀稍高信号，呈脑回样、条纹状或栅栏状改变，肿瘤紧贴的鼻甲形态消失，局部高信号黏膜被稍高信号肿瘤组织替代，如阻塞鼻道、鼻腔、鼻窦开口可引起对应的鼻窦积液和炎症，增强后病变不均匀强化，呈特征性卷曲状"脑回样"强化，伴发的鼻窦内潴留液不强化。周围骨质破坏明显、肿瘤迅速增大时，应考虑恶变可能。

【鉴别诊断】

（1）鼻息肉：多发于筛窦和中鼻道，密度或信号多均匀，CT或MRI增强多表现为内部无明显强化，周边黏膜呈波浪状或锯齿状强化，邻近骨质可受压变形。

（2）鼻咽部纤维血管瘤：青少年男性多见，病灶中心位于鼻咽部和翼腭窝，MRI表现为特征性"盐和胡椒"征，增强扫描明显强化。

【重点提醒】

（1）内翻性乳头状瘤是以上皮组织高度增生为特征的真性上皮肿瘤，呈侵袭性生长，术后易复发，可恶变，是一种具有恶性肿瘤行为的良性肿瘤（即交界性肿瘤），因此术后及时随访非常重要。

（2）内翻性乳头状瘤表现为肿块中心位于中鼻道鼻腔外侧壁，沿中鼻甲长轴生长，呈分叶状、乳头状，骨质受压变形、吸收变薄，可延伸至周围鼻窦，MRI特征性表现为卷曲状"脑回样"强化。

二、骨　瘤

【典型病例】

患者，男，56岁，因"变应性鼻炎"就诊（图5-7）。

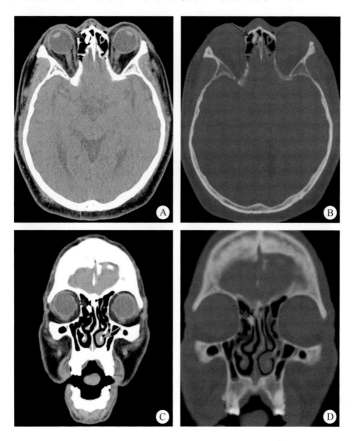

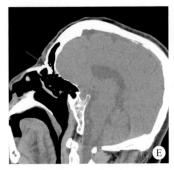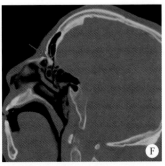

图 5-7　右侧筛窦骨瘤，左侧下鼻甲变应性鼻炎

A. 横断位 CT 平扫软组织窗；B. 横断位 CT 平扫骨窗；C. 冠状位 CT 平扫软组织窗；D. 冠状位 CT 平扫骨窗；E、F. 矢状位 CT 平扫软组织窗、骨窗显示右侧筛窦内骨性高密度影（红色箭头），左侧下鼻甲黏膜肥大（绿色箭头）

【临床概述】

（1）骨瘤（osteoma）是来源于骨膜组织的良性肿瘤，可发生于鼻窦的骨壁，病理上分为三型，即致密型、松质型及混合型。

（2）好发年龄为 50 ～ 70 岁，男性多见，好发部位为额筛交界区，以额窦最多，其次为筛窦，鼻腔、上颌窦较少。

（3）临床基本无症状，少数（5%）有轻微症状，表现为阻塞性鼻窦炎的症状，如头痛、面部疼痛等。

【影像学表现】

（1）CT 表现：鼻窦腔内局灶性骨性高密度影，边界清晰。致密型呈均匀骨皮质样高密度；松质型由厚薄不一的骨皮质构成骨壳，内可见骨小梁结构；混合型具有以上两种表现。大骨瘤易突入眼眶或颅内等邻近结构。鼻窦开口阻塞可形成鼻窦内液体潴留。

（2）MRI 表现：T_1WI 呈明显低信号影，T_2WI 呈低信号改变，松质型或混合型可伴等、高信号区。增强扫描致密型无强化，松质型或混合型可有不同程度强化。

【鉴别诊断】

（1）骨纤维异常增殖症：好发于儿童及青少年，颅底以筛骨发病率最高，呈典型的"磨玻璃样"骨质密度增高影，常累及多骨，边界不清。

（2）骨化性纤维瘤：好发于儿童及青少年，单发病灶，边界清晰，密度均匀或不均匀，多呈"磨玻璃样"骨质密度增高影，其内可伴囊变坏死。

【重点提醒】

CT 是鼻窦骨瘤的首选影像学检查方法，一般不需要 MRI 检查。CT 表现为鼻窦内边界清晰的局灶性骨性高密度影时可确诊。

三、鼻窦癌

【典型病例】

患者，男，81 岁，左颌面部肿胀 1 月余（图 5-8）。

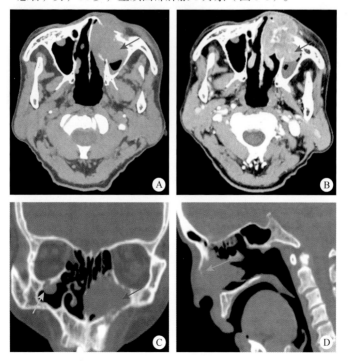

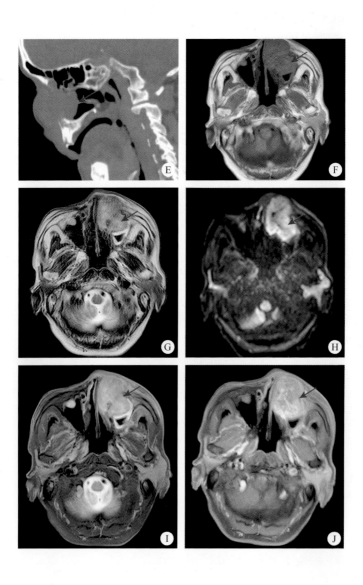

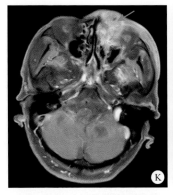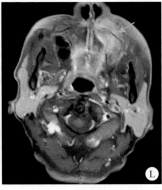

图 5-8　左侧鼻窦未分化癌伴左侧鼻骨、左侧上颌窦、左侧中鼻甲及鼻中隔骨质破坏；左侧上颌窦炎，右侧上颌窦黏膜下囊肿

A. 横断位 CT 平扫显示左侧上颌窦内不规则软组织密度影（红色箭头），左侧上颌窦前壁、内侧壁及鼻中隔骨质破坏；B. 横断位 CT 增强扫描显示肿块明显不均匀强化（红色箭头），左侧上颌窦黏膜增厚；C. 冠状位 CT 平扫骨窗显示左侧上颌窦上壁、下壁及鼻中隔骨质破坏，右侧上颌窦黏膜下囊肿；D、E. 矢状位 CT 平扫显示鼻骨及左侧上颌窦下壁骨质破坏；F. 横断位 T_1WI 显示左侧上颌窦内肿块呈稍低信号影（红色箭头），鼻中隔受累；G. 横断位 T_2WI 呈稍高信号影（红色箭头）；H. 横断位 DWI 弥散受限（红色箭头）；I. 横断位 SPIR 呈不均匀高信号改变（红色箭头），左侧上颌窦黏膜增厚，呈明显高信号改变；J ～ L. 横断位 T_1WI 增强扫描显示病变明显不均匀强化，鼻骨及左侧上颌窦受累区域明显强化

【临床概述】

（1）鼻窦癌（paranasal sinus carcinoma）占头颈部肿瘤的 3%，好发于上颌窦，其次为筛窦、鼻腔。鳞状细胞癌最常见，其次为腺癌及未分化癌。

（2）中老年多发，男性多见。

（3）早期临床症状缺乏特异性，表现为面部肿胀不适、头痛、鼻塞、血涕，晚期侵犯周围组织引起牙痛、牙齿松动、张口困难、突眼、复视及面部感觉障碍。

【影像学表现】

（1）CT 表现：鼻腔或鼻窦内可见浸润性生长的不规则软组织肿块，密度不均匀，可见出血、坏死及囊变，邻近骨质弥漫性溶骨性破坏，增强扫描轻或中度不均匀强化，液化坏死区无强化。本病易侵犯眼眶、上颌窦后脂肪间隙、翼腭窝、颞下窝、颅底和口腔等邻近结构。可伴有颈部淋巴结转移，中心可见坏死。

（2）MRI 表现：病变 T_1WI 呈低至中等信号，T_2WI 呈等或高信号，信号多不均匀，DWI 弥散受限，增强后明显不均匀强化，肿瘤易破坏窦壁向周围结构侵犯。本病可伴有颈部淋巴结转移，中心可见坏死。

【鉴别诊断】

（1）侵袭性真菌性鼻窦炎：窦壁骨质破坏和增生硬化同时存在，肿块内可见片状高密度影，多见于免疫功能不全患者。

（2）韦格纳肉芽肿：骨质破坏多见于鼻中隔和鼻甲，累及鼻窦者窦壁骨质硬化增厚及"双线"征，可伴有上呼吸道、肺和肾脏疾病。

（3）内翻性乳头状瘤：肿块中心位于中鼻道鼻腔外侧壁，沿中鼻甲长轴生长，呈分叶状、乳头状，骨质受压变形、吸收变薄，可延伸至周围鼻窦，MRI 特征性表现为卷曲状"脑回样"强化。

【重点提醒】

（1）鼻窦癌表现为侵袭性生长的软组织肿块，伴广泛溶骨性骨质破坏，密度或信号多不均匀，DWI 弥散受限，增强后中度至明显不均匀强化，可伴有颈部淋巴结转移。

（2）CT 对骨质破坏显示清晰，MRI 对病灶累及范围及边界的判断有优势。

四、嗅神经母细胞瘤

【典型病例】

患者，男，31 岁，发现颈部淋巴结肿大（图 5-9）。

【临床概述】

（1）嗅神经母细胞瘤（olfactory neuroblastoma）是一种少见的恶性肿瘤，占鼻腔肿瘤的 3%～5%，起源于鼻腔嗅上皮的基底细胞，又称嗅感觉神经瘤、嗅神经细胞瘤等，发病部位与嗅黏膜分布区域（鼻腔顶部及筛板区）一致。大体病理表现为筛板区宽基底、有蒂的分叶状肿块，质地较软脆，触之易出血，镜下兼具神经上皮瘤和神经母细胞瘤的特征，表现为小圆形或梭形细胞及细胞核被明显的纤维血管性间质分隔，间质血管有时增生明显，可呈血管瘤样，可见 Homer-wright 型假菊形团或 Flexner-Wintersteiner 型真菊形团。

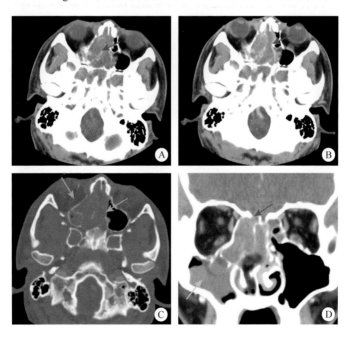

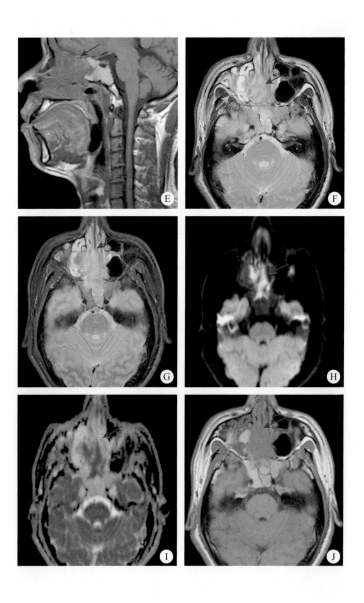

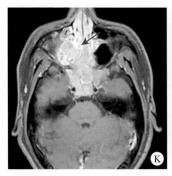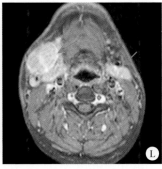

图 5-9　右侧鼻腔嗅神经母细胞瘤伴双侧颈部淋巴结转移

A. 横断位 CT 平扫显示右侧鼻腔内不规则软组织密度影（红色箭头）；B. 横断位 CT 增强扫描显示肿块中度不均匀强化（红色箭头）；C. 横断位 CT 骨窗显示鼻中隔、右侧眼眶内侧壁及筛骨纸板骨质破坏；D. 冠状位 CT 增强显示病灶部分延伸至右侧嗅沟（红色箭头），右侧上颌窦积液（黄色箭头）；E. 矢状位 T_1WI 显示右侧鼻腔内被软组织影充填（红色箭头），呈稍低信号改变，右侧额骨受累；F、G. 横断位 T_2WI 及 STIR 显示病灶呈稍高信号改变（红色箭头），鼻中隔受累，蝶窦腔内可见稍高信号改变；H、I. 横断位 DWI 及 ADC 图提示病灶弥散受限（红色箭头），右侧上颌窦及蝶窦内信号未见弥散受限；J. 横断位 T_1WI 平扫显示病灶呈稍低信号改变，局部可见斑片状高信号影；K、L. 横断位 T_1WI 增强扫描显示病变明显不均匀强化（红色箭头），双侧颈部多发淋巴结肿大强化（绿色箭头）

（2）本病可发生于 5 个月至 90 岁各种年龄，两个高峰年龄段为 11～20 岁及 50～60 岁，男女比例相等。

（3）本病起病隐匿，临床表现缺乏特征性，主要有鼻塞、反复鼻出血、嗅觉减退，晚期可有突眼、复视、视力减退及头、面部疼痛等，单侧症状比双侧症状更常见。

【影像学表现】

（1）CT 表现：多见于鼻腔顶前 2/3，少数可原发于筛窦、上颌窦、蝶窦、中鼻道和鼻咽部，常侵犯筛窦、眼眶、颅前窝、鼻中隔及对侧鼻腔。其表现为不规则软组织肿块，密度不均匀，少数可见钙化或残存骨质，伴筛板骨质破坏，中鼻甲、上鼻甲、鼻中隔上部及眼眶等结构也可出现骨质破坏，破坏骨质的边缘比较光整，少数也可表现为骨质增生硬化，或骨质破坏和增生硬化并存，增强后中度强化。

（2）MRI 表现：中心部位于鼻腔顶部前 2/3 区域的软组织肿块影，T_1WI 呈等或稍低信号改变，T_2WI 呈等或稍高信号，肿瘤较大时信号不均匀，可见小点状出血、坏死、钙化或囊变，可表现为颅前窝底生长的"哑铃"状肿块，同时向鼻腔和颅内生长侵犯，DWI 弥散受限，增强扫描中度或明显不均匀强化。

【鉴别诊断】

（1）鼻窦癌：中心部位并非鼻腔顶部，病变边界不清，周围可见弥漫性骨质破坏，不典型者需要病理组织学检查鉴别诊断。

（2）鼻腔脑膜瘤：肿瘤边界清楚，周围骨质常增厚、毛糙，增强扫描典型者可见脑膜尾征。

（3）非霍奇金淋巴瘤：多位于鼻腔前部、鼻前庭，常累及鼻背部、鼻翼及邻近面部软组织，DWI 弥散受限明显，增强后轻中度较均匀强化，无明显溶骨性骨质破坏。

【重点提醒】

（1）嗅神经母细胞瘤表现为中心部位于鼻腔顶部前 2/3 区域软组织肿块影，可表现为颅内 - 鼻腔生长的"哑铃"状肿块，密度或信号不均，邻近骨质破坏，DWI 弥散受限，增强后不均匀强化。

（2）CT 对骨质破坏显示清晰，特别是冠状位 CT 可清晰显示前颅底骨质破坏情况，MRI 在显示病变累及范围和疾病鉴别诊断等方面较有优势。

五、淋 巴 瘤

【典型病例】

病例一　患者，男，83 岁，鼻塞脓涕 5 月余（图 5-10）。

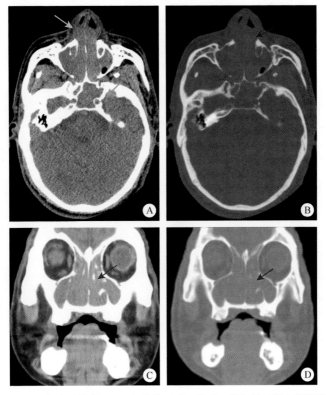

图 5-10　双侧鼻腔结外 NK/T 细胞淋巴瘤，鼻型，蝶窦及双侧上颌窦积液

A、B. 横断位 CT 平扫软组织窗及骨窗显示双侧鼻腔及上颌窦内不规则软组织密度影（红色箭头），右侧鼻翼皮肤受累（黄色箭头），鼻中隔骨质吸收改变，并可见蝶窦积液；C、D. 冠状位 CT 平扫软组织窗及骨窗显示双侧鼻腔内软组织密度影，并可见鼻中隔及鼻甲骨质吸收破坏

病例二　患者，女，57 岁，右侧面部肿胀 2 月余（**图 5-11**）。

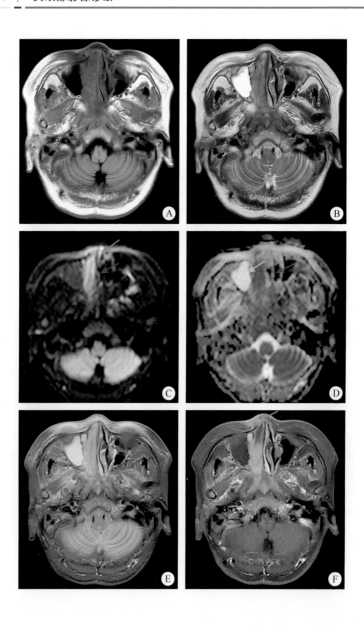

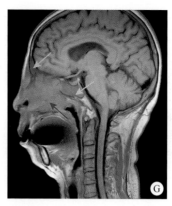

图 5-11　鼻腔结外 NK/T 细胞淋巴瘤伴右侧上颌窦积液

A. 横断位 T_1WI 显示右侧鼻腔内等、稍低信号影（红色箭头）；B. 横断位 T_2WI 呈等、稍高信号，右侧上颌窦内信号增高（黄色箭头）；C. 横断位 DWI 显示病灶弥散受限呈高信号改变，并可见右侧鼻翼皮肤也呈高信号改变（绿色箭头）；D. 横断位 ADC 图显示病灶低信号（红色箭头），提示弥散受限，右侧上颌窦高信号（黄色箭头），提示积液、无弥散受限；E. 横断位 FLAIR 可见右侧鼻腔病变呈高信号；F. 横断位 T_1WI 压脂增强扫描显示右侧鼻腔病变及右侧鼻翼明显强化；G. 矢状位 T_1WI 显示鼻腔内等及稍低信号影（红色箭头），可见蝶窦（黄色箭头）及额窦积液（蓝色箭头）

【临床概述】

（1）鼻腔及鼻窦淋巴瘤（nasal and paranasal sinus lymphoma）根据免疫组织化学分为 B 细胞型、T 细胞型和 NK/T 细胞型 3 种类型，NK/T 细胞型最常见，与 EB 病毒感染有关，多发生于鼻腔，易浸润破坏血管壁，常引起坏死和骨质侵蚀，预后最差。发病率在所有鼻腔恶性肿瘤中占第二位，仅次于鼻腔鳞状细胞癌。

（2）本病好发于中老年，男女比例为 4 ∶ 1。

（3）临床表现主要有鼻塞、鼻区及面颊肿胀、血涕、发热、头晕和咽痛等。鼻内镜检查显示鼻黏膜坏死、溃疡出血，表面有恶臭的干痂或脓痂。晚期 NK/T 细胞型患者常发生鼻骨、鼻甲、鼻中隔或硬腭广泛骨质破坏，甚至发展至"自动鼻手术"，中面部严重变形。

【影像学表现】

（1）CT表现：①一般单侧发病，病变易累及鼻前庭、鼻翼、鼻背及邻近面部软组织，密度均匀，增强扫描均匀轻中度强化，肿瘤较大时可见由于骨质重塑变形和骨质侵蚀形成的浸润性骨质破坏，一般不会出现溶骨性骨质破坏；②少数淋巴瘤局限于鼻窦，其中上颌窦最常受累，CT表现为窦腔内充填密度较均匀的软组织影，窦壁轻微骨质侵蚀，伴窦周软组织浸润；③NK/T细胞淋巴瘤也可表现为鼻腔中线区及邻近鼻窦明显骨质破坏伴软组织肿块，常累及邻近面部软组织、眼眶鼻咽部、颞下窝、翼腭窝等。

（2）MRI表现：T_1WI呈等或稍低信号，信号强度类似或稍低于肌肉，T_2WI呈等或稍高信号，信号均匀，信号强度高于肌肉，但低于鼻黏膜，DWI弥散明显受限，增强扫描轻至中度强化，可伴有颈部淋巴结肿大。

【鉴别诊断】

（1）内翻性乳头状瘤：肿块中心位于中鼻道鼻腔外侧壁，沿中鼻甲长轴生长，呈分叶状、乳头状，骨质受压变形、吸收变薄，可延伸至周围鼻窦，MRI特征性表现为卷曲状"脑回样"强化。

（2）鼻息肉：多发于筛窦和中鼻道，密度或信号多均匀，CT或MRI增强多表现为内部无明显强化，周边黏膜呈波浪状或锯齿状强化，邻近骨质可受压变形。

（3）鼻腔鳞状细胞癌：有明显的溶骨性骨质破坏，密度或信号多不均匀，多可见坏死，增强扫描轻度或中度不均匀强化，颈部淋巴结转移，多可见中心坏死。

【重点提醒】

（1）鼻腔及鼻窦淋巴瘤表现为软组织肿块，密度或信号较均匀，增强后轻中度强化，常伴有鼻背部、鼻翼和邻近面部软组织受累，对邻近骨质浸润破坏较轻。

（2）MRI 是鼻腔及鼻窦淋巴瘤首选影像学检查方法，特别是 DWI 弥散明显受限对疾病诊断具有提示意义。

第三节　鼻及鼻窦外伤

一、鼻　外　伤

【典型病例】

患者，男，80 岁，摔伤头面部出血 5 小时（图 5-12）。

【临床概述】

（1）鼻外伤（nasal trauma）时由于鼻骨上部窄厚，下部宽薄，下方为鼻中隔和鼻腔，支撑薄弱，故骨折多发生于鼻骨中下部 1/3 ～ 2/3 处，可伴有鼻中隔骨折。

（2）临床有近期外伤史，可表现为鼻出血、鼻塞及周围软组织肿胀，鼻及鼻骨畸形。

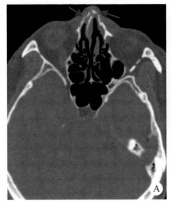
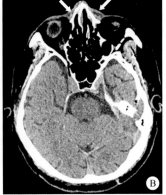

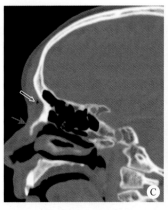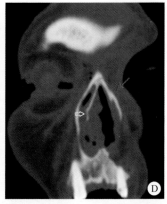

图 5-12　鼻骨及鼻中隔骨折

A. 横断位 CT 平扫骨窗显示鼻骨多发骨皮质不连（实心箭头）；B. 横断位 CT 平扫软
组织窗显示鼻骨周围软组织肿胀（箭头）；C. 矢状位 CT 骨窗 MPR 显示鼻骨骨皮质扭
曲（实心箭头），周围软组织肿胀伴小气泡影（空心箭头）；D. 冠状位 CT 骨窗可见
左侧鼻骨骨皮质错位（实心箭头），鼻中隔向右侧弯（短空心箭头）

【影像学表现】

CT 表现：①直接征象，骨皮质连续性中断、碎裂，骨片移位、塌
陷；②间接征象，鼻部变形，鼻黏膜增厚，鼻周软组织肿胀、出血、积气。

【鉴别诊断】

（1）正常骨缝：①鼻颌缝，鼻骨外缘与上颌骨额突前内缘之间
的骨缝连接，是影像学上最易与骨折混淆的骨缝。其可表现为多种形
态，需要在连续层面上观察，明确鼻骨与上颌骨额突的界限。②鼻额缝，
鼻骨与额骨鼻突之间的缝连接，冠状位观察最佳，表现为深浅不一的、
横行的小锯齿状透亮影，连接紧密，该处骨折发生较少，外伤时易
出现缝分离错位。

（2）鼻骨孔：内有鼻外动脉、鼻外静脉及鼻外神经同行，多数
在 CT 横断位平扫上显示不清，少数显示为鼻骨局部不连续，当鼻骨孔
走行倾斜时，可形成管状结构，可能会被误诊为骨折，CT 多平面重建

和三维重建有助于鉴别诊断，显示为垂直于鼻骨板的圆孔样低密度影。

【重点提醒】

薄层 HRCT 能客观显示外伤后鼻骨骨质细微改变，是鼻骨骨折首选的影像学检查方法，CT 三维重建对明显的复合骨折显示较直观，有助于整复手术前治疗方案的制定。

二、鼻窦外伤

【典型病例】

患者，女，31 岁，头部外伤后（图 5-13）。

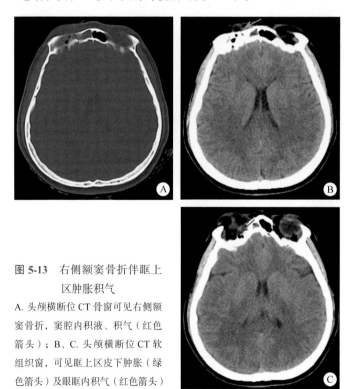

图 5-13 右侧额窦骨折伴眶上区肿胀积气

A. 头颅横断位 CT 骨窗可见右侧额窦骨折，窦腔内积液、积气（红色箭头）；B、C. 头颅横断位 CT 软组织窗，可见眶上区皮下肿胀（绿色箭头）及眼眶内积气（红色箭头）

【临床概述】

（1）鼻窦外伤（sinus trauma）可分为单发骨折和多发骨折，并可并发其他眶颌面骨骨折和颅底孔道骨折。

（2）额窦骨折多由直接暴力所致，以前壁骨折最常见，可仅表现为鼻出血、软组织胀痛，粉碎性骨折可有眶上区肿胀、皮下积气、眶上缘后移、眼球下移，后壁骨折常伴脑膜撕裂，甚至有颅内并发症。

（3）筛窦骨折常伴有鼻骨和眼眶损伤，可出现脑脊液鼻漏、难以控制的鼻出血和眶内出血、眼球移位及视力下降。

（4）上颌窦骨折以前壁凹陷性骨折多见，特别是上颌窦额突和眶下孔周围，表现为局部肿胀、塌陷、畸形及左右两侧颌面部不对称。

（5）蝶窦骨折常为颅底骨折的一部分，累及视神经管和颈内动脉时可出现视力减退、失明、致死性大出血。

【影像学表现】

CT 表现：鼻窦骨皮质连续性中断、移位、塌陷，伴鼻窦内积血 /积液，周围软组织肿胀、积气及异物等。

【鉴别诊断】

本病需要与鼻窦区正常孔管沟缝相鉴别，如眶下神经管、正常骨缝、滋养血管影等，孔管沟缝等正常结构骨质边缘光滑，有硬化缘，周围软组织正常，鼻窦内未见积血。

【重点提醒】

薄层 HRCT 能客观显示外伤后鼻窦骨质细微改变，是鼻窦骨折首选的影像学检查方法，冠状位及矢状位重建等有助于骨折的判断和全面观察。

（李卫侠　程增辉　张　静　林晓珠）

第六章

咽喉部病变

第一节　鼻咽部病变

一、鼻咽腺样体增生

【典型病例】

病例一　患儿，女，4 岁，反复睡眠张口呼吸，鼻塞，流涕少（图 6-1）。

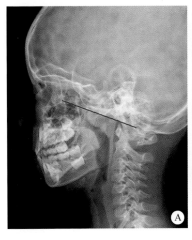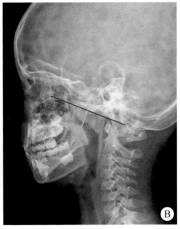

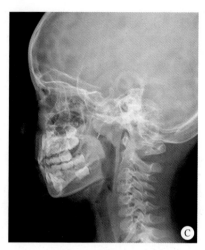

图 6-1 鼻咽腺样体增生

A. 鼻咽部 X 线侧位片上腺样体厚度（A）测量（绿线），为腺样体下缘最突点至枕骨斜坡颅外面切线（红线）的垂直距离，该患者此距离约为 14mm；B. 鼻咽部 X 线侧位片上鼻咽腔宽度（N）测量（黄线），为腺样体最突点的硬腭后端或软腭前中部上缘的交点和枕骨斜坡颅外面切线（红线）的垂直距离，该患者此距离约为 18mm，A/N 比例为 0.78，提示腺样体病理性肥大；C. 鼻咽部 X 线侧位片上后气道间隙（PAS）宽度测量（蓝线），为软腭表面与腺样体表面最突点之间有效气道宽度，该患者 PAS 宽度约为 5mm，也提示腺样体重度肥大

病例二　患者，女，40 岁，夜间睡眠打鼾 5 年余（图 6-2）。

【临床概述】

（1）鼻咽腺样体增生（nasopharyngeal adenoid hyperplasia）是鼻咽部腺样体因慢性炎症刺激发生病理性增生所致，导致鼻咽腔及气道狭窄，腺样体肥大阻塞鼻咽通气道的 70% 时，则影响邻近器官功能或全身健康，称为腺样体肥大。

（2）鼻咽腺样体增生多见于儿童与肥胖成年人，多与慢性扁桃体炎、扁桃体肥大同时存在。

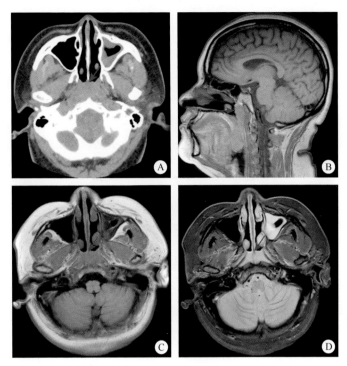

图 6-2 鼻咽腺样体增生

A. 横断位 CT 平扫显示鼻咽顶后壁软组织增厚，密度均匀（红色箭头），邻近鼻咽腔受压变窄，并可见左侧上颌窦黏膜增厚；B、C. 矢状位及横断位 T₁WI 显示鼻咽顶后壁软组织增厚，T₁WI 呈均匀低信号（红色箭头）；D. 横断位 T₂WI 压脂呈均匀高信号（红色箭头），邻近鼻咽腔受压变窄，并见左侧上颌窦黏膜增厚

（3）临床上多表现为鼻塞、打鼾、呼吸困难或呼吸睡眠暂停综合征，常合并扁桃体炎、咽炎、鼻窦炎及中耳乳突炎。

【影像学表现】

（1）X 线表现：鼻咽部 X 线侧位片诊断儿童腺样体肥大的测量方法如下。

1）腺样体厚度（adenoid，A）测量，A 大于 13mm，就会出现鼻咽腔气道变窄甚至闭塞，该方法可了解腺样体肥大的程度，但不能正确反映气道阻塞程度。

2）腺样体厚度 / 鼻咽腔宽度（A/N 比值）测量，A/N 比值测量为目前临床最常用的一种方法，能良好地反映腺样体大小及腺样体阻塞鼻咽腔气道的程度。《中华放射学杂志》推荐标准：0.5 ～ 0.6 为正常；0.61 ～ 0.70 为中度肥大；0.71 以上为病理性肥大；0.80 以上为显著肥大。A/N 比值 ≥ 0.71 可作为手术指征。

3）后气道间隙（pharyngeal airway space，PAS）宽度测量，PAS ≥ 10mm 属正常范围；6 ～ 10mm 为腺样体生理性或中度肥大；PAS ≤ 5mm 为腺样体重度肥大；PAS ≤ 3mm 时患儿多有张口呼吸，可作为手术指征。

（2）CT/MRI 表现：鼻咽顶后部中线区对称性软组织增厚，密度或信号相对均匀，增强后均匀强化，测量方式同鼻咽部 X 线检查。咽隐窝及咽腔受压变窄，邻近骨质密度及信号正常。本病可伴发鼻窦炎及中耳乳突炎。

【鉴别诊断】

（1）鼻咽部淋巴瘤：青壮年或老年人多见，起源于鼻咽部 Waldeyer 淋巴环（淋巴样组织），肿块可能局限于黏膜间隙或沿深筋膜延伸至咽旁间隙、咽后间隙或颅底，密度或信号均匀，DWI 弥散明显受限，增强扫描轻中度强化。

（2）鼻咽癌：中年人多见，多有回缩性血涕，表现为鼻咽部浸润性肿块，增强扫描轻中度不均匀强化，多伴有颅底骨质侵蚀性破坏及颈部淋巴结转移。

【重点提醒】

（1）到目前为止，鼻咽部 X 线侧位片依然是临床诊断儿童腺样体肥大的最常用方法。

（2）婴幼儿腺样体可有生理性肥大，一般于 6 岁开始退化、萎缩，该时期诊断腺样体增生需要谨慎。

（3）副鼻窦炎及中耳乳突炎常与腺样体增生伴行，影像解读时需要兼顾观察，避免遗漏。

二、咽囊囊肿（Tornwaldt 囊肿）

【典型病例】

病例一　患者，男，53 岁，反复右侧鼻塞 1 月余（图 6-3）。

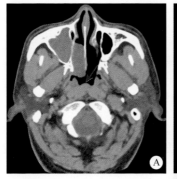
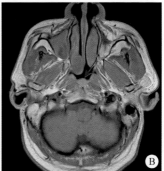
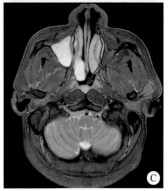

图 6-3　咽囊囊肿（1）

A. 横断位 CT 平扫显示鼻咽隐窝正中见一类圆形等密度灶（红色箭头），密度均匀；B. 横断位 T_1WI 显示鼻咽隐窝正中类圆形等信号影（红色箭头）；C. 横断位 T_2WI 显示鼻咽隐窝正中类圆形高信号影（红色箭头），同时可见右侧上颌窦及右侧鼻腔软组织影，病理提示息肉

病例二　患者，女，19 岁，鼻出血半年（图 6-4）。

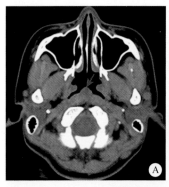
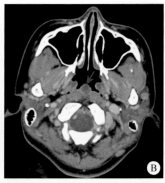

图 6-4　咽囊囊肿（2）

A. 横断位 CT 平扫显示咽隐窝中线区类圆形等低密度灶（红色箭头），边界清晰；
B. 横断位 CT 增强后可见囊壁强化伴分隔（红色箭头）

病例三　患者，女，31 岁，咽部不适伴痰多 1 天余（图 6-5）。

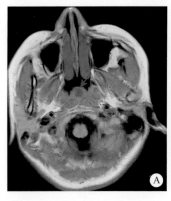
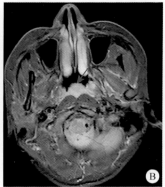

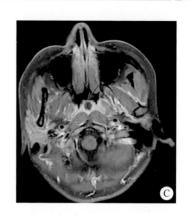

图 6-5 咽囊囊肿（3）

A. 横断位 T_1WI 显示咽隐窝中线区类圆形低信号灶，囊壁较厚（红色箭头）；B. 横断位 T_2WI 显示病灶呈高信号改变（红色箭头）；C. 横断位 T_1WI 压脂增强显示囊壁强化（红色箭头）

【临床概述】

（1）咽囊囊肿（pharyngeal cyst）又称 Tornwaldt 囊肿，是一种起源于咽隐窝脊索残余组织的上皮源性囊肿。

（2）多数无临床症状，仅在体格检查或头颈部影像学检查时偶然发现。感染时可有臭味脓液流出，有咽喉痛及咽鼓管阻塞症状。

【影像学表现】

（1）CT 表现：鼻咽顶后壁中线区类圆形等或低密度灶，表面光滑，增强后一般无强化，若并发感染，囊壁可增厚伴强化。

（2）MRI 表现：咽囊囊肿为鼻咽顶后壁正中区的类圆形异常信号灶，边界清晰，表面光滑，囊内容物 T_1WI 多呈低信号，囊内容物含蛋白质成分较多时 T_1WI 可呈高信号，T_2WI 多呈高信号，信号均匀，囊壁为等信号，增强后囊内无强化，囊壁轻度强化。咽囊囊肿合并感染时，囊壁增厚伴明显强化。

【鉴别诊断】

鼻咽部潴留性囊肿是鼻咽部最常见的囊肿，可见于鼻咽部的任何部位，最常累及侧凹，与咽囊囊肿除发病部位不同，影像学表现相似。

【重点提醒】

鼻咽顶后壁中线区囊性灶，一般于鼻咽部其他疾病所致症状检查时发现。

三、鼻咽部纤维血管瘤

【典型病例】

患者，男，16岁，左侧鼻塞1年，加重伴反复左侧鼻出血2周（**图6-6**）。

【临床概述】

（1）鼻咽部纤维血管瘤（nasopharyngeal fibroangioma）是鼻咽部常见的良性肿瘤，好发于男性青少年。

（2）临床主要症状为进行性鼻塞与反复性鼻出血。

（3）治疗以手术切除为主，但易复发。

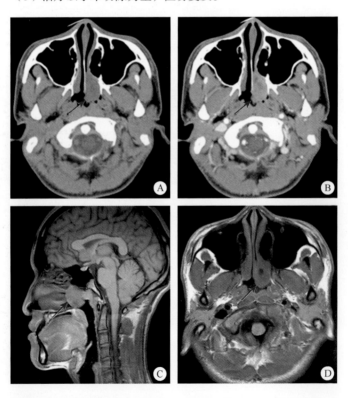

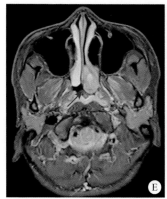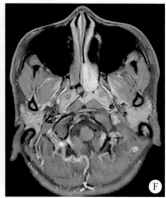

图 6-6　鼻咽部纤维血管瘤

A. 横断位 CT 平扫显示左侧鼻腔后部不规则软组织密度灶，内部密度欠均匀（红色箭头）；B. 横断位 CT 增强后明显不均匀强化（红色箭头）；C、D. 矢状位及横断位 T_1WI 显示肿瘤呈等低信号（红色箭头）；E. 横断位 T_2WI 压脂呈混杂高信号（红色箭头）；F. 横断位 T_1WI 压脂增强显示病灶明显不均匀强化（红色箭头）

【影像学表现】

（1）CT 表现：鼻咽部软组织肿块，边缘光整，有"见缝就钻"的特点，常累及后鼻孔、蝶窦、上颌窦、翼腭窝，邻近骨质多为压迫吸收改变。肿块密度相对均匀，增强后一般明显欠均匀强化。

（2）MRI 表现：鼻咽部软组织肿块，边界清晰，T_1WI 多呈等低信号，T_2WI 多呈混杂高信号，可伴有较多流空血管影，增强扫描明显强化。

【鉴别诊断】

（1）鼻息肉：多呈囊性密度或信号，增强后强化不明显。

（2）鼻咽癌：鼻咽部软组织肿块，形态不规则，边界不清，呈浸润性生长，常伴有邻近颅底骨质破坏与颈部淋巴结转移。增强后不均匀强化，强化程度低于鼻咽部纤维血管瘤。

【重点提醒】

男性青少年出现进行性鼻塞及反复鼻出血，影像学表现为鼻咽部明显强化肿块，且有"见缝就钻"的特点，常提示鼻咽部纤维血管瘤。

四、鼻 咽 癌

【典型病例】

患者，男，45 岁，左侧面部不适伴疼痛 5 个月（图 6-7）。

【临床概述】

（1）鼻咽癌（nasopharyngeal carcinoma）是起源于鼻咽部黏膜的上皮源性恶性肿瘤，与 EB 病毒感染、遗传及环境因素相关，好发于我国华南地区及东南亚国家。

（2）早期症状不明显，进展期可表现为涕中带血、鼻塞及鼻出血。晚期可有头痛、耳鸣及听力下降等症状。

（3）治疗以放疗为主，辅以化疗及靶向治疗。

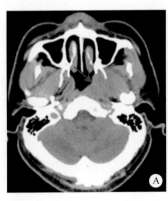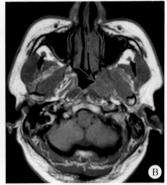

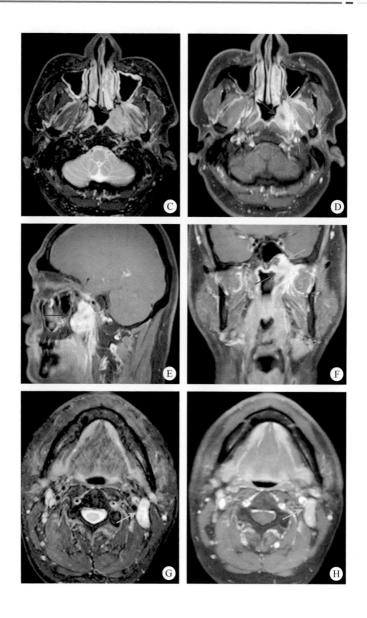

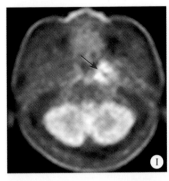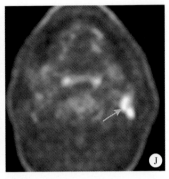

图 6-7 鼻咽癌

A. 横断位 CT 平扫显示左侧鼻咽部软组织增厚，呈等密度（红色箭头）；B. 横断位 T_1WI 病变呈等、稍低信号（红色箭头）；C. 横断位 T_2WI 压脂呈稍高信号（红色箭头）；D～F. 横断位、矢状位及冠状位 T_1WI 压脂增强后肿块明显不均匀强化（红色箭头），咽隐窝消失，咽旁脂肪间隙消失，代之以异常软组织影（绿色箭头），邻近咽鼓管隆突增厚伴强化（黄色箭头），颅骨骨质异常强化（蓝色箭头），均提示肿瘤累及；G. 横断位 T_2WI 压脂可见左侧颈部 Ⅱ 区肿大淋巴结（橙色箭头），呈不均匀高信号；H. 横断位 T_1WI 压脂增强后明显不均匀强化（橙色箭头），提示转移；I、J. 横断位 DWI 显示左侧鼻咽部病灶（红色箭头）及左侧颈部 Ⅱ 区肿大淋巴结（橙色箭头）呈高信号，提示弥散受限

【影像学表现】

（1）CT 表现：早期表现为鼻咽顶、侧壁黏膜增厚伴咽隐窝变窄或消失，进展期表现为鼻咽顶侧壁软组织肿块，鼻咽腔变窄，侵犯邻近颅底可出现骨质破坏，并可侵犯颅内。增强后增厚的黏膜或肿块一般呈明显欠均匀强化。咽后及颈部淋巴结转移常见，部分为双侧转移。

（2）MRI 表现：鼻咽顶侧壁软组织异常信号灶，边界不清，T_1WI 呈等信号，T_2WI 呈高信号，DWI 呈高信号，增强后明显不均匀强化。邻近咽旁间隙及翼腭窝脂肪间隙消失，颅底或颅内出现类似异常信号，均提示肿瘤侵犯。

【鉴别诊断】

（1）鼻咽部淋巴瘤：多见于青壮年或老年人，肿瘤累及范围广，常侵犯鼻腔及口咽部，局部及全身淋巴结肿大更为常见。肿瘤密度或信号均匀，DWI 弥散明显受限，增强后轻中度均匀强化，少见侵犯邻近颅底骨质。

（2）鼻咽部纤维血管瘤：多见于男性青少年，出现进行性鼻塞及反复鼻出血，影像学表现为鼻咽部明显强化肿块，且有"见缝就钻"的特点，邻近骨质一般受压变薄。

【重点提醒】

（1）早期黏膜病变不明显，可仅表现为咽隐窝变浅，需要仔细观察两侧咽隐窝是否对称，对较小侧应仔细观察辨别，避免漏诊。

（2）早期即可出现淋巴结转移，尤其咽后淋巴结。此外，部分病例可无鼻咽部相关症状，而以颈部肿块就诊，需要重点观察相应侧鼻咽部黏膜是否异常增厚伴强化。

（3）CT 与 MRI 在鼻咽癌评估方面优势互补。CT 主要优势为评估邻近骨质是否受累，MRI 主要优势为评估邻近咽旁间隙、翼腭窝、椎前筋膜及肌肉、颅内侵犯情况，其对鼻咽癌分期至关重要。

五、鼻咽淋巴瘤

【典型病例】

患者，男，52 岁，外院确诊黏膜相关淋巴组织结外边缘区 B 细胞淋巴瘤 1 月余（图 6-8）。

【临床概述】

（1）鼻咽淋巴瘤（nasopharyngeal lymphoma）在结外原发性淋巴瘤中，仅次于腭扁桃体淋巴瘤。亚洲人多发生于 Waldeyer 环，多为非霍奇金淋巴瘤，以弥漫大 B 细胞淋巴瘤为主。

（2）临床症状出现较晚，多为气道阻塞症状，很少因坏死出血表现为鼻出血。

（3）治疗采取局部放疗＋全身化疗的综合治疗方案。

【影像学表现】

（1）CT 表现：鼻咽部软组织肿块，边缘相对光整，常累及鼻咽各个壁，呈弥漫、对称性的"平铺式"表现。肿块密度均匀，增强后一般轻 - 中度均匀强化。罕见侵犯邻近颅底骨质。

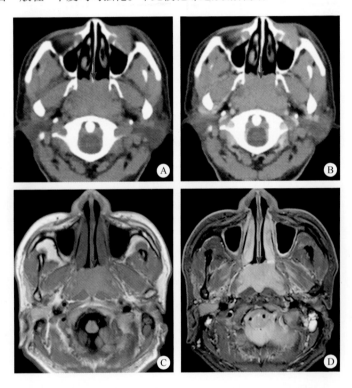

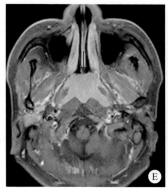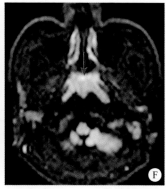

图 6-8　鼻咽淋巴瘤

A. 横断位 CT 平扫显示鼻咽部异常增厚软组织肿块，密度均匀，大致对称，鼻咽腔变窄（红色箭头）；B. 横断位 CT 增强扫描显示病灶轻度均匀强化（红色箭头）；C. 横断位 T_1WI 病灶呈等信号（红色箭头）；D. 横断位 T_2WI 压脂呈高信号（红色箭头）；E. 横断位 T_1WI 压脂增强显示病灶中度均匀强化（红色箭头）；F. 横断位 DWI 显示病灶信号不均匀增高（红色箭头），提示弥散受限

（2）MRI 表现：鼻咽部异常信号软组织影，边界清晰，可延及咽旁间隙，肿瘤信号均匀，T_1WI 呈等信号，T_2WI 及 DWI 呈高信号。增强后轻 - 中度均匀强化。累及颈部淋巴结时多呈对称性、弥漫性肿大，信号及强化均匀，同鼻咽部原发肿瘤。

【鉴别诊断】

（1）鼻咽慢性炎症：多见于长期吸烟男性，鼻咽部黏膜轻度、均匀增厚，增强后强化较明显，可伴有颈部淋巴结增多，但无淋巴结肿大。

（2）鼻咽癌：肿块边界不清，呈浸润性生长，常伴有邻近颅底骨质破坏，颈部淋巴结转移常呈非对称性，多伴有坏死，呈环状强化。

【重点提醒】

鼻咽部对称性、弥漫性肿块，伴双侧对称性颈部淋巴结肿大，且鼻咽部肿块及肿大的淋巴结密度、信号均匀，增强后轻中度均匀强化，无既往淋巴瘤病史，常提示鼻咽部原发淋巴瘤。

第二节　口咽部病变

一、异　物

【典型病例】

患者，男，27 岁，误吞鸡骨 4 小时，咽痛（**图 6-9**）。

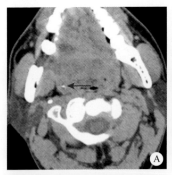
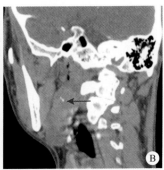
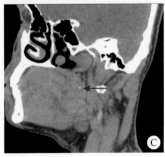

图 6-9　异物

横断位、斜冠状位及斜矢状位 CT 平扫显示右侧口咽部不规则小短条状高密度影（红色箭头），结合误吞史，符合口咽部异物表现

【临床概述】

（1）异物（foreign body）患者常有异物误吞史。

（2）临床症状：咽部不适，吞咽疼痛及困难，可伴发局部感染。

（3）治疗：直视或内镜下取出。

【影像学表现】

CT 表现：不透光的异物表现为高密度，透光的异物很难显示，仅表现为局部软组织肿胀，可伴有咽旁间隙积气。

【鉴别诊断】

高密度异物需要与口咽侧壁钙化灶鉴别，口咽部慢性炎症伴钙化一般双侧多发，钙化点多为类圆形。

【重点提醒】

（1）误将正常颈部软骨（甲状软骨、环状软骨及勺状软骨）钙化认定为异物。

（2）薄层 CT MPR 对显示异物的部位、大小、形态及数量具有优势。一般不需要进行 MRI 检查。

二、扁桃体周围脓肿

【典型病例】

患者，男，52 岁，咽痛伴吞咽困难 4 天（图 6-10）。

【临床概述】

（1）扁桃体周围脓肿（peritonsillar abscess）是扁桃体周围间隙的化脓性炎症，多继发于急性扁桃体炎，多单侧发病，多见于青壮年。

（2）急性扁桃体炎发病后，同侧咽痛加剧，可放射至同侧耳部、吞咽、张口困难，甚至引发上呼吸道梗阻。

（3）早期应用抗生素治疗，脓肿形成后穿刺或切开引流，而后择期进行扁桃体切除。

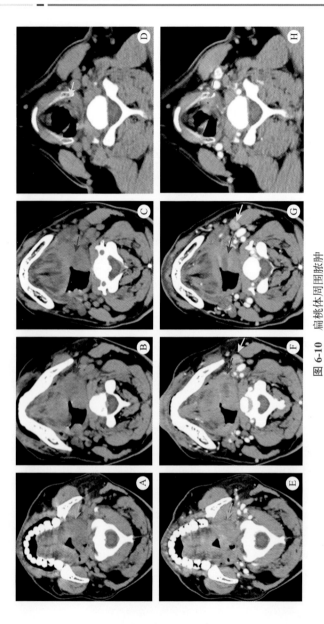

图 6-10 扁桃体周围脓肿

A～D. 横断位 CT 平扫显示左侧扁桃体窝软组织肿胀，密度欠均匀（蓝色箭头），向下累及左侧梨状窝（橙色箭头），口咽腔变窄，红色箭头）；E、F、G. 横断位 CT 增强后肿块不均匀强化（蓝色箭头），增强后明显均匀强化，提示脓肿形成，左侧颈部多发淋巴结肿大，增强显示内部可见卵圆形无强化区（红色箭头），提示淋巴结反应性增生；H. 横断位 CT 增强显示左侧梨状窝受累（橙色箭头）（黄色箭头），提示淋巴结反应性增生；H. 横断位 CT 增强显示左侧梨状窝受累（橙色箭头）

【影像学表现】

（1）CT表现：扁桃体周围异常增厚软组织影，密度不均匀，可形成单个或多个小脓腔，并可合并积气。增强后脓肿壁环状强化。

（2）MRI表现：口咽部异常软组织信号影，边界欠清，病灶信号不均匀，脓腔内 T_1WI 呈低信号，T_2WI 及 DWI 呈高信号，有时可见液平，脓肿壁可于 T_1WI 及 T_2WI 呈等信号，DWI 呈稍高信号，增强后脓肿壁明显均匀强化、脓腔内未见强化，腔内有时可见强化的纤维分隔，病变向相邻的颈部间隙、肌肉筋膜组织蔓延扩散时表现为受累颈部间隙内脂肪信号消失、受累的肌肉筋膜组织增厚强化。同侧颈部可出现淋巴结反应性增生。

【鉴别诊断】

（1）口咽癌：口咽部软组织肿块，内部可见液化坏死，增强后不均匀强化，但液化坏死区无 DWI 弥散受限表现，增强后不会出现环状厚壁强化。

（2）口咽部淋巴瘤：肿块边界清晰，双侧、弥漫累及多见，密度和信号均匀，DWI 弥散明显受限，增强后轻中度均匀强化，可伴颈部淋巴结肿大，与口咽部原发肿瘤密度、信号和强化相仿。

【重点提醒】

扁桃体周围异常增厚软组织影，范围弥漫，边界不清，密度或信号不均匀，可形成单个或多个小脓腔，并可合并积气，DWI 脓腔弥散受限，增强后脓肿壁环状强化、脓腔不强化，常提示扁桃体周围脓肿。

三、口 咽 癌

【典型病例】

患者，女，73岁，咽部异物感1月余（图6-11，图6-12）。

【临床概述】

（1）口咽癌（oropharyngeal cancer）是指原发于舌根、软腭、腭扁桃体、咽侧、咽后壁及会厌周围的恶性肿瘤。腭扁桃体癌常见，多为鳞状细胞癌，少数为黏液表皮样癌。其好发于 50 ~ 70 岁男性，与吸烟、酗酒及人乳头状瘤病毒（HPV）感染相关。

（2）临床早期症状为咽部不适、异物感，进展期为明显咽痛、出血、吞咽及张口困难。

（3）治疗采取手术＋局部放疗的综合治疗方案。

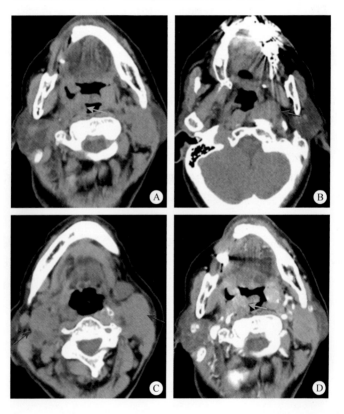

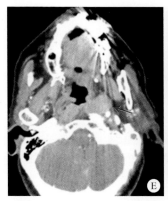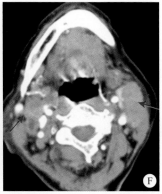

图 6-11 右侧扁桃体鳞状细胞癌（HPV 不相干型）

A. 横断位 CT 平扫显示右侧扁桃体不规则软组织密度影（蓝色箭头）；B、C. 横断位 CT 平扫显示左侧咽后（红色箭头）及双侧颈部 Ⅱ 区多发淋巴结肿大（红色箭头）；D～F. 横断位 CT 增强后可见病灶明显欠均匀强化（蓝色箭头），左侧咽后及双侧颈部 Ⅱ 区肿大淋巴结局部融合，明显不均匀强化，内部见无强化区（红色箭头），提示淋巴结转移伴坏死

【影像学表现】

（1）CT 表现：口咽部软组织肿块影，形态不规则，表面不光整，边界不清，与邻近咽旁间隙分界不清，可累及咽旁间隙与舌根部。肿块密度常不均匀（伴有坏死区及出血区，可呈低高混杂密度），增强后不均匀强化。伴同侧颈部淋巴结转移多见，呈环状强化。

（2）MRI 表现：口咽部软组织异常信号影，形态不规则，边界欠清，可累及咽旁间隙，肿瘤信号不均匀，T_1WI 呈等信号，T_2WI 及 DWI 呈高信号，伴有坏死及出血时信号混杂。增强后轻中度不均匀强化，可伴有同侧颈部淋巴结肿大、融合，增强后不规则环状强化。

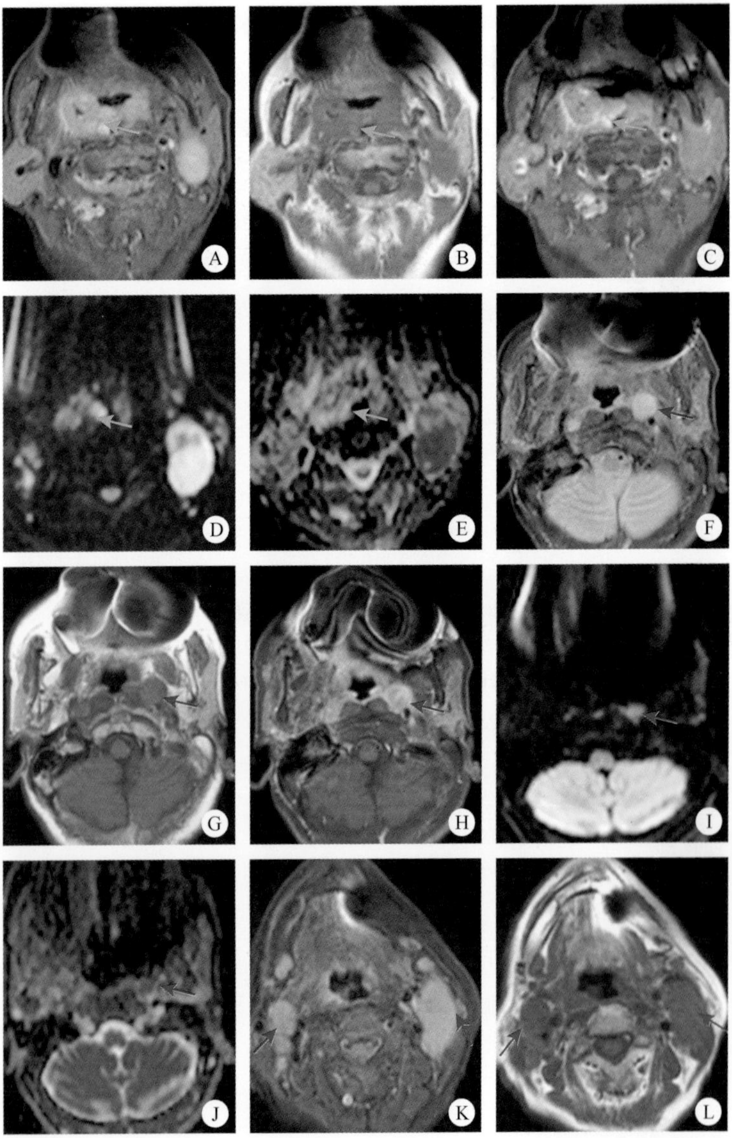
A
B
C
D
E
F
G
H
I
J
K
L

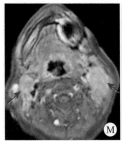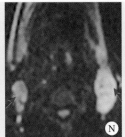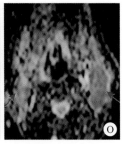

图 6-12　右侧扁桃体鳞状细胞癌（HPV 不相干型）

A. 横断位 T_2WI 压脂显示右侧口咽壁明显增厚，呈高信号（蓝色箭头）；B. 横断位 T_1WI 呈等信号（蓝色箭头）；C. 横断位 T_1WI 压脂增强显示病灶（蓝色箭头）明显不均匀强化；D. 横断位 DWI 显示病灶（蓝色箭头）呈不均匀高信号；E. 横断位 ADC 呈不均匀略低信号（蓝色箭头）；F. T_2WI 压脂显示左侧咽后淋巴结肿大，呈高信号（红色箭头）；G. 横断位 T_1WI 呈等信号（红色箭头）；H. 横断位 T_1WI 压脂增强显示淋巴结明显不均匀强化（红色箭头）；I. 横断位 DWI 显示左侧咽后淋巴结呈不均匀高信号（红色箭头）；J. 横断位 ADC 呈不均匀低信号（红色箭头）；K. T_2WI 压脂显示双侧颈部 II 区多发淋巴结肿大，局部融合，呈高信号（红色箭头）；L. 横断位 T_1WI 呈等信号（红色箭头）；M. 横断位 T_1WI 压脂增强显示淋巴结明显不均匀强化（红色箭头）；N. 横断位 DWI 显示双侧颈部 II 区肿大淋巴结呈不均匀高信号（红色箭头）；O. 横断位 ADC 呈不均匀低信号（红色箭头），提示淋巴结转移，并得以病理证实

【鉴别诊断】

（1）扁桃体周围脓肿：扁桃体周围异常增厚软组织影，范围弥漫，可形成单个或多个小脓腔，并可合并积气，DWI 脓腔弥散受限，增强后脓肿壁环状强化、脓腔不强化。

（2）口咽部淋巴瘤：肿块边界清晰，双侧、弥漫累及多见，密度和信号均匀，DWI 弥散明显受限，增强后轻中度均匀强化，可伴颈部淋巴结肿大，与口咽部原发肿瘤密度、信号和强化相仿。

【重点提醒】

口咽部软组织肿块影，形态不规则，边界欠清，密度或信号不均匀，易液化坏死，增强后不均匀轻中度强化，可伴有颈部淋巴结转移，转移的淋巴结出现液化坏死而呈环状强化。

四、口咽淋巴瘤

【典型病例】

患者，男，61岁，确诊弥漫大 B 细胞淋巴瘤 7 个月，随访正电子发射体层成像（PET）/CT 显示右侧扁桃体高代谢（图 6-13）。

【临床概述】

（1）口咽淋巴瘤（oropharyngeal lymphoma），中老年人多见，多发生于 Waldeyer 环，以腭扁桃体最为常见，可原发，也可为全身淋巴瘤结外累及，非霍奇金淋巴瘤最为常见，且以弥漫大 B 细胞淋巴瘤为主。

（2）临床早期表现为咽部不适及异物感，晚期多表现为咽痛、出血及张口困难。

【影像学表现】

（1）CT 表现：口咽部软组织肿块，边缘光整，可跨越中线，累及对侧，也可累及 Waldeyer 环其他结构，罕见侵犯邻近骨质。肿块密度均匀，增强后轻中度均匀强化。

（2）MRI 表现：口咽部软组织异常信号影，边界清晰，表面光滑，肿瘤信号均匀，T_1WI 呈等信号，T_2WI 及 DWI 呈高信号。增强后轻中度均匀强化。40% 伴有颈部淋巴结肿大，肿大淋巴结很少发生坏死，可融合成团，信号及强化均匀。

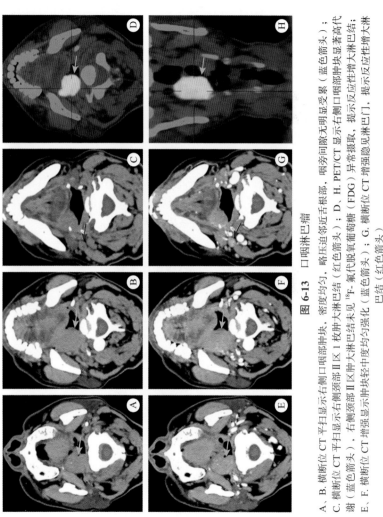

图 6-13 口咽淋巴瘤

A、B. 横断位 CT 平扫显示右侧口咽部肿块，密度均匀，略压迫邻近舌根部，咽旁间隙无明显受累（蓝色箭头）；
C. 横断位 CT 平扫显示右侧颈部Ⅱ区 1 枚肿大淋巴结（红色箭头）；D. H. PET/CT 显示右侧口咽部肿块显著高代谢（蓝色箭头），右侧颈部Ⅱ区肿大淋巴结未见 ^{18}F- 氟代脱氧葡萄糖（FDG）异常摄取，提示反应性增大淋巴结；E、F. 横断位 CT 增强显示肿块中度均匀强化（蓝色箭头）；G. 横断位 CT 增强隐见淋巴门，提示反应性增大淋巴结（红色箭头）

【鉴别诊断】

（1）口咽癌：口咽部软组织肿块影，形态不规则，边界欠清，密度或信号不均匀，易液化坏死，增强后不均匀轻中度强化，可伴有颈部淋巴结转移，转移的淋巴结出现液化坏死而呈环状强化。

（2）扁桃体周围脓肿：扁桃体周围异常增厚软组织影，范围弥漫，可形成单个或多个小脓腔，并可合并积气，DWI 脓腔弥散受限，增强后脓肿壁环状强化、脓腔不强化。

【重点提醒】

口咽部淋巴瘤是 Waldeyer 环淋巴瘤最常见的发病部位，临床上，如发现口咽部占位，需要仔细观察对侧口咽部及 Waldeyer 环其他结构是否存在软组织肿胀，若存在，且软组织密度或信号均匀，DWI 弥散明显受限，增强后轻中度均匀强化，高度提示淋巴瘤可能。

第三节　喉咽部病变

一、喉乳头状瘤

【典型病例】

患者，男，33 岁，声音嘶哑 5 年（图 6-14）。

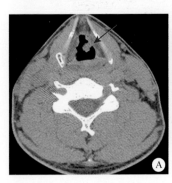
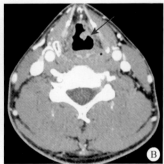

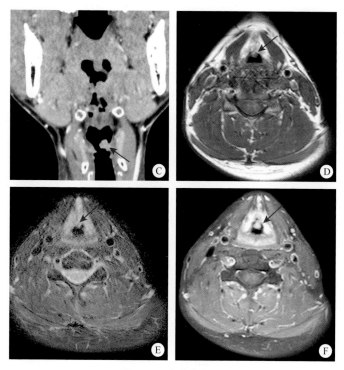

图 6-14 喉乳头状瘤

A. 横断位 CT 平扫显示左侧声带乳头状软组织密度影，带蒂，突入喉腔，密度均匀，边界清晰（红色箭头）；B、C. 横断位及冠状位 CT 增强病灶呈均匀中度强化（红色箭头）；D. 横断位 T_1WI 呈等信号（红色箭头）；E. 横断位 T_2WI 压脂呈等高信号（红色箭头）；F. 横断位 T_1WI 压脂增强呈明显均匀强化（红色箭头）

【临床概述】

（1）喉乳头状瘤（laryngeal papilloma）是喉部较常见的良性肿瘤，可能与 HPV 感染有关。单发或多发，带蒂或宽基底，其多发生于悬雍垂-腭舌弓-扁桃体-喉表面。

（2）临床症状：肿瘤小时可无症状，大者可出现喉部不适、声音嘶哑、发声障碍或困难。

（3）治疗采用手术切除，但易复发，需要定期随访。成年患者有恶变可能。

【影像学表现】

（1）CT 表现：声带、室带或喉部其他结构乳头状小结节或菜花状肿块，病变主要位于声带，带蒂或宽基底，突入喉腔，密度均匀，增强后可轻中度强化。

（2）MRI 表现：喉部乳头状或菜花状异常信号灶，T_1WI 呈等信号，T_2WI 呈等高信号，增强后轻度至明显均匀强化。邻近软骨及间隙无受累。

【鉴别诊断】

（1）声带息肉：多发生于声带前、中 1/3 交界处，呈结节状，密度、信号及增强后强化方式同喉乳头状瘤，但基底相对较窄。

（2）声门型喉癌：多发生于声带前、中 1/3 交界处边缘，表现为声带局限性增厚，可累及前、后联合及对侧声带，侵犯邻近喉旁间隙及喉软骨。

【重点提醒】

（1）声带、室带或喉部其他结构乳头状小结节或菜花状肿块，病变主要位于声带，带蒂或宽基底，突入喉腔，密度或信号均匀，增强后可轻度至明显均匀强化，邻近软骨及间隙无受累，常提示喉乳头状瘤。

（2）喉乳头状瘤有恶变风险，成年患者如有深部浸润应提示有恶变可能。

二、喉　　癌

【典型病例】

病例一　患者，男，69 岁，无明显诱因出现双侧颈部淋巴结肿大 3 个月（图 6-15）。

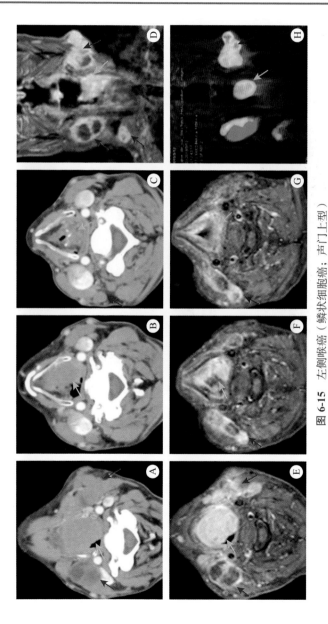

图 6-15　左侧喉癌（鳞状细胞癌；声门上型）

A～C. 横断位 CT 增强显示左侧会厌左侧肿块（蓝色箭头），边界欠清，增强后明显不均匀强化；D～G. 冠状位及横断位 T₁WI 压脂增强显示左侧会厌左侧肿块明显不均匀强化，累及邻近会厌前间隙，与左侧甲状软骨板间隙消失，向下累及左侧梨状窝及壁（蓝色箭头），双侧颈部多发肿大伴坏死淋巴结（红色箭头）；H. PET/MRI 显示左侧颈部肿大淋巴结（蓝色箭头）与颈部肿大淋巴结（红色箭头）FDG 高摄取

病例二 患者，男，82 岁，声音嘶哑 2 个月（图 6-16）。

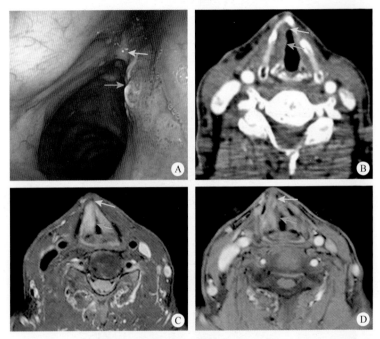

图 6-16 喉癌（鳞状细胞癌，声门型）

A. 喉镜显示右侧声带前、中段及前联合区肿物（蓝色箭头及黄色箭头）；B. 横断位 CT 增强显示右侧声带增厚，腔面呈结节状凸起（蓝色箭头），累及前联合（黄色箭头）；C. 横断位 T_2WI 压脂显示右侧声带增厚，信号增高（蓝色箭头），累及前联合（黄色箭头）；D. 横断位 T_1WI 压脂增强显示病灶不均匀强化，向前累及前联合（蓝色箭头、黄色箭头），颈部未见肿大淋巴结

病例三 患者，男，61 岁，进行性声音嘶哑 1 年余，活动后气促 2 个月（图 6-17）。

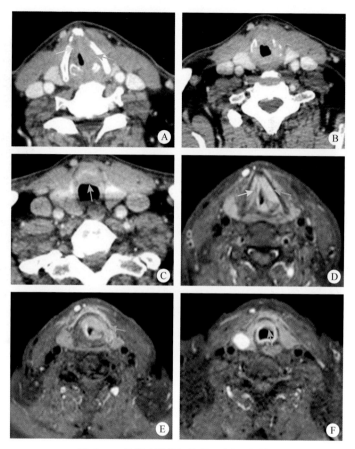

图 6-17　喉癌（鳞状细胞癌，声门下型）

A ～ C. 横断位 CT 增强显示两侧声带增厚，左侧显著，喉旁间隙消失，与邻近甲状软骨分界欠清（蓝色箭头和黄色箭头），向下累及环状软骨（图 B 蓝色箭头）及气管软骨环（图 C 蓝色箭头）；D ～ F. 横断位 T_1WI 压脂增强可见两侧声带增厚伴不均匀强化，喉旁间隙消失，与邻近甲状软骨分界欠清（蓝色箭头和黄色箭头），向下累及环状软骨（图 E 蓝色箭头）及气管软骨环（图 F 蓝色箭头）

【临床概述】

（1）喉癌（laryngeal cancer）是原发于声门上区（室带、喉室、会厌及其皱襞）、声门（声带、前联合、后联合）及声门下区（声门下缘至环状软骨下缘）的恶性肿瘤。30%发生于声门上区，65%发生于声门，5%发生于声门下区。绝大多数为鳞状细胞癌，与吸烟和酗酒密切相关。喉癌好发于中老年人，男性多于女性。

（2）临床症状：咽部异物感、声音嘶哑、进行性吞咽困难。

（3）治疗：手术为主，辅以局部放疗。

【影像学表现】

（1）CT表现：声门区黏膜局部结节、不规则增厚及肿块，边界不清，肿瘤较小时，密度相对均匀，肿块增大时可出现坏死，密度不均匀，增强后不均匀中度强化。喉旁间隙及会厌前间隙脂肪组织消失，代之以软组织密度，常提示肿瘤累及。前联合软组织厚度超过1～2mm，常提示肿瘤累及。喉软骨成骨性或破骨性改变，提示肿瘤侵犯。

（2）MRI表现：声门区软组织结节、增厚或肿块，形态不规则，边界欠清，T_1WI呈等信号，T_2WI呈等高信号，DWI呈高信号，增强后中度不均匀强化，可伴有颈部淋巴结转移，转移的淋巴结常液化坏死而出现环状强化。

【鉴别诊断】

（1）下咽癌：两者影像学表现相似，主要鉴别点为肿瘤的原发部位。下咽癌位于喉两侧及后方，多发生于梨状窝，累及喉旁间隙，邻近喉结构受压向对侧移位或旋转。而喉癌位于室带、声带及声门下区，一般无喉结构移位或旋转。

（2）喉乳头状瘤：声带、室带或喉部其他结构乳头状小结节或菜花状肿块，主要位于声带，带蒂或宽基底，突入喉腔，密度或信号均匀，增强后可轻度至明显均匀强化，邻近软骨及间隙无受累。

【重点提醒】

（1）喉癌的早期诊断主要依靠喉镜+活检。影像学价值在于对喉癌 T 分期及 N 分期的判断。

（2）一种特殊类型的喉癌——跨声门型喉癌，可伴或不伴声门下受累，常见淋巴结转移。

（3）喉癌患者存在较高的第二原发肿瘤并发风险（肺癌或食管癌），需要结合其他检查，仔细观察。

三、下　咽　癌

【典型病例】

患者，男，63 岁，咽部不适 1 月余（图 6-18）。

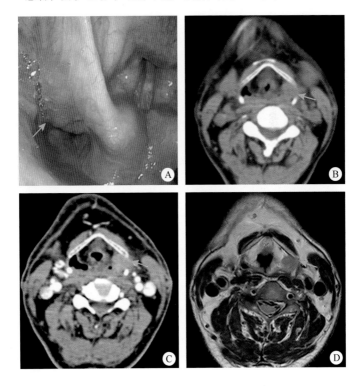

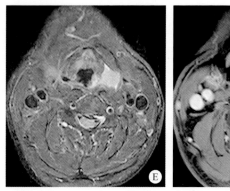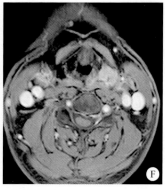

图 6-18　左侧梨状窝癌（鳞状细胞癌）

A. 喉镜显示左侧梨状窝区肿块（蓝色箭头）；B. 横断位 CT 平扫显示左侧梨状窝等密度肿块，累及左侧甲状软骨后角（蓝色箭头）；C. 横断位 CT 增强后明显欠均匀强化（蓝色箭头）；D. 横断位 T_1WI 显示左侧梨状窝肿块呈稍高信号（蓝色箭头）；E. 横断位 T_2WI 压脂呈高信号（蓝色箭头）；E. 横断位 T_1WI 压脂增强后明显欠均匀强化（蓝色箭头）

【临床概述】

（1）下咽癌（hypopharyngeal cancer）是指原发于舌根下部、会厌舌面、下咽侧、后壁、杓状会厌襞、梨状窝和环甲区的恶性肿瘤。大多为鳞状细胞癌，梨状窝多见，其次为咽后壁及环后区。下咽癌好发于中老年男性，与吸烟、酗酒密切相关。

（2）临床症状：早期症状不明显，进展期出现咽部异物感、吞咽疼痛及困难、声音嘶哑。

（3）治疗：采取手术 + 局部放疗 + 全身化疗的综合治疗方案。

【影像学表现】

（1）CT 表现：下咽部黏膜不规则增厚或软组织肿块，表面不光整，边界不清，密度不均匀，增强后中度不均匀强化。其可侵犯邻近声门旁及会厌前间隙，累及喉软骨，并向深层累及椎体前间隙甚至椎体，也可沿轴线上下侵犯口咽、喉咽、声门及声门下区。本病常伴有同侧颈部Ⅱ区及Ⅲ区淋巴结转移，部分伴对侧转移。

（2）MRI 表现：下咽部不规则软组织肿块影，边界不清，信号不均匀，T_1WI 呈稍低信号，T_2WI 及 DWI 呈高信号，增强后中度不均匀强化。

【鉴别诊断】

（1）增生性咽炎：又称肥厚性咽炎，是慢性咽炎的一种重要亚型。患者有咽部不适或异物感，但很少出现咽痛。影像学表现为咽后壁软组织增厚（淋巴滤泡增生），密度或信号相对均匀，增强后轻中度均匀强化。其可伴有颈部淋巴结反应性增生。

（2）喉癌：两者影像学表现相似，主要鉴别点为肿瘤的原发部位。喉癌位于室带、声带及声门下区，一般无喉结构移位或旋转。而下咽癌位于喉两侧及后方，多发生于梨状窝，累及喉旁间隙，邻近喉结构受压向对侧移位或旋转。

【重点提醒】

（1）影像学检查在下咽癌诊断中的主要价值在于评估肿瘤大小，判断邻近重要结构是否受累与受累深度。综合 MRI 的高软组织分辨率及 CT 的高骨密度分辨率，可更为客观、准确地进行 T 分期，指导手术方案制定。

（2）因下咽癌出现颈部淋巴结转移的概率高，需要特别注意观察相应区域淋巴结是否肿大或是否存在异常强化。

（程增辉　李卫侠）

第七章

唾液腺病变

第一节　腮腺病变

一、腮腺导管结石

【典型病例】

患者，男，53岁，发现右侧耳后肿胀伴疼痛2月余（图7-1）。

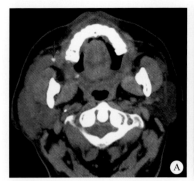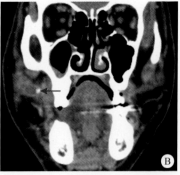

图7-1　右侧腮腺导管结石伴阻塞性腮腺炎

A. 横断位CT平扫显示右侧腮腺导管走行区近开口处见高密度影，长径约为4mm，邻近腮腺导管扩张，右侧腮腺肿胀、密度增高；B. CT平扫冠状位重建显示右侧腮腺导管走行区近开口处见高密度影，邻近腮腺导管扩张

【临床概述】

（1）腮腺导管结石（parotid duct stone）是一种常见的口腔疾病，结石常致唾液排出受阻，继发感染，造成腺体急性或反复发作的炎症。

（2）腮腺导管结石可发生于任何年龄，以 20～40 岁的中青年好发，男性多于女性。

（3）临床表现主要为在进食、咀嚼或腮腺受刺激时，腮腺肿胀和疼痛加重，之后不久肿胀和疼痛逐渐消失。

【影像学表现】

（1）CT 表现：腮腺导管走行区圆形、椭圆形或梭形高密度影，伴腮腺导管增粗扩张。当合并腮腺炎时，腮腺体积增大，周围脂肪间隙见渗出影，增强扫描腮腺强化程度高于健侧腺体。

（2）MRI 表现：腮腺导管走行区的 T_1WI、T_2WI 低信号影，T_2WI 可见扩张的腮腺导管，当合并腮腺炎时，腮腺弥漫性肿大，周围脂肪间隙见渗出影。

【鉴别诊断】

（1）干燥综合征：表现为两侧腮腺对称性多发细小钙化灶，不伴有腮腺主导管扩张。

（2）淋巴结钙化：类圆形、边界清楚的点状高密度影，其部位一般在唾液腺导管走行区之外。

【重点提醒】

若在进食、咀嚼或腮腺受刺激时出现双侧耳垂下方疼痛不适，CT 检查示腮腺内或导管走行区高密度影，伴邻近导管扩张、腮腺炎，需要考虑腮腺导管结石。

二、腮　腺　炎

【典型病例】

患者，男，67 岁，发现右侧面部肿块 3 月余，肿块呈进行性增大，伴右侧面部麻木，有轻压痛（图 7-2）。

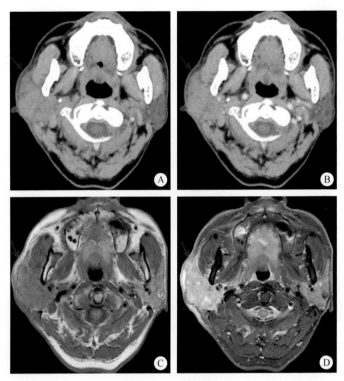

图 7-2　急性腮腺炎

A. 横断位 CT 平扫显示右侧腮腺呈弥漫性肿大，密度增高，周围脂肪间隙模糊；B. 横断位 CT 增强后轻度强化；C. 横断位 T_1WI 呈等低信号；D. 横断位 T_2WI 压脂呈高信号，周围筋膜及皮下脂肪信号增高

【临床概述】

（1）腮腺炎（parotitis）可由多种病因引起，包括细菌性、病毒性、结石相关及自身免疫相关等。

（2）临床表现常为腺体肿胀、疼痛，化脓性者可见脓性分泌物，按病程腮腺炎可分为急性腮腺炎及慢性腮腺炎，急性腮腺炎起病急，临床多有红、肿、热、痛表现，压痛明显，慢性腮腺炎临床症状可不明显，多有反复发作史。

【影像学表现】

（1）CT 表现：腮腺炎典型表现为腮腺肿大，轮廓欠清，早期腺体密度增高，后期脓肿形成，可出现斑点状或空洞状液性低密度区，增强扫描显示腮腺弥漫性强化，内可伴无强化的脓腔，腮腺周围筋膜及皮下脂肪呈水肿样改变。

（2）MRI 表现：腮腺弥漫性肿大，T_1WI 呈等低信号，T_2WI 呈高信号，增强后呈弥漫、中等强化；若有脓肿形成，DWI 上脓腔呈高信号，增强后可见边缘环状强化。

【鉴别诊断】

（1）腮腺恶性肿瘤继发感染：腮腺恶性肿瘤占位效应明显，呈浸润性生长，表现为形态不规则肿块，边界不清，内部可出现坏死，并侵犯邻近组织，可见下颌骨骨质破坏、颈部淋巴结肿大，增强后不均匀强化。腮腺恶性肿瘤继发感染时有时难以与腮腺炎鉴别，明确诊断依赖于病理学检查。

（2）干燥综合征：为自身免疫相关疾病，患者临床多有口干、眼干病史，早期腺体肿大，后期腺体萎缩，部分患者伴有其他结缔组织疾病。

【重点提醒】

腮腺炎病程可分为急性或慢性，急性发病常伴腮腺区红、肿、热、痛，压痛明显，白细胞计数升高；腮腺呈弥漫性肿大；邻近颈深筋膜增厚，皮下脂肪层模糊；增强扫描可见弥漫性中度强化，伴有脓肿形成者可见环状强化。

三、多形性腺瘤

【典型病例】

患者，女，41 岁，1 周前无明显诱因情况下发现右侧腮腺区肿物（图 7-3）。

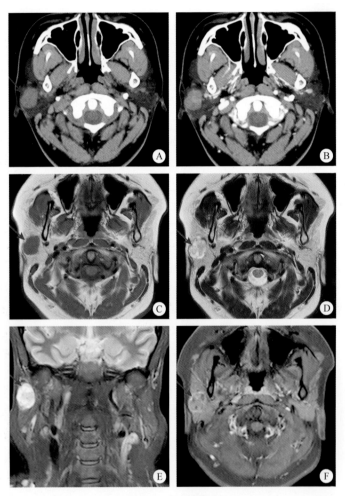

图 7-3 多形性腺瘤

A. 横断位 CT 平扫显示右侧腮腺内类圆形软组织密度，边界清晰，可见浅分叶；B. 横断位 CT 增强呈不均匀轻度强化；C. 横断位 T_1WI 显示右侧腮腺病灶呈等低信号；D、E. 横断位 T_2WI 及冠状位 T_2WI 压脂显示右侧腮腺病灶呈不均匀高信号，信号不均匀，其内见更高信号影；F. T_1WI 增强显示右侧腮腺病灶呈不均匀强化，其内见多个小圆形无强化区，提示为病灶内黏液或囊变

【临床概述】

（1）多形性腺瘤（pleomorphic adenoma）又称混合瘤，是最常见的唾液腺良性肿瘤，约占所有唾液腺肿瘤的 60%，最常见于腮腺、颌下腺等大唾液腺。

（2）本病常见于 30～50 岁青壮年，女性略多于男性，生长缓慢，病程常较长，常无意或体格检查时发现腮腺内无痛性肿块，表面光滑或呈结节状，界限清楚。

（3）虽然多形性腺瘤为良性肿瘤，但术后易复发，少数有恶变可能，治疗以手术切除为主。

【影像学表现】

（1）CT 表现：腮腺内分叶状或类圆形软组织密度肿块，边界清楚，肿瘤较大时可合并囊变坏死及钙化灶，增强扫描呈渐进性延迟强化，囊变坏死区无强化。

（2）MRI 表现：混合瘤较小时信号较均匀，T_1WI 呈等低信号，T_2WI 为略高或高信号，周边可见低信号包膜，其内可见对应软骨黏液样组织的更高信号区及对应多细胞区的低信号区，DWI 肿瘤弥散不受限，ADC 呈稍高信号，增强扫描呈渐进性延迟强化，TIC 多呈Ⅰ型。

【鉴别诊断】

（1）腺淋巴瘤：中老年男性多见，患者多有吸烟史，病灶多位于浅叶后下极，双侧发病或呈多灶性，贴边血管征为其特征性表现，增强扫描动脉期明显强化，静脉期强化减退，TIC 呈Ⅲ型。

（2）基底细胞腺瘤：常见于 50～60 岁老年女性，多伴有囊变，DWI 弥散不受限，动脉期强化明显，静脉期强化不减退，TIC 多呈Ⅱ型。

（3）黏液表皮样癌：为最常见的腮腺恶性肿瘤，大多跨腮腺深、浅叶生长，或位于深叶，形态不规则，边界不清，呈浸润性生长，DWI 弥散受限，TIC 多呈Ⅱ型，可伴有颈部淋巴结转移。

【重点提醒】

青中年女性好发，T_2WI内可见对应软骨黏液样组织的更高信号区及对应多细胞区的低信号区，增强后呈渐进性延迟强化，TIC多呈Ⅰ型。另外，病灶较小时即可出现浅分叶样改变，其为该肿瘤较特征性表现。

四、腺淋巴瘤

【典型病例】

病例一　患者，男，61岁，发现右侧腮腺区肿物9月余，有长期吸烟史（图7-4）。

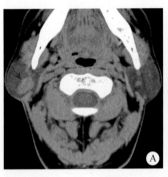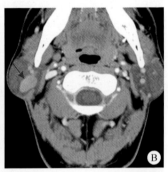

图7-4　右侧腮腺腺淋巴瘤

A. 横断位CT平扫显示右侧腮腺浅叶后下极类圆形软组织密度结节影，边界清晰；
B. 横断位CT增强后明显均匀强化

病例二　患者，男，67岁，发现双耳下肿物2年，有长期吸烟史（图7-5）。

【临床概述】

（1）腺淋巴瘤（warthin tumor）为腮腺第二常见良性肿瘤，又称Warthin瘤，多见于老年男性，与吸烟关系密切。

（2）多发或双侧出现具有一定诊断价值；腮腺浅叶后下极多见，病变呈圆形或类圆形，生长缓慢，常无意或体格检查时发现腮腺内无痛性肿块，表面光滑或呈结节状，界限清楚。

【影像学表现】

（1）CT表现：平扫呈实性或囊实性肿块，边界清楚，可单侧单发、单侧多发、双侧单发或多发，以多发者多见，病变多位于腮腺后下极，增强扫描动脉期明显强化，静脉期强化减退，可见贴边血管征。

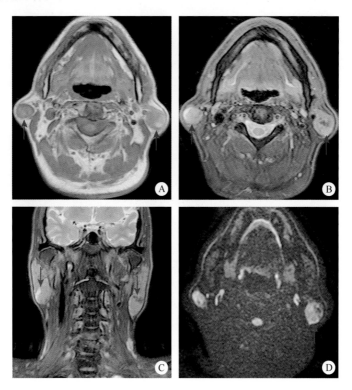

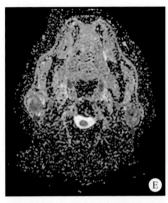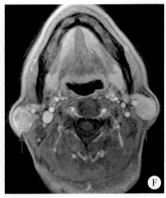

图 7-5 双侧腮腺腺淋巴瘤

A. 横断位 T_1WI 显示两侧腮腺浅叶后下极类圆形肿块影，T_1WI 呈等低信号；B、C. 横断位及冠状位 T_2WI 压脂显示病灶呈混杂稍高信号，病灶边界清晰；D. DWI 显示两侧腮腺病灶呈不均匀高信号；E. ADC 图显示两侧腮腺病灶呈低信号，测得 ADC 值为 $(0.63 \sim 0.86) \times 10^{-3} mm^2/s$；F. 横断位 T_1WI 增强显示两侧腮腺病灶不均匀强化

（2）MRI 表现：T_1WI 呈低信号，部分由于囊内含蛋白质或出血，可呈 T_1WI 高信号，T_2WI 压脂呈混杂稍高信号，增强后呈"快进快出"强化，TIC 呈 Ⅲ 型，由于含高浓度黏液的囊样结构和淋巴样组织，DWI 显示弥散受限，通常 ADC 值较低。

【鉴别诊断】

（1）腮腺多形性腺瘤：青壮年女性好发，为分叶状或类圆形肿物，肿块一般较均匀，较大者可发生坏死囊变，弥散多不受限，ADC 值高于腺淋巴瘤，增强呈渐进性延迟强化，TIC 多呈 Ⅰ 型。

（2）基底细胞腺瘤：常见于 50 ～ 60 岁女性，40 岁以下少见；多单发于腮腺浅叶，伴有大囊变，增强扫描实性部分明显强化，动脉期强化明显，静脉期强化不减退为其特征，TIC 多呈 Ⅱ 型。

（3）黏液表皮样癌：为最常见的腮腺恶性肿瘤，大多跨腮腺深、浅叶生长或位于深叶，为质硬肿块，呈浸润性生长，肿块较大侵犯面神经时可引起面瘫，可伴有颈部淋巴结转移。影像学表现为形态不规则肿块，边界不清，内部可出现坏死，并侵犯邻近组织，可伴有颈部淋巴结肿大。

【重点提醒】

中老年吸烟男性好发，影像学表现为囊实性或实性肿块，边界清楚，多位于腮腺浅叶后下极，多发或双侧出现具有一定诊断价值，MRI 表现为 DWI 弥散受限，ADC 值较低，增强后呈"快进快出"强化，TIC 呈Ⅲ型。

五、基底细胞腺瘤

【典型病例】

病例一　患者，女，53 岁，半年余前发现右侧腮腺区肿物，无短期内增大（图 7-6）。

病例二　患者，女，40 岁，左耳下肿物渐进性增大 10 月余（图 7-7）。

【临床概述】

（1）基底细胞腺瘤（basal cell adenoma）是一种少见的唾液腺良性肿瘤，占所有唾液腺上皮源性肿瘤的 1% ～ 7%，80% 以上发生于腮腺。

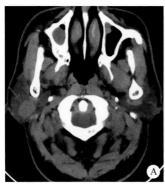
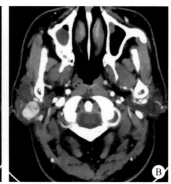

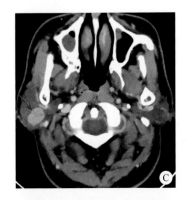

图 7-6　右侧腮腺基底细胞腺瘤
A. 横断位 CT 平扫软组织窗显示右侧腮腺类圆形肿块，密度高于腮腺实质，边界清晰；B、C. 横断位 CT 增强动脉期及静脉期可见病灶明显均匀强化，静脉期显示病灶强化程度较动脉期稍减退

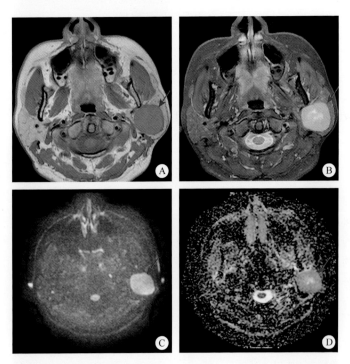

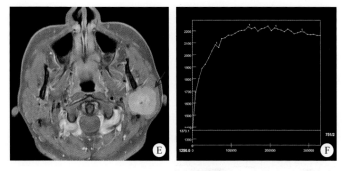

图 7-7 基底细胞腺瘤

A. 横断位 T_1WI 显示左侧腮腺内类圆形低信号软组织肿块，形态规则，边界清晰；B. 横断位 T_2WI 呈高信号，中心见斑片状更高信号；C. DWI 显示病灶呈高信号；D. ADC 值为 $1.2×10^{-3}mm^2/s$；E. 增强后肿块明显强化，中心见斑片状无强化区；F. TIC 曲线呈 II 型

（2）基底细胞腺瘤多见于中老年女性，尤其是 50 ～ 60 岁，常表现为生长缓慢的无痛性肿块，呈圆形或椭圆形，表面光滑，质地较硬，无压痛，具有良好的活动度。

（3）尽管基底细胞腺瘤为良性肿瘤，但有可能发生恶变，转化为浸润性生长的基底细胞癌。

【影像学表现】

（1）CT 表现：为圆形或卵圆形，通常直径小于 3cm 的软组织肿块，病变多发生于腮腺浅叶，肿块边界清晰，且边缘光整，有完整的包膜。肿瘤密度通常高于腮腺，平扫时以等密度或不均匀密度为主，约 65% 的肿瘤会发生囊变，而钙化则较少见。增强扫描显示实性部分明显强化，尤其在动脉期，而在静脉期强化程度略有下降，表现为快进慢出。

（2）MRI 表现：为圆形或卵圆形肿块，由于肿瘤间质内含有丰富的毛细血管和小静脉，易发生出血、坏死而引起囊变，实性部分通常在 T_1WI 呈等信号，而囊变或坏死区可能呈低信号，T_2WI 上实性部分呈高信号，囊变和坏死区则表现为明显的高信号，可见低信号的包膜。增强扫描显示动脉期明显强化，而静脉期强化程度减退缓慢，形成"快进慢出"的特征性表现，TIC 多呈 II 型。有研究表明，ADC 值通常低于腮腺多形性腺瘤，高于腺淋巴瘤。

【鉴别诊断】

（1）多形性腺瘤：好发于青中年女性，较基底细胞腺瘤患者发病年龄小，肿块常大于 3cm，分叶状改变多见，由于富含上皮组织和黏液样或软骨样间质，在 T_2WI 上信号较基底细胞腺瘤高，增强扫描早期强化不明显，呈延迟强化，TIC 多呈 I 型。

（2）腺淋巴瘤：常见于中老年有吸烟史男性，病变多位于腮腺的后下极，可表现为多灶性或双侧发病，"贴边血管"征为其特征性表现，增强扫描动脉期明显强化，静脉期强化减退，呈现出"快进快退"的强化特点，TIC 呈 III 型。

（3）基底细胞腺癌：常表现为密度或信号不均匀的肿瘤，其形态学特征显示出侵袭性生长特点，肿瘤边界不光整，且形态不规则，包膜不完整，常可见分叶，增强后强化多不均匀。有时基底细胞腺癌与基底细胞腺瘤鉴别困难，确诊依赖于病理学检查。

【重点提醒】

（1）基底细胞腺瘤常见于 50 ～ 60 岁老年女性，多伴有囊变，DWI 弥散不受限，动脉期强化明显，静脉期强化程度减退缓慢，TIC 多呈 II 型。

（2）由于基底细胞腺瘤有恶变可能，应推荐进行 CT 和 MRI 联合检查以观察肿块的大小、形状、功能成像及增强特征等，这有助于判断是否发生恶变。

六、腮腺恶性肿瘤

【典型病例】

患者，女，34 岁，右侧腮腺肿块伴面瘫 9 年（图 7-8）。

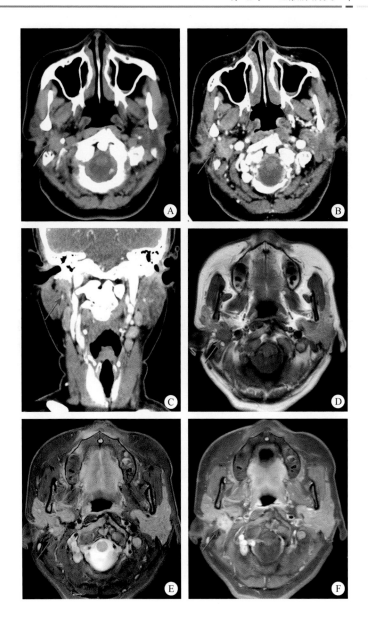

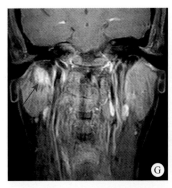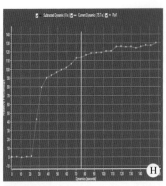

图 7-8 右侧腮腺黏液表皮样癌

A. 横断位 CT 平扫显示右侧腮腺深叶不规则软组织影；B. 横断位 CT 增强呈明显强化；C. 冠状位 CT 增强显示肿块累及右侧茎乳孔区；D、E. 横断位 T_1WI 及 T_2WI 压脂均呈等信号；F、G. 横断位及冠状位 T_1WI 压脂增强呈明显不均匀强化，病灶累及右侧茎乳孔区；H. TIC 呈 II 型

【临床概述】

（1）腮腺恶性肿瘤（malignant parotid tumor）种类繁多，黏液表皮样癌是最常见的腮腺恶性肿瘤，其次是腺样囊性癌，然后是多形性腺瘤恶变等。

（2）黏液表皮样癌和腺样囊性癌可发生于任何年龄，但以 30～50 岁女性居多，多表现为固定不活动的无痛性肿块。腺样囊性癌有嗜神经生长特性，早期易侵犯神经引起面部麻木和面瘫等症状。

【影像学表现】

（1）CT 表现：腮腺内软组织肿块，形态不规则，边界清晰或不清晰，呈浸润性生长，密度不均匀，内可见囊变、坏死，增强后不均匀强化。邻近骨质可见破坏，可伴颈部淋巴结肿大。

（2）MRI 表现：腮腺内软组织肿块，T_1WI 呈等低信号，T_2WI

呈稍高信号，形状不规则，边界不清，DWI 呈高信号，ADC 值偏低，增强呈明显不均匀强化，TIC 多呈Ⅱ型或Ⅲ型。腮腺腺样囊性癌可累及面神经，表现为面神经增粗、信号异常及面后静脉与茎乳孔外侧脂肪垫消失。

【鉴别诊断】

（1）腮腺淋巴瘤：单发或多发，边缘清楚，密度或信号均匀，增强扫描呈轻至中度均匀强化，由于淋巴瘤的肿瘤细胞小而密集，其 ADC 值较恶性肿瘤更低。

（2）腺淋巴瘤：中老年男性多见，患者多有吸烟史，病灶多位于浅叶后下极，双侧发病或呈多灶性，"贴边血管"征为其特征性表现，增强扫描动脉期明显强化，静脉期强化减退，呈现出"快进快退"的强化特点，TIC 呈Ⅲ型。

【重点提醒】

腮腺恶性肿瘤病理类型多，影像学表现多不具有特征性，低级别恶性肿瘤的影像学表现多类似良性肿瘤，功能成像 ADC 和 TIC 能提供诊断参考，高级别恶性肿瘤具有明显侵袭性，一般可明确诊断，但进一步明确病理类型仍较为困难，确诊依赖于病理学检查。

七、腮腺淋巴瘤

【典型病例】

患者，女，52 岁，口干、眼干数十年，近 4 个月无意中发现左面部肿物，约黄豆样大小，无红肿、疼痛等不适（**图 7-9**）。

【临床概述】

（1）原发性腮腺淋巴瘤（primary parotid lymphoma）是唾液腺恶性肿瘤中的一种少见疾病，多发生于中老年，女性稍多于男性。

（2）早期通常不表现出典型症状，常因面部疼痛、面瘫或异常肿块等症状就诊。

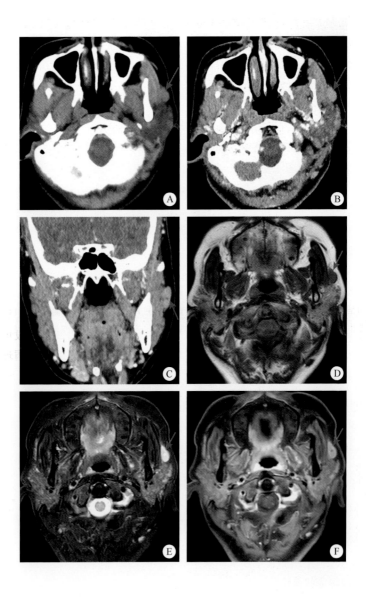

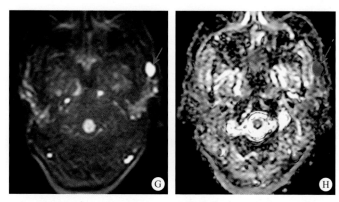

图 7-9　左侧腮腺淋巴上皮病变，局部合并黏膜相关淋巴组织结外边缘区淋巴瘤（MALT 淋巴瘤）

A. 横断位 CT 平扫显示左侧腮腺浅叶可见结节状软组织病灶，边界清晰，密度均匀；
B、C. 横断位及冠状位 CT 增强扫描显示病灶中度均匀强化；D. T_1WI 显示左侧腮腺浅叶均匀低信号结节，余双侧腮腺信号不均匀；E. 横断位 T_2WI 压脂显示左侧腮腺浅叶结节呈均匀高信号，余双侧腮腺信号不均匀；F. 横断位 T_1WI 压脂增强后左侧腮腺浅叶结节中度强化，余双侧腮腺强化不均匀；G. DWI 显示左侧腮腺浅叶病灶呈明显高信号；
H. ADC 显示病灶呈明显低信号，ADC 值为 $0.6×10^{-3}mm^2/s$

（3）以 MALT 淋巴瘤和弥漫大 B 细胞淋巴瘤为常见病理类型，其中 MALT 淋巴瘤与干燥综合征有密切关系。

【影像学表现】

（1）CT 表现：腮腺内软组织肿块，单发或多发，边缘清楚，密度均匀，坏死、钙化及出血少见，增强扫描呈轻至中度均匀强化。

（2）MRI 表现：多表现为类圆形或不规则软组织肿块，T_1WI 呈等信号，T_2WI 呈等或稍高信号，增强扫描呈轻至中度均匀强化，TIC 多呈 Ⅱ 型。由于淋巴瘤细胞密集，核质比较高，DWI 常表现为弥散明显受限，ADC 值很低。有文献报道，ADC 值 < $0.669×10^{-3} mm^2/s$ 高度提示淋巴瘤，其诊断准确率为 88.4%。

【鉴别诊断】

（1）腮腺淋巴上皮癌：腮腺内单发或多发软组织肿块，形态不规则，边界不清，易沿腮腺浅叶轮廓生长，密度或信号多均匀，增强后呈中度至明显均匀强化，与 EB 病毒感染密切相关；而腮腺淋巴瘤边界清晰，密度或信号多均匀，增强后呈轻中度均匀强化。

（2）腮腺腺淋巴瘤：中老年男性多见，患者多有吸烟史，病灶多位于浅叶后下极，双侧发病或呈多灶性，"贴边血管"征为其特征性表现，增强扫描动脉期明显强化，静脉期强化减退，呈"快进快退"的强化特点，TIC 呈 III 型。

【重点提醒】

（1）中老年人，腮腺内密度或信号较均匀的软组织肿块，增强后均匀轻中度强化，TIC 呈 II 型，DWI 弥散明显受限，ADC 值小于 $0.6 \times 10^{-3} mm^2/s$ 时，高度提示腮腺淋巴瘤。

（2）干燥综合征患者患 MALT 淋巴瘤风险显著增高，需要特别注意，MRI 增强扫描有助于明确诊断。

八、干燥综合征

【典型病例】

患者，女，66 岁，口干、眼干数十年（**图 7-10**）。

【临床概述】

（1）干燥综合征，又称舍格伦综合征（Sjögren syndrome，SS），是一种慢性系统性自身免疫性疾病。SS 分为原发性和继发性，仅有口干症及眼干症者称为原发性 SS，伴随其他胶原血管病如类风湿关节炎者为继发性 SS。

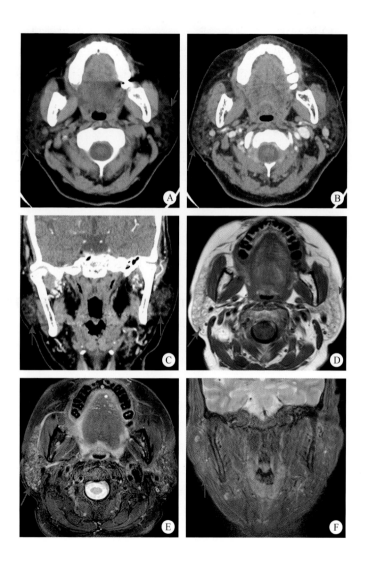

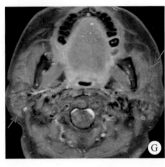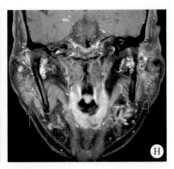

图 7-10　双侧腮腺干燥综合征

A.横断位 CT 平扫软组织窗显示双侧腮腺体积稍增大，密度不均匀降低；B、C.横断位、冠状位 CT 增强可见双侧腮腺弥漫性颗粒状强化；D.横断位 T_1WI 呈不均匀等高信号、散在的点片状低信号灶；E、F.横断位 T_2WI 压脂及冠状位 T_2WI 压脂可见双侧腮腺内多发小点状囊性信号；G、H.横断位 T_1WI 压脂增强及冠状位增强后呈不均匀颗粒状强化

（2）本病多见于 50～70 岁中老年女性，主要临床表现为口干和眼干、单侧或双侧唾液腺肿大和腺体外其他器官受累等症状。实验室检查可有轻度贫血、血小板减少、红细胞沉降率加快等，相关抗核抗体试验可呈阳性表现。

【影像学表现】

（1）CT 表现：早期可表现为单侧或双侧腺体肿大，密度不均匀增高，内见多发结节样软组织增厚。随病变发展，可见末梢导管呈低密度或等密度球样或囊样扩张。晚期腺体萎缩变小，呈颗粒状改变，伴或不伴腺体内钙化。

（2）MRI 表现：T_1WI 上表现为散在的低信号病灶，T_2WI 上早期表现为双侧、弥漫性高信号，内见多发小点状囊性信号，增强呈不均匀强化，伴无强化的囊性变区，晚期腺体体积萎缩变小。

【鉴别诊断】

（1）腮腺炎：无眼干和口干等干燥综合征所特有的症状，急性起病，红肿热痛，多只累及单个腺体。腮腺弥漫软组织肿胀，密度和信号多均匀，伴脓肿形成时出现环状强化，多无钙化，邻近颈深筋膜增厚、皮下脂肪间隙模糊。

（2）IgG4相关性疾病：中老年男性多见，血清IgG4水平升高，影像学上多表现为双侧唾液腺对称性增大，其内可呈弥漫性密度或信号异常，确诊依赖病理学检查。

【重点提醒】

干燥综合征好发于中老年女性，患者多有口干、眼干病史，部分患者伴有其他结缔组织疾病。影像学表现为单侧或双侧腺体肿大，腺体内有多发结节样改变及导管球样或囊样扩张，晚期腺体萎缩变小。

第二节 颌下腺病变

一、颌下腺导管结石

【典型病例】

患者，男，39岁，进食后发现右侧颌下肿物1周伴疼痛（图7-11）。

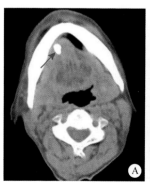
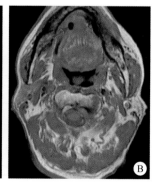

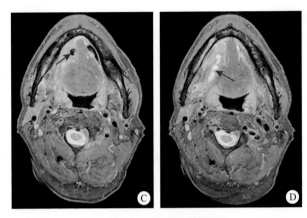

图 7-11　右侧颌下腺导管结石

A. 横断位 CT 平扫显示右侧颌下腺导管区见高密度结石影；B. 横断位 T_1WI 上结石呈低信号影；C、D. 横断位 T_2WI 压脂显示右侧颌下腺导管内见一低信号结石（箭头）及扩张的颌下腺导管影（箭头）

【临床概述】

（1）颌下腺导管结石（submandibular gland duct stone）是最常见的唾液腺涎石病，结石常使唾液排出受阻并继发感染，造成腺体急性或反复发作的炎症。

（2）颌下腺导管结石可发生于任何年龄，以 20 ～ 40 岁的中青年人多见，男性多于女性。

（3）临床表现为进食时患侧腺体迅速肿胀、疼痛，进食后症状可逐渐缓解和消退。

【影像学表现】

（1）CT 表现：颌下腺导管走行区高密度结节影，伴颌下腺导管扩张，可显示同侧颌下腺阻塞性炎性改变。

（2）MRI 表现：颌下腺导管走行区结节状低信号影，邻近颌下腺导管扩张时表现为管状 T_1WI 低信号、T_2WI 高信号影；合并同侧颌下腺炎时，表现为颌下腺肿胀，T_2WI 信号增高，周围渗出影。

【鉴别诊断】

（1）静脉畸形内静脉石：CT表现为发生于口底、颌下区的等密度影，内见多发结节状高密度影，增强扫描呈渐进性明显强化，不伴颌下腺导管扩张。

（2）口底区肿瘤伴钙化：口底区软组织肿块占位效应明显，钙化形态多不规则，分布弥散，增强后软组织肿块不均匀强化。

【重点提醒】

（1）临床表现为进食时患侧腺体迅速肿胀、疼痛，进食后明显缓解。

（2）CT 表现为口底颌下腺导管走行区高密度结石影，常伴颌下腺导管扩张和颌下腺阻塞性炎症。

（3）颌面部 CT 平扫是颌下腺导管结石首选的影像学检查方法。

二、颌下腺炎

【典型病例】

病例一 患者，男，74 岁，左侧颌下及颏部肿胀 1 天余，吞咽困难（图 7-12）。

病例二 患者，男，38 岁，发现右颌下腺肿物 2 月余（图 7-13）。

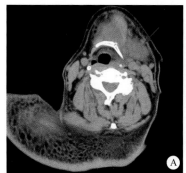
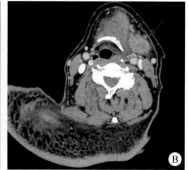

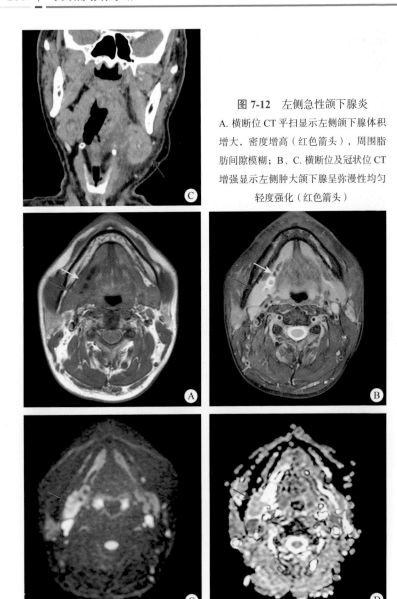

图 7-12 左侧急性颌下腺炎

A. 横断位 CT 平扫显示左侧颌下腺体积增大，密度增高（红色箭头），周围脂肪间隙模糊；B、C. 横断位及冠状位 CT 增强显示左侧肿大颌下腺呈弥漫性均匀轻度强化（红色箭头）

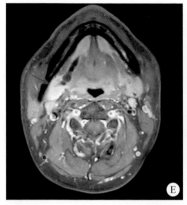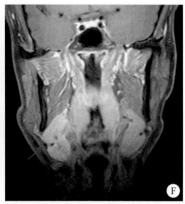

图 7-13　右侧颌下腺导管多发结石伴慢性颌下腺炎

A. 横断位 T_1WI 显示右侧颌下腺体积增大，T_1WI 呈等信号（红色箭头），周围脂肪间隙尚可，右侧颌下腺导管内见多枚结节样低信号影（黄色箭头）；B. 横断位 T_2WI 压脂显示右侧颌下腺呈稍高信号（红色箭头），右侧颌下腺导管增宽，内见多枚结节样低信号影（黄色箭头）；C. 横断位 DWI 显示右侧颌下腺信号增高；D. ADC 图显示右侧颌下腺 ADC 值降低不明显；E、F. 横断位及冠状位 T_1WI 压脂增强显示右侧颌下腺较左侧明显强化，结石不强化

【临床概述】

（1）颌下腺炎（submaxillaritis）主要是唾液腺结石及化脓性细菌、病毒和结核杆菌感染所致，临床分为急性和慢性，急性者多有红、肿、胀、痛表现，慢性者有颌下区不适或胀痛。

（2）颌下腺炎好发于中老年男性患者，以单侧受累多见，双侧同时发生者少见。

【影像学表现】

（1）CT 表现：急性颌下腺炎表现为颌下腺增大，密度增高，脓肿形成时可伴有不规则低密度影，周围脂肪间隙模糊，增强后腺体弥漫性强化，脓肿壁环状强化；慢性颌下腺炎表现为颌下腺肿大或缩小，可合并结石，伴导管扩张。

（2）MRI 表现：颌下腺弥漫性肿大，信号尚均匀，T_1WI 呈低或中等信号，T_2WI 呈中等或不均匀高信号，增强后明显强化，若有脓肿形成，中央脓腔 T_2WI 信号更高，DWI 弥散受限，ADC 值较低，增强扫描脓肿呈环状强化。

【鉴别诊断】

（1）IgG4 相关性疾病：主要特征是受累器官弥漫性或局灶性肿大硬化，血清 IgG4 升高及组织中有大量 IgG4 阳性浆细胞浸润。

（2）颌下腺多形性腺瘤：颌下腺内分叶状或类圆形软组织肿块，可见残余的正常颌下腺组织，边缘清晰，增强后呈渐进性延迟强化。

【重点提醒】

炎症常累及整个颌下腺，表现为颌下腺弥漫性增大，密度增高，其内未见明确结节状病灶，增强后均匀或不均匀中等强化，边界模糊不清，周围脂肪间隙模糊，常伴有颌下腺导管结石。

三、颌下腺多形性腺瘤

【典型病例】

患者，女，50 岁，发现右颌下肿块半年余（图 7-14）。

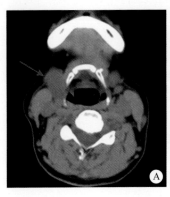
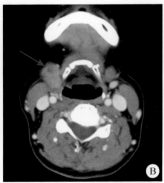

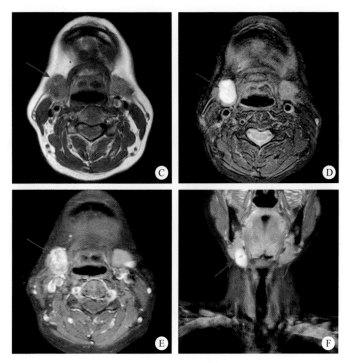

图 7-14　右侧颌下腺多形性腺瘤

A. 横断位 CT 平扫显示右侧颌下腺区软组织密度影（红色箭头），边界清晰；B. 横断位 CT 增强显示右侧颌下腺区病灶呈不均匀强化，内见小片状低强化区（红色箭头）；C. 横断位 T_1WI 显示右侧颌下腺区椭圆形肿块，境界尚清晰，T_1WI 呈等低信号（红色箭头）；D. 横断位 T_2WI 压脂病灶呈不均匀高信号（红色箭头）；E、F. 横断位及冠状位 T_1WI 压脂增强显示病灶呈明显不均匀强化

【临床概述】

（1）颌下腺多形性腺瘤（submandibular pleomorphic adenoma）起源于颌下腺上皮细胞，是最常见的颌下腺良性肿瘤，发病年龄以 30～50 岁为主，女性稍多。

（2）常为单发肿瘤，多生长缓慢，病程长者可发生恶变。

（3）临床多表现为颌下无痛性肿块，触诊表现为圆形或类圆形包块，病变质地硬，活动度可。

【影像学表现】

（1）CT表现：颌下腺内分叶状或类圆形稍低密度软组织肿块影，边界清，增强呈轻中度不均匀强化，具有渐进性强化的特点，强化程度较正常腺体低。

（2）MRI表现：T_1WI多呈中度或低信号，T_2WI为高或较高信号，信号多不均匀，DWI弥散不受限，增强呈渐进性强化，TIC多呈Ⅰ型。

【鉴别诊断】

（1）颌下腺癌：颌下腺内软组织肿块，形状不规则，边界不清，密度或信号不均匀，增强后不均匀强化，可有邻近组织浸润、淋巴结转移等。

（2）颌下腺炎：常累及整个颌下腺，表现为颌下腺弥漫性增大，密度增高，其内未见明确结节状病灶，增强后多均匀中度强化，边界模糊不清，周围有渗出影，邻近颈深筋膜增厚。

【重点提醒】

（1）颌下腺多形性腺瘤典型表现为分叶状或类圆形软组织肿块，边缘清晰，DWI弥散不受限，增强后呈渐进性延迟强化，TIC多呈Ⅰ型。

（2）颌面颈部MRI增强较CT在显示病灶的范围及鉴别良恶性等方面有优势，是颌下腺肿瘤首选的影像学检查方法。

（3）对发生于颌下区的肿瘤，需要观察病灶与颌下腺的关系，判断是否来源于颌下腺。

四、颌下腺癌

【典型病例】

病例一　患者，女，63岁，发现左侧颌下肿物半年余（图7-15）。

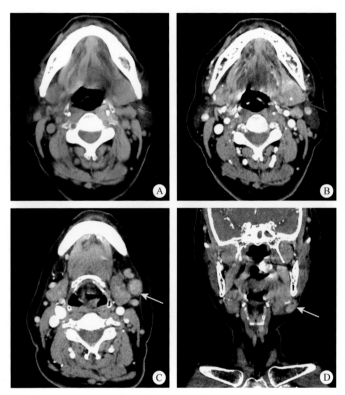

图 7-15 左侧颌下腺腺样囊性癌伴左侧颌下区淋巴结转移

A. 横断位 CT 平扫显示左侧颌下腺见软组织密度团块影（红色箭头），密度欠均匀；
B. 横断位 CT 增强显示左侧颌下腺病灶呈不均匀强化；C、D. 横断位及冠状位 CT 增强
显示左侧颌下区肿大、强化淋巴结影（黄色箭头）

　　病例二 患者，男，63 岁，发现左侧颌下肿物 1 年余（图 7-16）。

【临床概述】

　　（1）颌下腺癌（submandibular adenocarcinoma）主要包括腺样囊性癌、黏液表皮样癌、淋巴上皮癌、鳞状细胞癌、多形性腺瘤恶变等多种病理类型。其中，腺样囊性癌是最常见的原发性颌下腺恶性肿瘤，其具有嗜神经生长和局部易复发的特点。

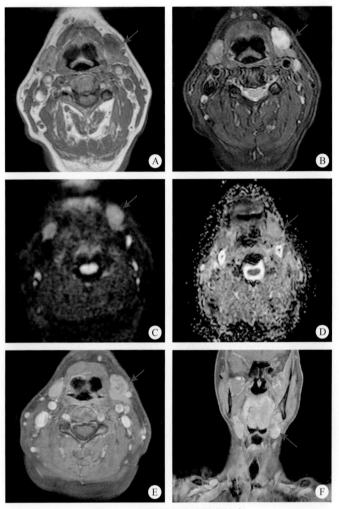

图 7-16　左侧颌下腺腺样囊性癌

A. 横断位 T$_1$WI 显示左侧颌下腺见不规则软组织肿块，T$_1$WI 呈低信号（红色箭头）；
B. 横断位 T$_2$WI 压脂显示左侧颌下腺病灶呈高信号（红色箭头）；C. 横断位 DWI 呈稍
高信号（红色箭头）；D. 横断位 ADC 呈稍低信号（红色箭头）；E、F. 横断位及冠状
位 T$_1$WI 压脂增强显示病灶呈不均匀强化，内见无明显强化液化坏死区

（2）颌下腺癌多见于 40 ～ 70 岁患者，女性较多见。

（3）临床主要表现为固定不活动的无痛性肿块，肿块渐进性增大。

【影像学表现】

（1）CT 表现：颌下腺内软组织肿块，形状不规则，边界不清，密度不均匀，增强后呈不均匀轻至中度强化，可有邻近组织浸润、淋巴结转移等。

（2）MRI 表现：病灶内部信号不均匀，T_1WI 呈等低信号，T_2WI 呈不均匀高或稍高信号，增强可见不均匀强化，DWI 多弥散受限，增强后不均匀强化，TIC 多呈 Ⅱ 型或 Ⅲ 型。

【鉴别诊断】

（1）颌下腺多形性腺瘤：为分叶状或类圆形软组织肿块，边缘清晰，DWI 弥散不受限，增强后渐进性延迟强化，TIC 多呈 Ⅰ 型。

（2）淋巴瘤：罕见，为密度或信号均匀软组织肿块，增强后多均匀强化，DWI 弥散明显受限，ADC 值较低，可伴有颈部多发淋巴结肿大，强化尚均匀。

【重点提醒】

（1）颌下腺恶性肿瘤占颌下腺肿瘤约 50%，其中比较常见的是上皮源性癌，影像学表现为颌下腺内软组织肿块，形状不规则，边界不清，密度或信号不均匀，与肿瘤内是否伴有出血、囊变、坏死和黏液等有关，增强后呈不均匀轻至中度强化。腺样囊性癌可呈多发小囊样改变，此征象对其诊断具有一定的特异性。

（2）颌面颈部 MRI 增强是颌下腺恶性肿瘤首选的影像学检查方法。

第三节　舌下腺病变

一、舌下腺囊肿

【典型病例】

患者，男，39 岁，发现左侧颈部肿胀 1 周（图 7-17）。

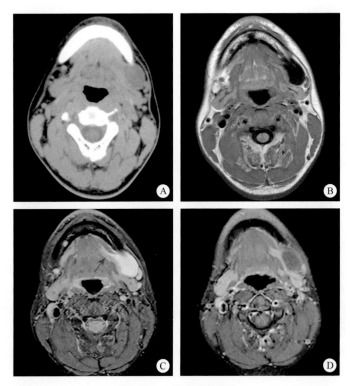

图 7-17 左侧舌下腺囊肿

A. 横断位 CT 平扫显示左侧舌下腺区见椭圆形低密度影，边界清晰，囊液密度均匀；
B. 横断位 T_1WI 呈均匀低信号；C. 横断位 T_2WI 压脂呈明显高信号，囊壁光滑，前方舌
下腺导管扩张，呈"尾状"征（箭头）；D. 横断位 T_1WI 增强显示增强后囊壁光滑，
未见明显强化

【临床概述】

（1）舌下腺囊肿（sublingual gland cyst）好发于青少年，临床表
现为口底缓慢发展的无痛性肿物。

（2）舌下腺囊肿形成原因：一种是因为腺体导管被结石等阻塞，

腺体持续分泌黏液使近端扩张形成囊肿，此称为潴留囊肿；另一种是腺体或腺体导管破损，黏液外漏进入组织，形成无上皮衬里的囊肿，称为外渗性囊肿。

（3）舌下腺囊肿根据突出部位分口内型、口外型和混合型。

【影像学表现】

（1）CT 表现：舌下间隙边界清楚的薄壁囊性低密度影，病变可呈椭圆形，病变内部 CT 值等于或接近于水，增强扫描无强化或囊壁轻度强化。

（2）MRI 表现：舌下间隙内边界清楚的 T_1WI 低信号、T_2WI 高信号灶；病灶前方可见扩张的舌下腺导管，呈"尾状"征，增强扫描无强化或见轻微囊壁增强，合并感染时囊壁强化较明显。

【鉴别诊断】

（1）皮样囊肿：好发于口底中线区域，肿瘤内可见脂 - 液平面，T_1WI 因含有脂质可呈高信号。

（2）淋巴管瘤：颈侧、后部囊性肿块，单囊或多囊，囊内容物密度或信号与水接近，囊内出血时可见液 - 液平面，具有典型"见缝就钻"表现。

（3）甲状舌管囊肿：发生于颈前部自舌盲孔至甲状腺的任何部位，大部分位于中线，伸舌时囊肿向上移动。

【重点提醒】

舌下腺囊肿表现为舌下间隙内边界清楚的囊性灶，可伴前方导管扩张，呈"尾状"征，增强后无强化或囊壁轻度强化。

二、舌下腺癌

【典型病例】

患者，女，39 岁，右侧口底肿物伴疼痛不适 1 年余（图 7-18）。

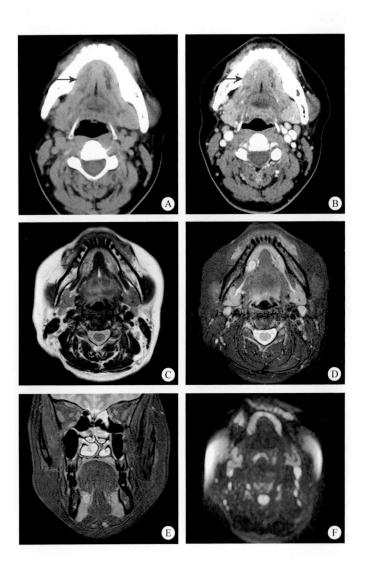

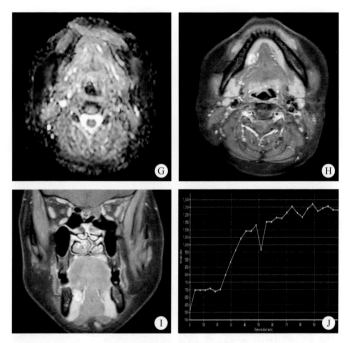

图 7-18　右侧舌下腺腺样囊性癌

A. CT 平扫显示右侧舌下腺区见椭圆形等密度结节影；B. CT 增强显示均匀中等程度强化（箭头），与口底软组织分界欠清；C. 横断位 T_1WI 呈低信号（箭头）；D. 横断位 T_2WI 压脂呈高信号（箭头）；E. 冠状位 T_2WI 压脂呈高信号，边界尚清；F. DWI 显示病灶呈等信号；G. ADC 值约为 $1.3 \times 10^{-3} \text{mm}^2/\text{s}$（箭头）；H. 横断位 T_1WI 压脂增强病灶明显强化（箭头）；I. 冠状位 T_1WI 压脂增强呈明显强化（箭头）；J. TIC 呈 I 型

【临床概述】

（1）舌下腺癌（sublingual adenocarcinoma）是唾液腺上皮来源的恶性肿瘤，常见的病理类型有腺样囊性癌、黏液表皮样癌等，前者最为多见。

（2）早期无任何自觉症状，随着病情发展，患者可自觉出现进食及吞咽障碍、舌运动障碍、言语不清，以及舌和舌下区域疼痛或麻木等症状。专科检查可见舌下可触及肿块，质硬、界限不清、无活动度或仅有微小活动度。

【影像学表现】

（1）CT表现：舌下腺区软组织肿块，病灶较小时局限于舌下腺内，呈均匀等密度，较少发生坏死，易漏诊；当病灶较大时，肿块可累及口底及颌下区，呈侵袭性生长，增强后不均匀强化，与周围组织分界欠清，当侵犯下颌骨时表现为溶骨性骨质破坏。

（2）MRI表现：舌下腺区软组织肿块影，与周围组织分界欠清，病灶 T_1WI 呈等低信号，T_2WI 呈稍高信号，DWI多弥散受限，较大时可合并囊变坏死，增强扫描明显不均匀强化，可伴有颌下区、颈部多发淋巴结肿大。

【鉴别诊断】

舌下腺癌需要与口底癌、舌腹癌及颌下腺癌等恶性肿瘤相鉴别，鉴别要点是病灶的生发中心不同，影像学表现类似，当肿块较大累及多部位时，难以鉴别。

【重点提醒】

（1）舌下腺癌表现为舌下腺区软组织肿块或结节影，形态不规则，边界不清，密度或信号不均匀，多弥散受限，增强后明显不均匀强化，可伴有颈部多发淋巴结肿大。

（2）颌面颈部MRI增强是舌下腺肿瘤首选的影像学检查方法，在肿瘤范围、良恶性鉴别诊断中具有重要价值。

（3）舌下腺肿瘤中超过80%为恶性，一旦发现肿瘤，需要高度警惕恶性可能。其中，最常见的是腺样囊性癌，其易发生血行转移，转移部位以肺最为多见。

（葛宇曦　王　子　薛　倩　张　衡　胡曙东）

第八章

颈 部 病 变

第一节　颈部肿瘤及肿瘤样病变

一、甲状舌管囊肿

【典型病例】

病例一　患者，男，34 岁，发现颈前肿物半年余（**图 8-1**）。

病例二　患者，男，76 岁，1 个多月前无明显诱因下出现颈前皮下隆起肿物（**图 8-2**）。

【临床概述】

（1）甲状舌管囊肿（thyroglossal cyst）是颈部最常见的先天性囊肿，发生于颈前部自舌盲孔至甲状腺任何部位，大部分位于中线，少部分偏于一侧，以左侧居多，最常发生于舌骨周围。

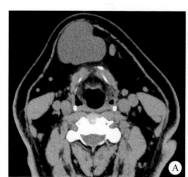

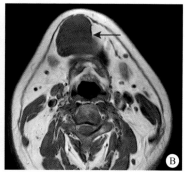

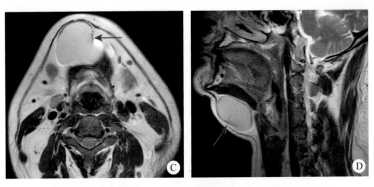

图 8-1 甲状舌管囊肿（1）

A. 横断位 CT 平扫软组织窗显示舌骨前缘类圆形囊性密度影，位于中线，CT 值约为 19HU，边界清晰；B. 横断位 T_1WI 显示病灶呈低信号；C、D. 横断位及矢状位 T_2WI 呈高信号

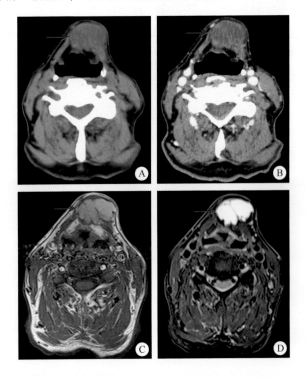

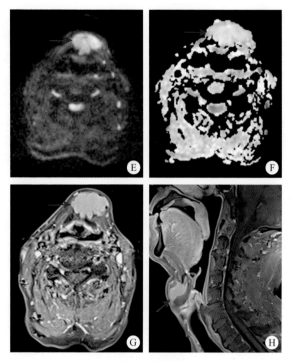

图 8-2　甲状舌管囊肿（2）

A. 横断位 CT 平扫软组织窗显示颈前不规则囊性密度影，位于中线，密度均匀，CT 值约为 26HU；B. 横断位 CT 增强扫描显示病变内未见明显强化，囊壁轻度强化；C. 横断位 T_1WI 呈稍高信号；D. 横断位 T_2WI 压脂呈明显高信号；E. 横断位 DWI 图未见明显弥散受限；F. ADC 图呈高信号，ADC 值约为 $1.6 \times 10^{-3} mm^2/s$；G、H. 横断位及矢状位 T_1WI 增强显示囊内未见强化，囊壁薄层线状强化

（2）甲状舌管囊肿好发于儿童或年轻人，发病无性别差异。

（3）临床表现为颈部中线处逐渐增大肿物，活动度好，伸舌时囊肿向上移动。继发感染时患者出现红肿、疼痛、破溃等症状。

【影像学表现】

（1）CT 表现：病变呈水样密度，密度均匀，密度较高时提示含蛋白质或存在感染。通常为单囊，囊壁薄，边界光滑，增强后囊内未见强化，囊壁强化。

（2）MRI 表现：典型者囊液呈水样液性信号，T_1WI 呈明显低信号，T_2WI 呈明显高信号。如囊液内含高蛋白分泌物，T_1WI 可呈高信号，增强后囊液无强化，囊壁呈薄壁环状强化，合并感染时呈厚壁环状强化。若囊壁出现壁结节或钙化，应该怀疑癌变可能。

【鉴别诊断】

（1）鳃裂囊肿：位于颈部一侧，其中第二鳃裂囊肿最常见，典型部位为颈动脉间隙外侧、颌下腺后方、胸锁乳突肌前缘。

（2）皮样囊肿：好发于口底中线区域，肿瘤内可见脂 - 液平面，病变因含有脂质在 T_1WI 上可呈高信号。

（3）淋巴管瘤：为颈侧、后部边缘规则的单囊或多囊性肿物，边界清晰，囊内容物密度或信号与水接近，出血时囊内可见液 - 液平面，具有典型"见缝就钻"表现。

【重点提醒】

颈前部自舌盲孔至甲状腺部位的囊性密度或信号影，边缘光滑，边界清晰，增强后囊内未见强化；若囊壁强化，应考虑甲状舌管囊肿；若囊壁增厚提示合并感染。

二、淋巴管瘤

【典型病例】

病例一 患者，女，85 岁，2 个月前患者无意间发现左侧颈部肿物（**图 8-3**）。

病例二 患者，女，15 岁，半个月前无明显诱因下出现左侧颈部肿物，肿痛明显（**图 8-4**）。

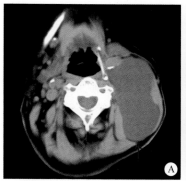
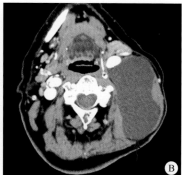
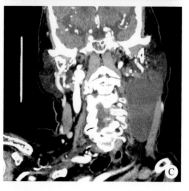

图 8-3　左侧颈部淋巴管瘤

A. 横断位 CT 平扫软组织窗显示左侧颈部哑铃状囊性肿块，密度均匀，囊壁菲薄；B. 横断位 CT 增强显示囊内及囊壁均未见明显强化；C. 冠状位 CT 增强显示沿颈部肌间隙生长的囊性肿块，未见明显强化

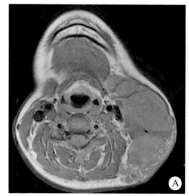
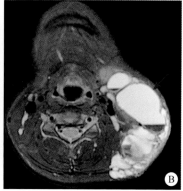

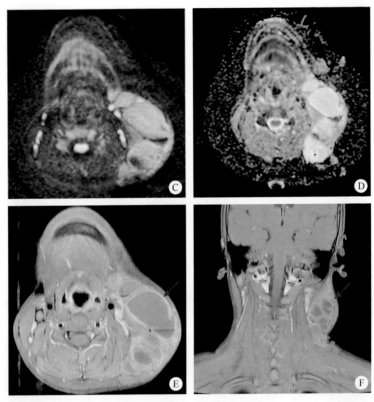

图 8-4　左侧颈部淋巴管瘤伴感染

A. 横断位 T_1WI 显示左侧颈部多房性囊性肿块，呈等低信号；B. 横断位 T_2WI 压脂呈高低混杂信号，可见液 - 液平面，提示合并出血；C. 横断位 DWI 图未见明显弥散受限；D. ADC 图呈高信号；E、F. 横断位及冠状位 T_1WI 压脂增强显示囊内未见强化，囊壁及分隔强化

【临床概述】

（1）淋巴管瘤（lymphangioma）为淋巴系统先天发育异常，是正常淋巴管不能与静脉系统相通所致，颈部巨大淋巴管瘤又称囊性水瘤。

（2）淋巴管瘤好发于婴幼儿，占婴幼儿所有良性病变的 5.6%，在全身以颈部最常见，主要位于胸锁乳突肌后、颈外、颈后三角或锁骨上窝区域。

（3）临床表现为颈部无痛包块，柔软，有波动感，位于舌骨上时可引起吞咽困难或呼吸困难。

【影像学表现】

（1）CT 表现：大部分为多房囊性病变，囊可互相连通，少数为单囊，囊内容物 CT 值与水相同，大部分囊壁菲薄，增强后囊内容物多无强化，囊壁及分隔可呈轻度强化，并发感染时囊壁增厚并明显强化，易沿疏松结缔组织间隙生长，呈典型"见缝就钻"表现。

（2）MRI 表现：一般 T_1WI 呈低信号，有囊内出血或囊液蛋白质含量高者呈高信号，T_2WI 呈高信号，合并感染时囊壁增厚与周围组织分界不清，出血时囊内可见液 - 液平面，DWI 弥散不受限，增强后囊内未见强化，囊壁及分隔强化。

【鉴别诊断】

（1）鳃裂囊肿：最常见的为第二鳃裂囊肿，典型发生部位为颈动脉间隙的外侧、颌下腺的后方、胸锁乳突肌的前缘。

（2）甲状舌管囊肿：发生于颈前部自舌盲孔至甲状腺的任何部位，大部分位于中线，伸舌时囊肿向上移动。

（3）皮样囊肿：好发于口底中线区域，肿瘤内可见脂 - 液平面，病变因含有脂质在 T_1WI 上可呈高信号。

【重点提醒】

本病通常于婴幼儿期发病，触诊质软，多为颈侧、后部囊性肿块，单囊或多囊，边界清晰，囊内容物密度或信号与水接近，囊内出血时可见液 - 液平面，具有典型"见缝就钻"表现。

三、神经鞘瘤

【典型病例】

患者，女，65 岁，因"意外发现右颈部肿物"就诊（图 8-5）。

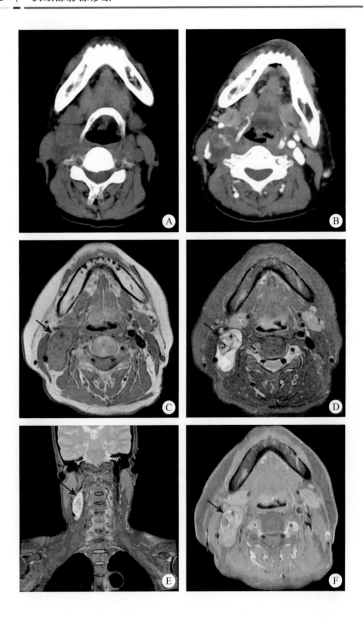

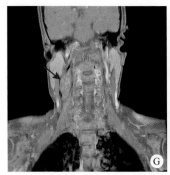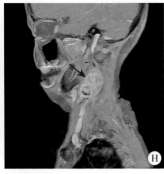

图 8-5 神经鞘瘤

A. 横断位 CT 平扫显示右侧颈动脉间隙类圆形软组织肿块影,密度不均匀,呈等低密度;
B. 横断位 CT 增强后呈斑驳状强化,颈内动脉、颈外动脉、颈内静脉受压向外、向前移位;C. 横断位 T_1WI 显示肿块信号不均匀,T_1WI 呈等信号;D. 横断位 T_2WI 压脂呈高低混杂信号,提示伴发囊变及出血;E. 冠状位 T_2WI 压脂显示病灶呈梭形生长,肿块两极有神经相连;F. 横断位 T_1WI 压脂增强病灶呈明显不均匀强化;G、H. 矢状位、冠状位 T_1WI 压脂增强显示肿块沿颈部神经走行方向梭形生长

【临床概述】

(1)神经鞘瘤(neurilemmoma)又称施万细胞瘤,是一种起源于神经鞘膜施万细胞的良性肿瘤,发生于颈动脉间隙的神经鞘瘤多可使颈内动脉、颈外动脉、颈内静脉向外或向前移位。肿瘤常沿神经干方向走行,呈梭形,多为单发,有包膜,组织学主要由细胞排列紧密的 Antoni A 组织及细胞少而富含脂质和黏液样基质的 Antoni B 组织构成,可见囊变、出血,甚至 1% 神经鞘瘤可发生恶变。

(2)任何年龄均可发生,但 20～50 岁成年人更常见,儿童发病极少,发病无性别差异。

(3)临床表现为颈部无痛性肿块,少数有局部触痛、压痛或沿神经的放射痛。

【影像学表现】

(1) CT 表现：病变常沿颈部神经干走行方向梭形生长，边缘光滑、清晰，肿块两极有神经相连，呈现神经根出入征。平扫表现为均匀等密度或不均匀略低密度肿块，增强后不均匀轻中度强化，低密度区伴斑驳状强化为颈神经鞘瘤特征性强化表现。

(2) MRI 表现：Antoni A 区肿瘤细胞丰富、排列紧密，在 T_1WI 上与肌肉呈等信号，在 T_2WI 呈稍低信号，增强扫描早期即出现明显强化；Antoni B 区的黏液样基质水分含量大，在 T_1WI 呈低信号，在 T_2WI 呈高信号，增强扫描后强化时相晚，呈缓慢延迟强化；囊变区在 T_1WI 呈低信号，在 T_2WI 呈高信号，增强扫描无强化，70% 的神经鞘瘤可显示包膜。DWI 弥散不受限，TIC 呈 I 型，磁共振波谱成像（MRS）有时可见 Cho 峰。

【鉴别诊断】

(1) 颈动脉体瘤：位于颈动脉分叉处，向两侧推挤颈内动脉、颈外动脉，分叉角度增大，T_1WI 增强，T_2WI 可见"盐和胡椒"征，强化程度与血管相仿。

(2) 颈部淋巴结转移瘤：淋巴结转移易发生液化坏死，增强后周边环状强化，需要与颈部神经鞘瘤囊性变鉴别，一般淋巴结转移瘤患者有原发肿瘤病史，多发常见，可向包膜外侵犯，边界不清，DWI 弥散受限。

【重点提醒】

颈部神经鞘瘤常沿神经干走行方向梭形生长，病灶内含肿瘤细胞丰富 Antoni A 区和黏液样基质水分丰富的 Antoni B 区，MRI 能更好地反映肿瘤病理特征，有助于该肿瘤诊断及鉴别诊断。

四、侵袭性纤维瘤

【典型病例】

患者，女，45 岁，发生颈部肿瘤 3 月余（**图 8-6**）。

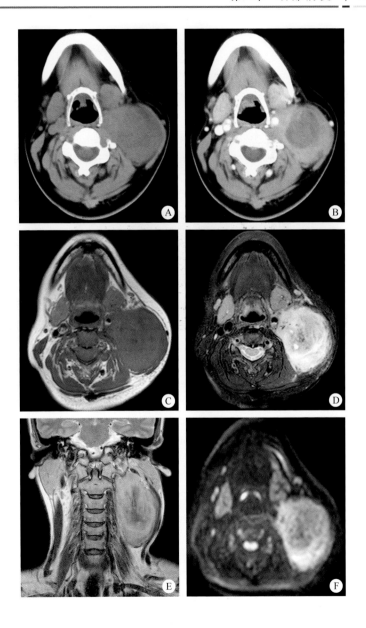

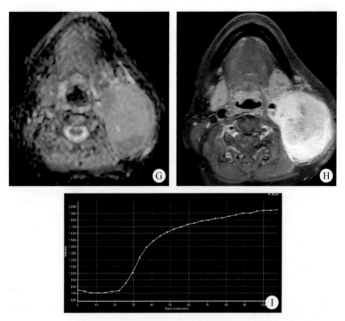

图 8-6 侵袭性纤维瘤

A. 横断位 CT 平扫显示左侧颈部类圆形软组织肿块，边界欠清；B. 横断位 CT 增强后肿块呈不均匀强化，中央见低强化区，强化程度略高于肌肉；C. 横断位 T_1WI 呈等低信号；D. 横断位 T_2WI 压脂显示病灶呈不均匀高信号；E. 冠状位 T_2WI 显示病灶中央条形低信号，提示对应瘤内胶原束；F. DWI 显示病灶周围弥散受限；G. ADC 值为 $1.2×10^{-3}mm^2/s$；H. 横断位 T_1WI 压脂增强显示病灶周围明显不均匀强化，中央强化稍弱，肿块内侧包绕颈部血管；I. TIC 呈 I 型

【临床概述】

（1）侵袭性纤维瘤（aggressive fibromatosis）又称韧带样纤维瘤病，是一种罕见的具有良性纤维组织增生形态的病变，起源于深部软组织筋膜、腱膜，可侵及肌肉及骨组织，具有浸润性生长和局部易复发特征，但不转移。

（2）侵袭性纤维瘤可发生于任何年龄，但以青年女性多见。

（3）临床触诊多为深在边界不清的质硬肿物，微痛或无痛，症状无特异性，有些病变为多灶性，少数病变可引起关节活动度下降或神经症状。

【影像学表现】

（1）CT 表现：多位于颈胸交界处，沿肌间隙长轴生长的软组织肿块，边界欠清，可累及周围肌肉组织，CT 平扫呈等或略低密度，增强扫描不均匀强化，强化程度略高于肌肉。

（2）MRI 表现：T_1WI 呈低信号或等信号，T_2WI 呈不均匀高信号，T_2WI 低信号带对应瘤内胶原束，停止生长的慢性病灶 T_2WI 信号可降低，增强扫描病灶持续性渐进强化，TIC 多呈 I 型，较大的瘤体可包绕或推压血管。

【鉴别诊断】

（1）颈部神经鞘瘤：沿颈部神经干走行梭形生长，边缘光滑、清晰，肿块两极有神经相连，呈现神经根出入征，内含肿瘤细胞丰富的 Antoni A 区和黏液样基质水分丰富的 Antoni B 区，强化后可呈不均匀斑驳强化。

（2）孤立性纤维性肿瘤：呈类圆形或不规则形，T_1WI 呈等信号，T_2WI 呈稍高信号，其内可见 T_2WI 偏低信号影，为病变内纤维成分；增强后 CT 或 MRI 均表现为均匀或不均匀明显强化；ADC 值为（0.8～1.1）$\times 10^{-3}$ mm^2/s；TIC 多呈 III 型。

【重点提醒】

侵袭性纤维瘤起源于颈深部肌肉软组织，呈浸润性生长，易复发，MRI 上 T_2WI 低信号带对应瘤内胶原束，具有一定的特征性，对本病诊断有帮助。

五、颈动脉体瘤

【典型病例】

病例一　患者，男，39 岁，B 超发现双侧颈部占位 4 月余（图 8-7）。

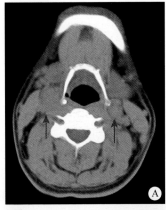
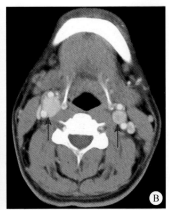
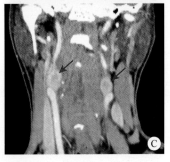

图 8-7 颈动脉体瘤（1）

A. 横断位 CT 平扫显示双侧颈总动脉分叉处可见类圆形等密度软组织影；B、C. 横断位及冠状位 CT 增强显示双侧病变明显强化，双侧颈内动脉与颈外动脉分叉角扩大

病例二 患者，女，56岁，无明显诱因下触及左侧颌下肿块，渐感增大（**图 8-8**）。

【临床概述】

（1）颈动脉体瘤（carotid body tumor）是来源于颈动脉体副神经的神经内分泌肿瘤，是头颈部最常见的副神经节瘤。家族遗传性和慢性缺氧是目前已知的危险因素。

（2）颈动脉体瘤好发于成年人，好发年龄为40岁左右，女性发病略多于男性。本病单侧发病多，约10%的动脉体瘤为双侧生长。

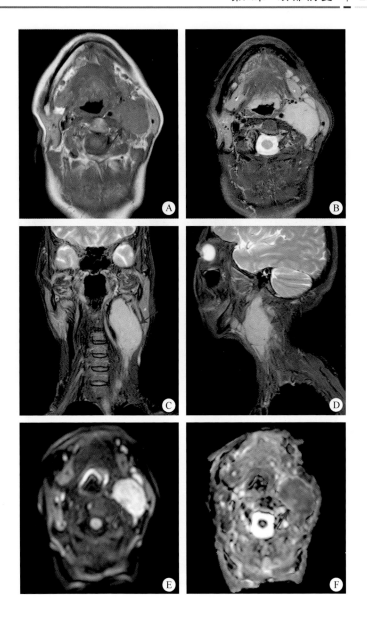

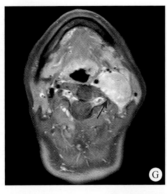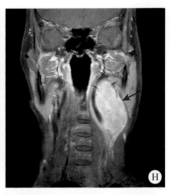

图 8-8 颈动脉体瘤（2）

A. 横断位 T_1WI 显示左颈部类圆形肿块影，边界清晰，呈长椭圆形，内见低信号留空血管影，呈中等信号；B. 横断位 T_2WI 压脂呈较高信号；C、D. 冠状位、矢状位 T_2WI 压脂显示肿块局部颈内动脉及颈外动脉包绕、颈内动脉与颈外动脉分叉角扩大；E. 横断位 DWI 显示病灶弥散受限；F. ADC 值明显降低；G、H. 横断位、冠状位 T_1WI 压脂增强显示病灶呈明显强化

（3）临床症状为下颌角下、胸锁乳突肌前缘出现缓慢增大的无症状肿块，部分可有搏动或血管杂音，偶尔伴有疼痛、声音嘶哑、吞咽困难、霍纳（Horner）综合征、高血压等症状。

【影像学表现】

（1）CT 表现：颈动脉体瘤一般位于颈总动脉分叉部，肿瘤较小时常呈类圆形，较大者多呈长椭圆形，边界清晰，部分或完全包绕局部颈总动脉、颈内动脉和颈外动脉，颈内动脉与颈外动脉分叉角扩大。肿瘤血供丰富，增强扫描时强化明显，密度与邻近的血管相仿。

（2）MRI 表现：T_1WI 呈中等信号，T_2WI 呈较高或高信号，DWI 弥散受限，增强扫描肿瘤明显强化，强化程度与邻近血管相仿，TIC 呈Ⅲ型。由于血液流空现象与增强后的肿瘤混杂在一起，可呈现

"盐和胡椒"征。磁共振血管成像（MRA）显示颈内动脉与颈外动脉分叉角扩大，出现典型"高脚杯"征。

【鉴别诊断】

（1）巨淋巴细胞增生症：位于颈部淋巴链分布区域，可单发或多发，边界清晰，增强后明显强化，强化多均匀，病灶内无流空血管影，不出现"盐和胡椒"征。

（2）颈部神经鞘瘤：沿颈部神经干走行梭形生长，肿块两极有神经相连，呈现神经根出入征，内含肿瘤细胞丰富 Antoni A 区和黏液样基质水分丰富的 Antoni B 区，强化后可呈不均匀斑驳强化，DWI 弥散不受限，TIC 呈 I 型。

【重点提醒】

颈动脉体瘤位于颈总动脉分叉部，颈内动脉与颈外动脉分叉角扩大，出现典型"高脚杯"征；血供丰富，强化程度与颈动脉相仿，T_1WI 增强、T_2WI 内可见流空血管，典型表现为"盐和胡椒"征。

第二节 甲状腺及甲状旁腺病变

一、甲状腺异位

【典型病例】

患者，男，19 岁，发现舌根右侧表面光滑肿物 1 月余（**图 8-9**）。

【临床概述】

（1）甲状腺异位（ectopic thyroid）为胚胎时期甲状腺始基在发育过程中部分或全部停止移动，滞留于原位或下降过程中的任何部位，如咽部、舌内、舌骨上、舌骨下、喉前、胸骨上、气管内、食管内、胸骨后及胸腔内等处。约 90% 的异位甲状腺位于舌根部。

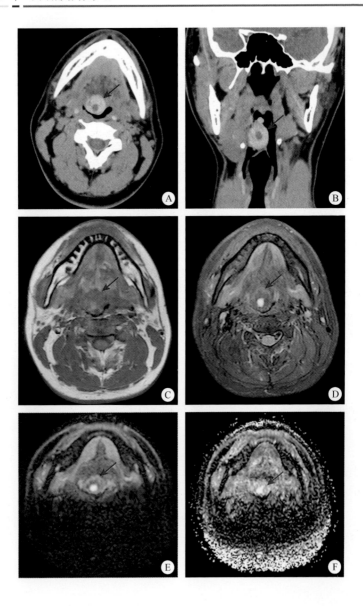

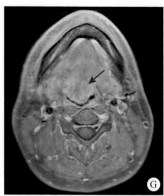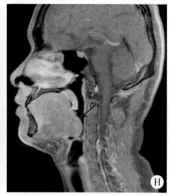

图 8-9　舌根部甲状腺异位

A、B. 横断位及冠状位 CT 平扫显示舌根部结节状高密度灶，形态规则，边界清晰，CT 值为 104HU，中央可见低密度灶；C. 横断位 T_1WI 呈低信号，病灶边界清晰；D. 横断位 T_2WI 压脂呈等信号，内见小囊性高信号；E. 横断位 DWI 显示病灶未见弥散受限；F. ADC 图呈不均匀高信号；G、H. 横断位、冠状位 T_1WI 压脂增强显示病灶呈不均匀强化

（2）甲状腺异位多见于 1 ～ 10 岁儿童，也可见于成年人，女性发病率高，为男性的 3 ～ 4 倍。

（3）临床症状有咽痛不适、吞咽困难、呼吸困难及发声困难等。异位至舌根部时专科检查表现为舌根部充血性肿物，表面光滑。

【影像学表现】

（1）CT 表现：舌根部近中线处圆形或类圆形肿块，边界清晰，平扫多呈高密度，增强后明显强化，与正常甲状腺密度相仿。正常甲状腺通常缺失或很小。

（2）MRI 表现：舌根部近中线处软组织肿块，T_1WI 呈低信号，T_2WI 可呈等高信号为主，与正常甲状腺信号相仿，增强后明显强化。

【鉴别诊断】

（1）甲状舌管囊肿：沿甲状舌管走行的颈中线囊性病变，边缘规则，密度均匀，增强后无强化。

（2）皮样囊肿好发于口底中线区域，肿瘤内可见脂-液平面，病变因含有脂质在 T_1WI 可呈高信号，增强后无强化。

（3）舌根癌：舌根部软组织肿块，边缘不规则，边界不清，呈浸润性生长，平扫呈等密度，密度或信号不均匀，增强扫描呈不均匀明显强化，可伴有颈部淋巴结转移。

【重点提醒】

（1）多为舌根部中线或中线旁肿物，直径为 1～3cm，呈卵圆形，边缘清晰。CT 平扫多为高密度肿物，密度或信号与正常甲状腺相仿，增强扫描多明显均匀强化。正常甲状腺缺失或很小。

（2）舌以外部位的异位甲状腺，如颈部异位甲状腺、胸内甲状腺，主要根据软组织的密度或信号与正常甲状腺鉴别。

二、结节性甲状腺肿

【典型病例】

病例一　患者，女，76 岁，自觉颈前肿大 1 月余（图 8-10）。

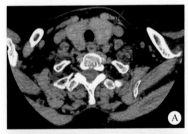
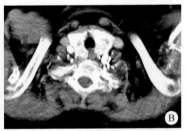
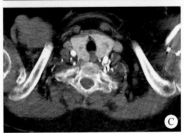

图 8-10　结节性甲状腺肿（1）

A. 横断位 CT 平扫显示甲状腺体积增大，密度普遍降低；B、C. 横断位 CT 双期增强（动脉期及静脉期）显示结节强化程度常低于甲状腺，低密度区呈延迟强化，高密度区增强程度降低

病例二　患者，女，72 岁，颈前肿大 3 月余（图 8-11）。

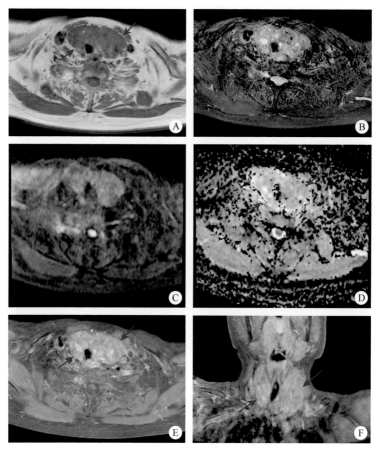

图 8-11　结节性甲状腺肿（2）

A. 横断位 T₁WI 显示甲状腺体积增大，其内见多个结节样信号影，压迫气管向右侧偏曲，T₁WI 信号不均匀，其内见高信号影（提示胶体、出血信号）；B. 横断位 T₂WI 呈混杂稍高信号，其内见囊性高信号影及低信号区；C. DWI 显示病灶呈等信号；D. ADC 值为 $1.7 \times 10^{-3} \text{mm}^2/\text{s}$；E、F. 横断位及冠状位 T₁WI 压脂增强显示病灶呈明显不均匀强化

【临床概述】

（1）结节性甲状腺肿（nodular goiter）是甲状腺最常见的良性病变，为甲状腺激素合成不足，引起垂体促甲状腺素增多，刺激甲状腺滤泡上皮增生、肥大所致，可分为地方性或散发性。

（2）发病年龄一般大于 30 岁，女性多于男性。

（3）临床表现为颈前无痛性结节或肿物，多不对称，触诊时可扪及多发大小不等的结节，质地中等，其随吞咽上下移动，较大者可有压迫症状。甲状腺功能检查大多正常。

【影像学表现】

（1）CT 表现：甲状腺肿大，其内散在多发低密度结节，边界清晰，可有斑片、斑点状粗大及环状钙化灶，较大者有压迫征象。部分肿物向下可延伸至纵隔，增强扫描结节强化程度常低于甲状腺，双期增强扫描多表现为低密度区延迟强化，高密度区增强程度可增加或降低。

（2）MRI 表现：甲状腺肿大，其内散在多发结节影，结节无包膜，边界多清晰，信号取决于内部结构，T_1WI 可呈低（囊性变）、中或高（胶体、出血）信号，T_2WI 多呈混杂高信号，而钙化斑为无信号区，DWI 受限不明显，增强后明显不均匀强化。

【鉴别诊断】

（1）甲状腺腺瘤：多为单发结节或肿块，有包膜，边界清晰，坏死、囊变常位于中心，动脉期强化程度较高，TIC 多呈Ⅲ型。

（2）桥本甲状腺炎：甲状腺多表现为对称弥漫性增大，边界清晰，CT 平扫密度弥漫性降低，密度或信号不均匀，增强后强化程度减弱，明显低于正常甲状腺组织。

（3）甲状腺癌：结节或肿块形态不规则，边界不清，伴有颗粒状钙化，囊变伴明显强化乳头状结节为甲状腺乳头状癌的特征性表现，可伴颈部或纵隔淋巴结肿大，转移的淋巴结可有坏死、囊变，可出现壁结节及钙化，增强后不均匀明显强化。

【重点提醒】

结节性甲状腺肿为肿大的甲状腺内多个散在低密度结节，边界清晰，可有斑片、弧形粗大及环状钙化，增强后不均匀强化，强化程度常低于正常的甲状腺。

三、甲状腺腺瘤

【典型病例】

患者，女，39 岁，发现左颈前肿物 1 月余（**图 8-12**）。

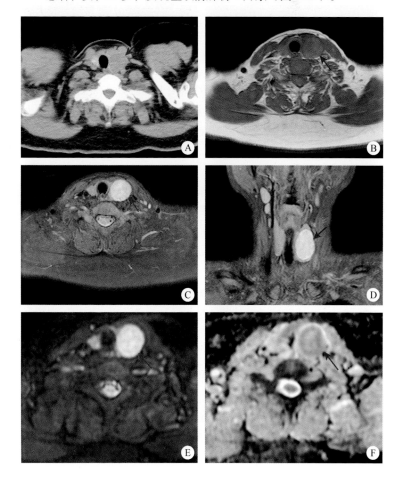

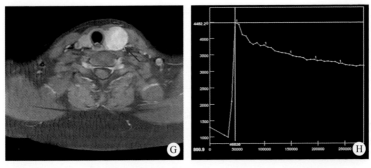

图 8-12　甲状腺左叶腺瘤

A. 横断位 CT 平扫显示甲状腺左叶类圆形肿块影，形态规则，边界清晰；B. 横断位 T_1WI 显示病灶呈等低信号；C. 横断位 T_2WI 压脂呈高信号，周围可见完整低信号环；D. 冠状位 T_2WI 显示病灶紧贴甲状腺包膜；E. DWI 呈不均匀高信号；F. ADC 测量值为 $1.4×10^{-3} mm^2/s$；G. T_1WI 增强显示病灶呈明显强化；H. TIC 呈Ⅲ型

【临床概述】

（1）甲状腺腺瘤（thyroid adenoma）是甲状腺最常见的良性肿瘤，约占甲状腺上皮性肿瘤的 60%，组织学类型中以滤泡状腺瘤最多见。

（2）甲状腺腺瘤好发于 30 岁以上女性，常为单发，平均直径为 2～6cm。

（3）一般无明显症状，表现为颈前无痛性肿物，边缘规则，常伴有出血、坏死、囊性变、纤维化和钙化。高功能腺瘤可出现甲状腺功能亢进症状。

【影像学表现】

（1）CT 表现：多为形态规则的单个结节或肿物，边缘清晰锐利，密度均匀，可合并囊变、坏死，部分肿瘤与周围结构之间有低密度环，增强扫描动脉期结节明显强化，静脉期密度降低。

（2）MRI 表现：根据成分不同 T_1WI 信号不一，与正常甲状腺比较，病灶呈等低信号，出血部分呈高信号，T_2WI 呈高信号，可见完整的低信号包膜，厚薄不一，增强后病灶明显强化，囊变明显的病灶周围仍可见完整的强化环。DWI 弥散受限不明显，TIC 多呈Ⅲ型。

【鉴别诊断】

（1）结节性甲状腺肿：甲状腺弥漫性增大，密度或信号不均，多发大小不等结节，伴环状钙化，无完整包膜，增强后不均匀强化，强化程度低于正常甲状腺。

（2）甲状腺癌：结节或肿块形态不规则，边界不清，伴颗粒状钙化，囊变伴明显强化乳头状结节为甲状腺乳头状癌的特征性表现，可伴颈部或纵隔淋巴结肿大，转移的淋巴结可以坏死、囊变、壁结节及钙化，增强后不均匀明显强化。

【重点提醒】

甲状腺内单发囊性或实性结节或肿块，有包膜，边界清晰，增强扫描动脉期结节明显强化，静脉期密度或信号降低，TIC 多呈Ⅲ型。

四、甲状腺癌

【典型病例】

患者，女，41 岁，发现右侧颈前肿物 1 周（图 8-13）。

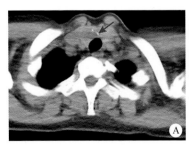
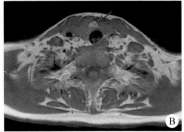

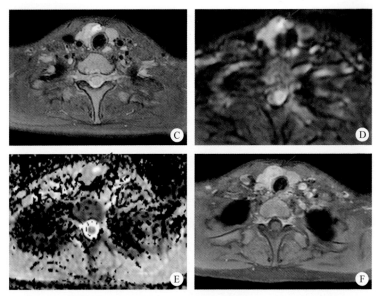

图 8-13　甲状腺乳头状癌

A. 横断位 CT 平扫显示甲状腺右叶中下极见类圆形低密度影，边界不清，其内见颗粒状钙化影；B. 横断位 T_1WI 显示肿块周围呈等信号，中央可见斑片状高信号（提示出血）；C. 横断位 T_2WI 压脂呈混杂等高信号，形态不规则；D. 横断位 DWI 显示病灶呈不均匀高信号；E. ADC 图显示病灶部分轻度弥散受限；F. 横断位 T_1WI 压脂增强显示病灶明显不均匀强化，增强后边界较平扫模糊

【临床概述】

（1）甲状腺癌（thyroid carcinoma）在人体内分泌性恶性肿瘤中居首位。病理类型主要有乳头状癌、滤泡癌、未分化癌及起源于滤泡旁细胞（C 细胞）的髓样癌。在甲状腺癌中，乳头状癌最常见，占甲状腺癌的 60% ～ 70%，其次是滤泡状癌、髓样癌、未分化癌。

（2）本病男女比例为 5：16，育龄期女性多见。

（3）临床表现为颈前无痛性肿物，肿物较大时，可压迫、侵犯邻近结构，引起声音嘶哑、痰中带血、呼吸困难、吞咽困难等症状。

【影像学表现】

（1）CT表现：多为单发，形态不规则，边界不清，增强后不均匀强化，强化程度低于正常甲状腺组织，可见"乳头"征、"半岛"征及"咬饼"征等征象。病变内出现囊性变伴明显强化的乳头状结节为乳头状甲状腺癌的特征性表现，颗粒状微小钙化可作为恶性病变定性诊断的指征。58%～69%的甲状腺癌伴颈部淋巴结转移，转移的淋巴结可以出现坏死、囊变、壁结节及钙化等表现，增强后明显不均匀强化。

（2）MRI表现：肿块在 T_1WI 呈中等或低信号，如有出血，T_1WI 可呈高信号，T_2WI 呈混杂高信号，伴或不伴囊变、出血，增强早期以中等强化为主，延迟期边缘不规则环状强化，TIC多呈Ⅱ型，DWI及ADC可见弥散受限，多伴有颈部淋巴结转移，增强后明显不均匀强化。

【鉴别诊断】

（1）结节性甲状腺肿：甲状腺弥漫性增大，密度或信号不均，多发大小不等结节，伴环状钙化，无完整包膜，增强后不均匀强化，强化程度低于正常甲状腺。

（2）甲状腺腺瘤：多为单发结节或肿块，边界清晰，坏死、囊变常位于中心，动脉期强化程度较高，静脉期密度或信号降低，TIC多呈Ⅲ型。

【重点提醒】

（1）甲状腺癌多为单发，形态不规则，边界不清，常伴颗粒状微钙化，增强后病变边缘模糊。病变内出现囊性变伴明显强化的乳头状结节为乳头状甲状腺癌的特征性表现。

（2）甲状腺癌患者出现颈部淋巴结最小径为5～8mm或气管食管沟区的任何大小的淋巴结，需要警惕转移。转移的淋巴结可以出现坏死、囊变、壁结节及钙化等表现，增强后明显不均匀强化。

（3）甲状腺病变首选的检查方法是超声，其对甲状腺病变的良恶性鉴别具有重要意义，而且可以在超声引导下进行穿刺活检。CT/MRI有助于了解甲状腺病变侵犯周围组织器官的情况，对颈部淋巴结的评估也有一定的价值。

五、甲状旁腺腺瘤

【典型病例】

患者，女，44 岁，1 个月前感颈部偶有隐胀不适，甲状旁腺激素为 276.40pg/ml，血钙为 2.77 mmol/L（图 8-14）。

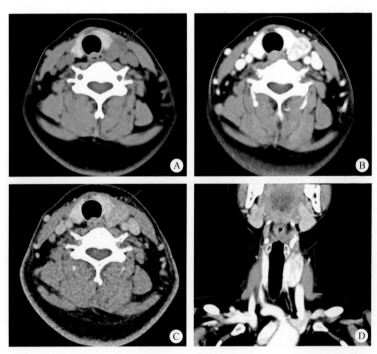

图 8-14　甲状旁腺腺瘤

A. 横断位 CT 平扫显示甲状腺左后方软组织肿块影，形态规则，边界清晰，CT 值为 47HU，其内可见稍低密度灶；B. 横断位 CT 增强扫描显示动脉期病灶明显不均匀强化，强化程度低于甲状腺；C. 横断位 CT 增强扫描显示静脉期病灶强化减退；D. 冠状位 CT 增强显示病灶紧贴甲状腺，与甲状腺交界面平直，两者之间存在脂肪间隙

【临床概述】

（1）甲状旁腺腺瘤（parathyroid adenoma）是原发性甲状旁腺功能亢进症的主要原因，下甲状旁腺比上甲状旁腺更容易发生腺瘤，约10%的腺瘤来自异位甲状旁腺，甲状旁腺可位于上颈部、颈动脉鞘、甲状腺叶内、颈根部甚至前上纵隔内。

（2）甲状旁腺腺瘤常见于女性患者，不同年龄段均可发生。

（3）早期无特异性临床表现，易延误诊断。常因甲状旁腺素分泌过多导致骨骼、泌尿系统、消化系统、神经系统病变和钙磷代谢紊乱而就诊，有效治疗方法是手术切除。

【影像学表现】

（1）CT表现：大部分甲状旁腺腺瘤位于甲状腺后方，甲状旁腺病变与甲状腺交界面平直，两者之间存在脂肪间隙，可使患侧气管食管沟内低密度脂肪组织部分或大部分消失。腺瘤常表现为软组织密度结节或肿块，边界清晰，大小为 $1 \sim 3cm$，密度均匀，少数腺瘤密度不均匀，内有单发或多发低密度灶，甚至出现壁厚薄不一的囊性表现，增强扫描腺瘤实体部分明显强化，但强化程度低于正常甲状腺组织，延迟扫描显示强化程度随时间延续而减低。

（2）MRI表现：甲状旁腺腺瘤的信号变化多样，大部分病灶呈均质信号，病变周围可有脂肪组织包绕，T_1WI上信号强度类似或略低于肌肉或甲状腺，T_2WI上信号强度明显高于肌肉，脂肪抑制序列可更清楚地显示腺瘤，少数腺瘤内有亚急性出血、囊变或坏死，从而导致信号不均，增强MRI显示肿块的实体部分发生明显强化，随后可见廓清。

【鉴别诊断】

（1）甲状旁腺增生：常为多个腺体同时增生，但增生程度多不一致，体积常较腺瘤小，密度均匀，增强后明显均匀强化。

（2）甲状旁腺腺癌：腺癌体积通常较大，密度不均匀，可发生坏死和出血，易发生钙化（钙化率达25%），短期内病灶明显增大，同时易发生颈部淋巴结转移和远隔器官转移。

【重点提醒】

当患者出现与年龄不符的骨量下降、骨质疏松、反复骨折及尿路结石时，不要局限于病变本身，需要结合甲状旁腺素、血钙、血磷等实验室检查和甲状旁腺 B 超、CT 或 MRI 增强等影像学检查分析，如果甲状旁腺区发现单发肿块，需要考虑甲状旁腺腺瘤可能。

六、甲状旁腺癌

【典型病例】

患者，女，70 岁，全身疼痛 2 年，加重伴头痛、头晕 2 月余，甲状旁腺激素为 2436.0pg/ml，血钙为 3.13mmol/L（图 8-15）。

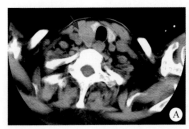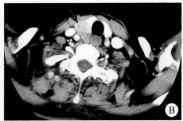

图 8-15　右下甲状旁腺癌

A. 横断位 CT 平扫显示甲状腺右后方见软组织肿块影，形态欠规则，局部边界不清，CT 值约为 44HU；B. 横断位 CT 增强显示病灶明显不均匀强化，内见低强化影，CT 值约为 135HU

【临床概述】

（1）甲状旁腺癌（parathyroid carcinoma）是极少见的恶性肿瘤，占原发性甲状旁腺功能亢进症病例的 0.5% ～ 4%。

（2）甲状旁腺癌多发生于 50 ～ 60 岁，男女发病率相近。

（3）大多数甲状旁腺癌伴有甲状旁腺功能亢进症，可以引起严重的高钙血症及低磷血症。30% ～ 76% 的患者可触及质地较硬的颈部肿块。肿瘤生长缓慢，晚期才出现转移，手术完整切除是唯一有效的治疗方法。

【影像学表现】

（1）CT表现：结节常累及单个甲状旁腺，边界不清，呈分叶状，密度不均，内部可见点状钙化，易囊变、坏死及出血，增强后结节不均匀强化，病变可侵犯周围组织，可见局部淋巴结转移和远处转移。

（2）MRI表现：病灶信号混杂，T_1WI呈等或低信号，T_2WI呈混杂高信号，中心可出现囊变区，增强后不均匀强化。

【鉴别诊断】

（1）甲状旁腺增生：常为多个腺体同时增生，但增生程度多不一致，体积较小，与周围结构分界清楚，密度均匀，增强后明显均匀强化。

（2）甲状旁腺腺瘤：一般边界清晰，形态较小，不侵犯周围结构，少钙化，无淋巴结转移或远处转移。

（3）甲状腺来源结节或肿块：与甲状腺相连，相应甲状腺常有增大，密度和信号不均匀，其中结节性甲状腺肿伴粗大环状钙化，甲状腺癌可见沙砾状钙化。

【重点提醒】

甲状旁腺癌体积较大，边界不清，常侵犯邻近结构，易发生邻近淋巴结转移和远处转移，常伴随严重的高钙血症。

第三节　颈部淋巴结病变

一、淋巴结反应性增生

【典型病例】

患者，男，72岁，慢性扁桃体炎，咽痛20余天（图8-16）。

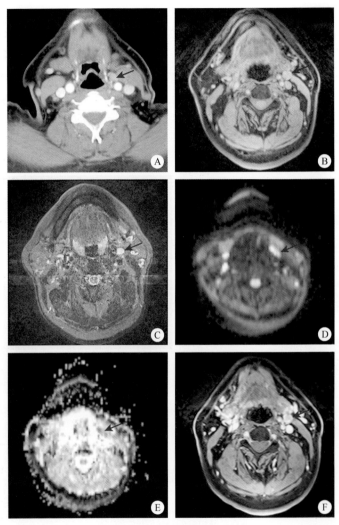

图 8-16 颈部淋巴结反应性增生

A. 横断位 CT 增强显示颈部长椭圆形增大淋巴结影，形态规则，边缘清晰；B. 横断位 T_1WI 显示类圆形等信号影；C. 横断位 T_2WI 压脂显示类圆形高信号影；D. 横断位 DWI 呈类圆形高信号；E. ADC 为低信号；F. 横断位 T_1WI 压脂增强呈较均匀明显强化

【临床概述】

（1）反应性淋巴结增生（reactive lymphadenopathy）可由细菌感染或病毒感染、接触有害化学物、环境污染、药物中毒等引起，可以是急性炎症，也可以是慢性免疫反应。

（2）各年龄段均可发生，男女发生率无明显差异。

（3）临床常表现为较大的淋巴结，长期无变化，经久不消，一般无局部压痛及皮温升高。

【影像学表现】

（1）CT表现：表现为颈部多发淋巴结肿大，常为单侧，较少发生于双侧，形态规则，呈长椭圆形，边界清晰，与周围组织分界清楚，密度均匀，增强后中度均匀强化，部分内见强化略低的淋巴结门结构。

（2）MRI表现：T_1WI呈等信号，T_2WI呈高信号，DWI上弥散受限，增强后中度均匀强化。

【鉴别诊断】

（1）颈部淋巴结转移瘤：多为中老年患者，有明确原发恶性肿瘤病史，出现中重度淋巴结肿大，密度或信号不均匀，常出现液化、坏死，增强后周边环状强化。

（2）颈部淋巴瘤：常为多部位多发的无痛性肿大淋巴结，边界清晰，密度或信号均匀，ADC明显降低，增强后轻中度均匀强化，不见淋巴结门结构。

（3）颈部淋巴结结核：多发生于青少年，尤其女性，可有全身结核症状，单发或多发淋巴结肿大，边缘多不光整，"花环状"强化为颈部淋巴结结核的特征性改变。

【重点提醒】

淋巴结增大，呈椭圆形，长短径比值常＞2，增强后中等程度均匀强化，部分可见淋巴结门结构，提示淋巴结反应性增生。

二、巨淋巴细胞增生症

【典型病例】

患者，男，47岁，发现右侧颈部肿物10余天（图8-17）。

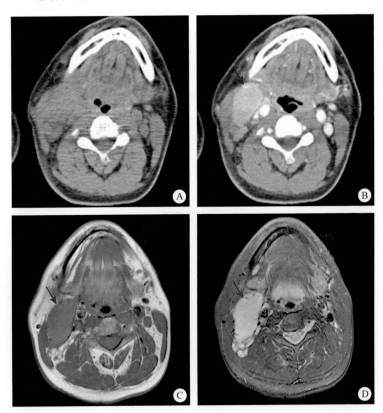

图8-17 颈部巨淋巴细胞增生症

A. 横断位CT平扫显示右侧颈深上部软组织肿块影，形态规则，边界清晰；B. 横断位CT增强显示动脉期病灶显著均匀强化；C. 横断位 T_1WI 显示右侧颈深上部卵圆形等信号影；D. 横断位 T_2WI 压脂呈高信号影

【临床概述】

（1）巨淋巴细胞增生症（giant lymph node hyperplasia）是一种少见的以不明原因淋巴结肿大为特征的慢性淋巴组织增生性疾病，又称Castleman病。病理上分为三型，即透明血管型（75%～90%）、浆细胞型（10%～25%）及混合型（1%～4%）。根据临床特点巨淋巴细胞增生症分为单中心型或多中心型。

（2）中青年人多见，年龄多 < 50岁，女性多于男性。

（3）临床表现为无痛性软组织肿块，通常无症状。浆细胞型常伴有发热、疲乏、消瘦、贫血、红细胞沉降率加快、γ球蛋白升高等异常。

【影像学表现】

（1）CT表现：病变主要见于颈部淋巴链分布区，为边界清晰、密度均匀的中等密度肿大淋巴结，几乎没有囊变、坏死，部分可见钙化（中心分支样钙化），增强后显著均匀强化是其特征性表现。

（2）MRI表现：T_1WI呈低信号，T_2WI为均匀中高信号，中心可出现星形低信号影，可能为纤维成分或钙化，增强扫描多数为显著均匀强化，少数可呈不均匀强化，DWI弥散受限。

【鉴别诊断】

（1）颈部神经鞘瘤：沿颈部神经干呈梭形生长，肿块两极有神经相连，呈现神经根出入征，内含肿瘤细胞丰富的Antoni A区和黏液样基质水分丰富的Antoni B区，强化后轻中度不均匀斑驳强化，DWI弥散不受限。

（2）颈动脉体瘤：病灶位于颈总动脉分叉处，造成颈内动脉与颈外动脉分叉角扩大，肿瘤血供丰富，增强扫描明显强化，可见典型"盐和胡椒"征。

【重点提醒】

（1）颈部淋巴链分布区单发或多发较大的软组织肿块影，边界清晰，密度和信号均匀，增强扫描呈明显均匀强化，提示巨淋巴细胞增生症诊断。

（2）95%以上单中心型为透明血管型，表现为特征性明显强化；多中心型多为浆细胞型，肿大的淋巴结动脉期呈轻中度强化，静脉期持续均匀强化。

三、淋巴结结核

【典型病例】

患者，女，78岁，发现右侧颈部肿物6月余（图8-18）。

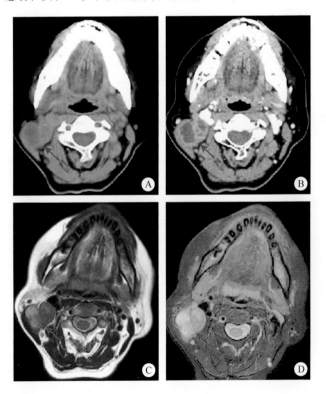

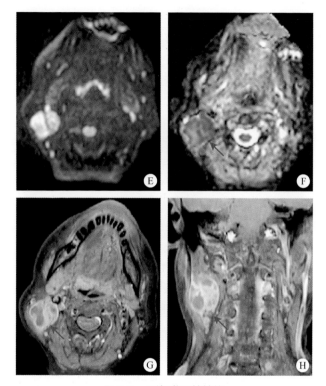

图 8-18 颈部淋巴结结核

A. 横断位 CT 平扫软组织窗显示右颈部分叶状稍低密度肿块影，形态规则，边界清晰，密度不均匀；B. 横断位 CT 增强扫描显示增强后病灶边缘强化，其内有多个低密度区，呈"花环状"改变；C. 横断位 T_1WI 呈中低信号；D. 横断位 T_2WI 压脂信号不均匀，其内见类圆形更高信号影；E. 横断位 DWI 呈类圆形不均质高信号；F. ADC 图显示病变边缘低信号；G、H. 横断位及冠状位 T_1WI 压脂增强显示病变呈环状强化

【临床概述】

（1）颈部淋巴结结核（cervical lymph node tuberculosis）是常见的肺外结核杆菌感染性病变，占所有淋巴结结核的 80%～90%。

（2）颈部淋巴结结核好发于儿童及青年人，多见于青年女性。

（3）临床表现为单侧或双侧颈部无痛性肿物，部分患者有低热、盗汗、体重减轻等结核中毒症状，少部分患者合并肺结核或既往有肺结核病史。触诊质硬，边界不清，部分可伴有局部疼痛或压痛。

【影像学表现】

（1）CT表现：颈部淋巴链分布区单个或多个肿大淋巴结。以增生为主时，表现为边缘光整、密度均匀及明显强化。以干酪样坏死为主时，密度不均匀，中央见大片状低密度坏死区，增强后内部无强化、周边环状强化。当同一淋巴结内多个结核性肉芽肿或多个干酪样增殖淋巴结相互融合时，表现为肿物边缘强化，内有多个分隔及多个低密度区，呈"花环状"改变，为颈部淋巴结结核的特征性改变。部分淋巴结病变内可见钙化点。

（2）MRI表现：肿大淋巴结 T_1WI 呈中低信号，T_2WI 信号根据其成分不同而表现不一，肉芽肿呈中高信号，干酪样坏死呈等或稍高信号，液化坏死呈高信号，纤维化与钙化呈低信号，强化后肉芽肿呈明显均匀或不均匀强化，坏死区、纤维化及钙化区无强化，呈典型"花环状"强化。

【鉴别诊断】

（1）颈部淋巴结转移瘤：多为中老年患者，有明确原发恶性肿瘤病史，可为单侧或双侧多发颈部淋巴结肿大，内部易液化、坏死，增强后周边环状强化。

（2）颈部淋巴瘤：单侧或双侧淋巴结肿大，边界清晰，密度或信号均匀，DWI弥散受限，ADC呈显著低信号，增强后轻中度均匀强化，可包绕颈部动静脉。

（3）颈部神经鞘瘤：沿颈部神经干呈梭形生长，肿块两极有神经相连，呈现神经根出入征，内含肿瘤细胞丰富 Antoni A 区和黏液样基质水分丰富的 Antoni B 区，强化后不均匀斑驳强化，DWI弥散不受限，TIC呈Ⅰ型。

【重点提醒】

颈部淋巴结结核多见于儿童及青年人，尤其是青年女性，影像学表现为单发或多发淋巴结肿大，边缘多不光整，"花环状"强化为颈部淋巴结结核的特征性改变。

四、淋巴瘤

【典型病例】

病例一 患者，女，70岁，确诊淋巴瘤10余天，发热1天入院（图8-19）。

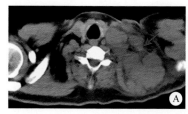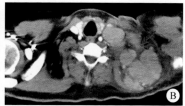

图8-19 左侧颈部淋巴瘤

A. 横断位CT平扫显示左侧颈部多发团块状软组织密度影，密度均匀，边界清晰；B. 横断位CT增强显示病灶呈轻度均匀强化

病例二 患者，女，62岁，触及右侧颈部肿大淋巴结3天（图8-20）。

【临床概述】

（1）淋巴瘤（lymphoma）是淋巴网状系统的恶性肿瘤，为起源于人类免疫系统细胞及其前体细胞的恶性肿瘤，分为霍奇金淋巴瘤（Hodgkin lymphoma，HL）和非霍奇金淋巴瘤（non-Hodgkin lymphoma，NHL）两大类。HL在发展中国家多见于青少年，在西方国家发病年龄相对较晚；NHL的发病年龄呈青少年及老年人双高峰分布的特点。

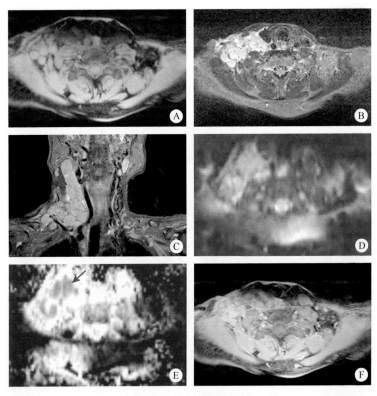

图 8-20 右侧颈部淋巴瘤

A. 横断位 T_1WI 显示右侧颈部多发结节状等信号影；B. 横断位 T_2WI 压脂呈高信号；
C. 冠状位 T_2WI 压脂显示多发结节信号尚均匀；D. DWI 显示多发高信号；E. ADC 呈
著低信号；F. 横断位 T_1WI 增强显示轻中度均匀强化

（2）临床表现为颈部淋巴结无痛性、进行性肿大，15% 的患者常以此为首发症状，淋巴结质韧或中等硬度、无压痛。约 12% 的淋巴瘤患者可合并发热、消瘦、盗汗、食欲减退、乏力、肝脾大等全身症状，85% 的 HL 可伴皮肤瘙痒。

【影像学表现】

（1）CT 表现：颈部淋巴链分布区多发淋巴结肿大，一般密度均匀，边界清晰，增强后呈轻中度强化，少部分淋巴结或治疗后淋巴结可以出现中央坏死低密度影、边缘薄壁环状强化。

（2）MRI 表现：T_1WI 呈中等信号，T_2WI 呈均匀稍高信号，DWI 扩散受限明显，ADC 值显著降低，增强呈较均匀轻中度强化，可包绕颈部动静脉，TIC 多呈Ⅱ型。

【鉴别诊断】

（1）颈部淋巴结转移瘤：患者常有明确的原发恶性肿瘤病史，易液化、坏死，增强后周边环状强化。

（2）颈部淋巴结结核：以青少年多见，患者可伴有结核中毒症状，单发或多发淋巴结肿大，边缘多不光整，"花环状"强化为颈部淋巴结结核的特征性改变。

（3）颈部淋巴结反应性增生：淋巴结增大，呈椭圆形，长短径比值常＞2，增强后中等程度均匀强化，部分可见淋巴结门结构。

【重点提醒】

淋巴瘤常为双侧颈部多区域淋巴结受累，受累淋巴结边界清晰，密度或信号均匀，坏死、囊变少见，DWI 弥散受限，ADC 值显著降低，增强后呈轻中度均匀强化，TIC 多呈Ⅱ型。

五、淋巴结转移瘤

【典型病例】

患者，男，42 岁，涕中带血 4 月余，鼻咽部活检证实鼻咽癌（图 8-21）。

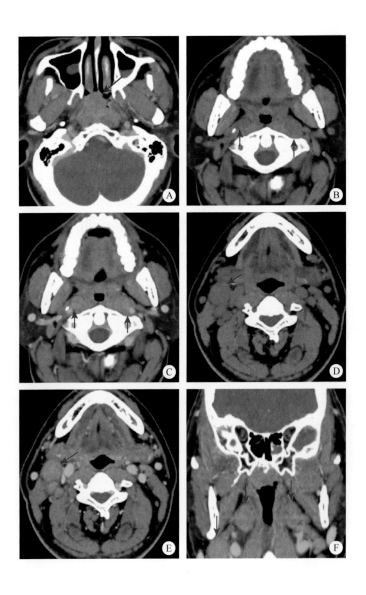

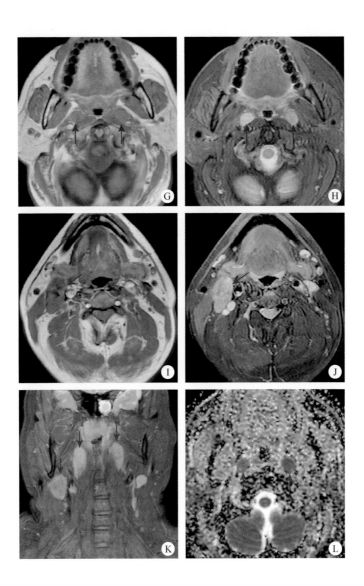

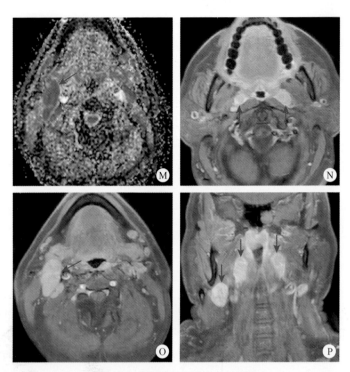

图 8-21 鼻咽癌伴颈部淋巴结转移

A. 横断位 CT 增强显示鼻咽部软组织肿块；B. 横断位 CT 平扫显示双侧咽后淋巴结增大，淋巴结边缘规则；C. 横断位 CT 增强显示中度强化；D. 横断位 CT 平扫显示右侧上颈部淋巴结增大，密度均匀；E. 横断位增强显示中度强化；F. 冠状位 CT 增强显示双侧咽后及右侧上颈部淋巴结增大；G、I. 横断位 T_1WI 显示相应增大淋巴结呈等信号影；H、J. 横断位 T_2WI 压脂呈高信号；K. 冠状位 T_2WI 压脂显示鼻咽部软组织增厚，双侧咽后及右侧上颈部类圆形增大淋巴结；L、M. ADC 图呈低信号，ADC 测量值为 $(0.6 \sim 0.8) \times 10^{-3} mm^2/s$；N ～ P. 横断位及冠状位 T_1WI 压脂增强显示鼻咽部软组织增厚伴明显强化，双侧咽后及右侧上颈部淋巴结呈明显均匀强化

【临床概述】

（1）颈部淋巴结是头颈部及胸腹部恶性肿瘤常见转移部位，80%

来源于头颈部肿瘤。通常在原发肿瘤确诊或治疗一段时间后发现，部分患者通常因发现颈部肿大淋巴结就诊。

（2）临床表现为单侧或双侧颈部单发或多发肿物，触诊质硬，边界不清，少部分可伴有局部疼痛和（或）压痛。

【影像学表现】

（1）CT表现：非对称性淋巴结增大或沿原发肿瘤引流的颈淋巴链3个或3个以上连续融合的淋巴结肿大，边缘清楚或不清楚，CT增强扫描呈中度不均匀强化或周边环状强化，内部可见低密度坏死区。

（2）MRI表现：T_1WI多呈等低信号，中央坏死区为更低信号，T_2WI呈混杂中高信号，中央坏死区为更高信号，DWI上扩散受限、坏死区受限不明显，增强后中度不均匀强化或周边环状强化，内可见无强化坏死区。

【鉴别诊断】

（1）颈部淋巴结结核：以儿童及青少年多见，既往有结核病史，多数边界不清，"花环状"强化改变为颈部淋巴结结核的特征性改变，严重者可有窦道或"冷脓肿"。

（2）颈部淋巴瘤：单侧或双侧淋巴结肿大，边界清晰，密度或信号均匀，DWI弥散受限，ADC呈显著低信号，增强后轻中度均匀强化。

（3）颈部巨淋巴细胞增生症：多数为单发或多发肿大淋巴结，边缘光整，密度或信号均匀，增强扫描呈特征性均匀显著强化。

【重点提醒】

（1）有明确原发恶性肿瘤病史，颈淋巴链分布区如有坏死和包膜外侵犯的肿大淋巴结，需要考虑淋巴结转移瘤。

（2）颈部淋巴结转移是肿瘤预后不良的重要预测因子，有孤立性淋巴转移者50%预后不良，若发生对侧转移或淋巴结包膜外侵犯，5年生存率再降50%，且与肿瘤复发及远处转移密切相关。

（乔红艳　王　鹏　吴　勇　钟妍其　闵淑丹　胡曙东）

第九章

口腔颌面部病变

第一节　牙与根尖周病变

一、龋　　齿

【典型病例】

病例一　患者，女，34岁，左上颌反复牙痛5月余（**图9-1**）。

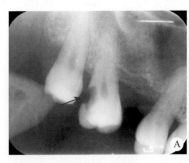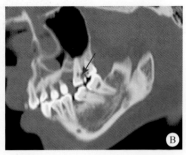

图9-1　中龋

A. 牙片显示左上7远中局部缺损（红色箭头），边界清晰，累及牙本质，尚未累及
髓腔；B. 斜矢状位CT骨窗显示左上7远中局部缺损（红色箭头），累及牙本质，尚
未累及髓腔

病例二　患者，女，38岁，左下颌反复牙痛1年余（**图9-2**）。

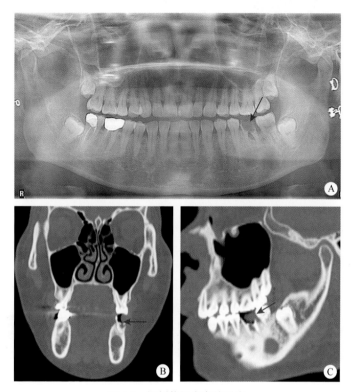

图 9-2 深龋伴根尖囊肿形成

A. 全景片显示左下 6 牙冠大部分缺损，累及牙髓（红色箭头），根尖周见边界清晰的类圆形低密度影，伴硬化缘；B、C. 冠状位及斜矢状位 CT 骨窗显示牙冠缺损，根尖周见边界清晰的类圆形囊状低密度影

【临床概述】

（1）龋齿（dental caries）按病变深度可分为浅龋、中龋和深龋，该分类在临床上最适用。

（2）浅龋仅限于牙釉质或牙骨质，患者无自觉症状；中龋已进展至牙本质浅层，有时对冷、热、酸、甜等刺激较为敏感，也可无自觉症状；深龋发展至牙本质深层，对各种刺激敏感或疼痛。

【影像学表现】

（1）X线表现

1）浅龋：只累及牙釉质或牙骨质。发生于𬌗面或窝沟者，临床检查即可发现。对于邻面牙颈部的龋齿，需要进行X线检查，常规用根尖片或𬌗翼片。浅龋X线表现为圆弧形凹陷缺损区，呈低密度投射影，边缘不光滑，其范围一般较小。

2）中龋：龋齿已进展至牙本质浅层，根尖片可清晰显示病变。有的表现为圆弧形凹陷状牙硬组织缺损，有的表现为口小底大的倒凹状缺损。由于中龋时牙髓组织受激惹而产生保护性反应，在龋洞底相应的髓室壁有修复性牙本质形成，故洞底边界清晰。

3）深龋：龋齿进展至牙本质深层，接近牙髓室，甚至与牙髓室相通，X线表现为较深的牙硬组织缺损，深达牙髓。

（2）CT表现：CT多平面重建可直接显示龋齿引起的牙缺损，同时可以反映邻近颌骨及软组织继发改变。

【鉴别诊断】

龋齿诊断明确，无须鉴别诊断。

【重点提醒】

（1）临床上龋齿诊断比较容易，口内检查可以明确诊断，选择影像学检查的目的是判断龋齿的程度及是否伴有根尖周炎。

（2）主要采用X线检查，如牙片和全景片，对邻面深龋和有些隐匿性龋洞尤为重要。CT可用于判断龋齿是否引起邻近颌骨病变和继发软组织病变。

二、根尖周炎

【典型病例】

病例一　患者，女，54岁，右上颌牙痛半月余（图9-3）。

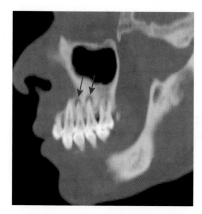

图 9-3 根尖周脓肿

斜矢状位 CT 骨窗显示右上 4、5 根尖周低密度影（红色箭头），边界不清，邻近上颌骨骨髓腔密度增高

病例二 患者，女，26 岁，下颌前牙区疼痛 1 月余（**图 9-4**）。

病例三 患者，女，60 岁，左上颌区不适 1 年余（**图 9-5**）。

【临床概述】

（1）根尖周炎（periapical periodontitis）包括根尖周脓肿、根尖肉芽肿和根尖囊肿，三者为贯序改变。

（2）根尖周脓肿：在急性炎症阶段，主要表现为咬合痛；当转化为慢性炎症时，自觉症状不明显，有时感患牙不适，咬物痛。

（3）根尖肉芽肿：一般无自觉症状，初期可在叩诊时有不适感，有时感牙伸长，偶有轻微疼痛。

（4）根尖囊肿：患者常无自觉症状，囊肿呈膨胀性扩张，使颌骨膨大。多数直径为 1～2cm，部分囊肿较大，扪之有乒乓球感或波动感，可压迫邻牙使之松动移位。

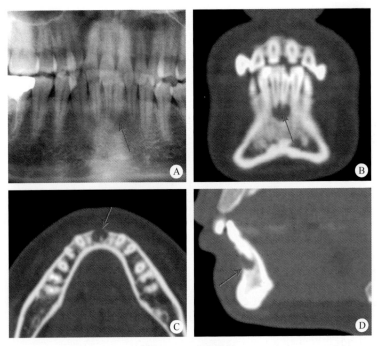

图 9-4　根尖肉芽肿

A. 全景片（部分）显示下颌（31～41）根尖周低密度影（红色箭头），边界不清；B～D. 冠状位、横断位及矢状位 CT 骨窗显示 31～41 根尖周类圆形低密度影（红色箭头），边界清，直径小于 1cm

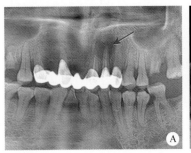

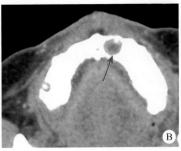

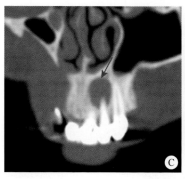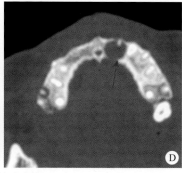

图 9-5 根尖囊肿

A. 全景片（部分）显示左上 2 根尖周类圆形低密度影（红色箭头），边界清晰；B. 横断位 CT 增强显示病变内无明显强化；C、D. 冠状位及横断位 CT 骨窗显示低密度影，边界清，直径约为 1.2cm

【影像学表现】

（1）X 线表现

1）根尖周脓肿：急性期早期 X 线根尖片检查一般看不出根尖周骨质改变，有时牙周膜间隙稍增宽。随着病情发展，可见病源牙根尖周骨质密度降低，边界不清。慢性期在根尖区出现边界清晰、边缘不光滑的小范围骨质破坏低密度区，骨硬板消失。病变一般较局限，外周可有骨质增生反应。

2）根尖肉芽肿：在病源牙的根尖、根侧方或根分叉处有圆形或卵圆形密度减低区，病变范围较小，直径一般不超过 1cm，边界清晰，无致密的骨硬板，病变周围骨质正常或稍致密。

3）根尖囊肿：多有龋齿、畸形牙等病源牙存在，以病源牙根尖为中心，形成圆形或卵圆形骨质破坏低密度区，边界清晰，边缘形成致密线条影，直径大于 1cm。

（2）CT 表现：以病源牙根尖周为中心，呈类圆形囊性低密度影，病灶边界清晰，有或无硬化缘，邻近周围软组织一般正常，有时可继发邻近周围软组织感染。

（3）MRI 表现：根尖囊肿在 MRI 上表现为 T_1WI 低信号，T_2WI

压脂高信号，增强后无明显强化。

【鉴别诊断】

（1）根尖周脓肿、根尖肉芽肿和根尖囊肿三者之间需要鉴别，主要是根据起病时间、病变大小、边界和周围硬骨板改变等鉴别，见上述影像学表现。

（2）含牙囊肿：类圆形或椭圆形膨胀性骨质破坏，边界清晰，囊壁包绕牙颈部（多为阻生牙），牙冠朝向病灶内部。

（3）牙源性角化囊肿：多沿下颌骨长轴生长，骨质膨胀较轻，累及多个牙所在区域，邻牙可见轻度吸收。

【重点提醒】

（1）根尖周炎多在病源牙的基础上形成，根据疾病发展的阶段分为上述 3 种类型。

（2）影像学检查以 X 线和 CT 检查为主，CT 多平面重建可以清晰显示病变细微结构，一般不需要进行 MRI 检查。

三、阻　生　牙

【典型病例】

病例一　患者，女，33 岁，自觉右腭部结节（图 9-6A）。

病例二　患者，男，17 岁，因颞下颌关节紊乱（图 9-6B）。

病例三　患者，女，41 岁，因鼻前庭肿物就诊（图 9-6C）。

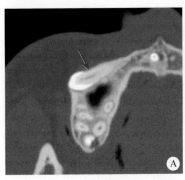
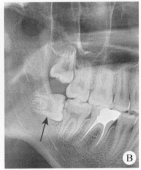

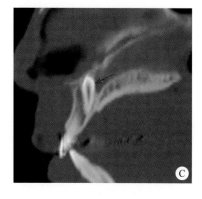

图 9-6　阻生牙

A. 横断位 CT 骨窗显示右上颌骨内的 3 异位阻生（红色箭头），呈水平位，牙冠朝向颊侧；B. 全景片（部分）显示右下颌 8 的水平近中阻生（红色箭头）；C. 矢状位 CT 骨窗显示上颌前牙区的多生牙阻生（红色箭头），牙冠背向咬合面

【临床概述】

（1）阻生牙（impacted tooth）：以下颌与上颌第三磨牙阻生最为多见，常引起冠周炎，甚至继发颌面部多间隙感染而出现相应的临床症状。

（2）上下颌尖牙、前磨牙等也可出现阻生。

（3）额外牙也可以阻生的方式出现，一般不会引起临床症状。

【影像学表现】

X 线及 CT 表现：牙生长方向偏斜，如前倾、水平、垂直、侧向或颊舌向阻生等。

【鉴别诊断】

组合型牙瘤：表现为多个畸形小牙，聚合呈团状；阻生牙多为单个，偶多个同时发生，但多较大、相对独立。

【重点提醒】

（1）X 线检查对阻生牙的诊断和治疗非常重要，常用全景片。

（2）CT 对下颌第三磨牙牙根与下齿槽神经管的关系显示比较清晰，特别是对颊舌向的牙根显示具有明显优势。

四、牙骨质 - 骨结构不良

【典型病例】

病例一　患者，女，23 岁，拔智齿前常规摄片偶然发现颌骨异常（图9-7）。

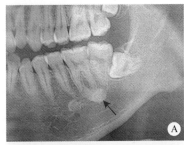
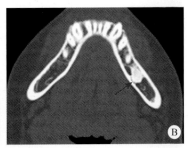
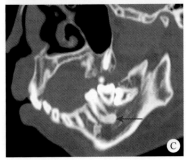

图 9-7 牙骨质 - 骨结构不良

A. 全景片（部分）显示左下 5、6 根尖周类圆形高密度影（红色箭头），边界清晰；B、C.横断位及斜矢状位 CT 骨窗显示左下 5、6 根尖周病变（红色箭头）呈类圆形，边界清晰，与左下 5、6 根尖关系密切，密度类似骨皮质

病例二 患者，女，48 岁，口腔科检查牙齿时偶然发现颌骨异常（图9-8）。

【临床概述】

（1）牙骨质 - 骨结构不良（dental bone-poor bone structure）临床多无明显症状，常在检查其他疾病时偶然发现。

（2）牙骨质 - 骨结构不良可单发或多发，多发性病变若累及 4 个象限，则称为繁茂型牙骨质 - 骨结构不良。

【影像学表现】

（1）X 线表现：病变分为三期，即骨质溶解破坏期、牙骨质小体生成期、钙化成熟期。最常见且最典型的是钙化成熟期，表现为根尖区团状高密度钙化影，密度较高，接近牙骨质密度，形态不规则，边缘可有或无低密度影包绕，可引起颌骨轻微膨大改变。

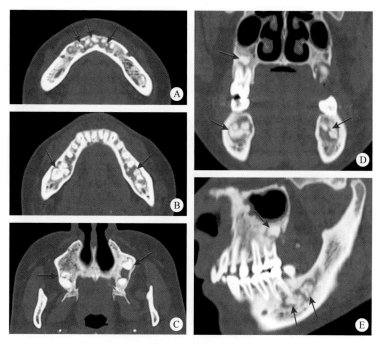

图 9-8　繁茂型牙骨质 - 骨结构不良

A. 横断位 CT 骨窗显示下颌骨颏部多发斑点状高密度影（红色箭头）；B. 横断位 CT
骨窗显示双侧下颌骨体部多发不规则斑片状高密度影；C. 横断位 CT 骨窗显示双侧上
颌骨多发斑片状高密度影；D. 冠状位 CT 骨窗显示右上颌骨、双侧下颌骨体部多发斑
片状高密度影，周围见低密度影环绕；E. 斜矢状位 CT 骨窗显示右上下颌骨多发斑片
状高密度影，周围见低密度影环绕

（2）CT 表现：单发或多发根尖周高密度影，呈类圆形或不规则
形，边界清晰，病灶周围可有或无低密度影包绕，邻近骨皮质完整，
周围软组织正常，增强扫描无强化。

【鉴别诊断】

（1）真性牙骨质瘤：又称良性成牙骨质细胞瘤，多发生于 25 岁
以下的男性，常为单发，以磨牙区多见，病变呈团状高密度影，有

明显的边界和包膜并包绕牙根尖。

（2）混合型牙瘤：X 线片表现为边界清晰的放射透光区，其中可见放射阻射性结节状高密度影，边界清晰，为牙组织成分相互混杂排列，CT 上为不均匀高密度影，无典型的牙结构。

【重点提醒】

牙骨质 - 骨结构不良在钙化成熟期会阻射 X 线，所以一般选用 X 线检查和 CT 平扫可以明确诊断，而 MRI 对钙化的显示没有优势、一般无须行 MRI 检查。

五、牙　折

【典型病例】

病例一　患者，男，32 岁，外伤后 1 小时（图 9-9）。

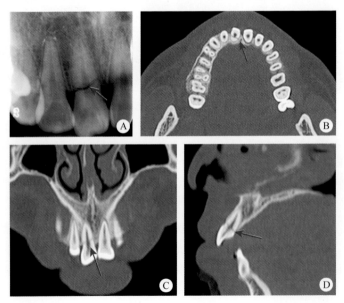

图 9-9　右上 1 牙折

A. 牙片显示右上 1 横行线状低密度影（红色箭头）；B ～ D. 横断位、冠状位、矢状位 CT 骨窗显示右上 1 牙折线

病例二　患者，男，36 岁，车祸外伤 2 小时（图 9-10）。

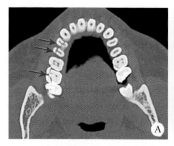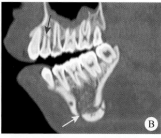

图 9-10　右上牙列多发牙折、右下颌骨骨折

A. 横断位 CT 骨窗显示右上 4、5、7 线状低密度影（红色箭头）；B. 斜矢状位 CT 骨窗显示右上 4 线状低密度影（红色箭头）、右下颌骨骨质不连续（黄色箭头）

【临床概述】

（1）牙折（tooth fracture）为直接外力所致，前牙多见。

（2）按解剖部位牙折可分为冠折、根折和冠根联合折。

（3）外力大时，后牙也可发生牙折。

【影像学表现】

（1）X 线表现：可清晰显示牙折线，表现为不整齐的线条状低密度影，断端之间可有微错位。

（2）CT 表现：多平面重建可显示牙折线的细微情况，特别是发现近、远中方向 X 线检查难以显示的牙折。

【鉴别诊断】

牙折诊断比较明确，无须鉴别。

【重点提醒】

（1）牙折有明确的外伤病史和典型的牙折线透亮影，一般诊断不难。

（2）单个牙折可以选用 X 线片，多发牙折及可能合并颌骨骨折等复杂情况，需要进行 CT 平扫和多平面重建，而且 CT 可以发现 X

线片易漏诊的近、远中向牙折线。

第二节　上、下颌骨病变

一、颌骨骨折

【典型病例】

病例一　患者，男，50岁，骑电瓶车摔伤1小时（**图9-11**）。

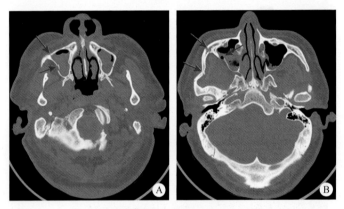

图9-11　右上颌窦、颧骨、颧弓多发骨折

A.横断位CT骨窗显示右上颌窦前壁、后外侧壁骨质不连续、错位（红色箭头）；B.横断位CT骨窗显示右颧骨、颧弓、上颌窦后外侧壁骨质中断、错位

病例二　患者，男，36岁，车祸外伤2小时（**图9-12**）。

【临床概述】

（1）颌骨骨折（jaw fracture）：上颌骨骨折容易发生于骨质结构薄弱的部位，如牙槽突、上颌窦、骨缝等，常伴有鼻腔出血、面颊部软组织肿胀疼痛等。

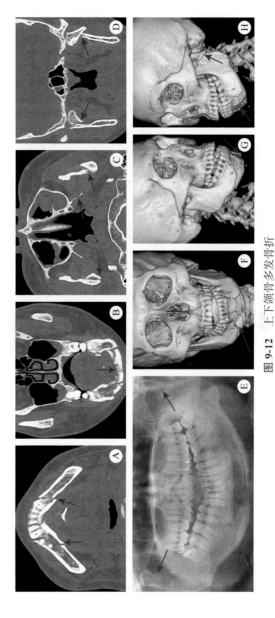

图 9-12 上下颌骨多发骨折

A、B. 横断位及冠状位 CT 骨窗显示双侧下颌骨颏部多发骨质连续性中断（红色箭头）；C、D. 横断位及冠状位 CT 骨窗显示双侧髁突、左翼突外侧板骨质中断、错位；E. 全景片显示双侧髁突实、右下颌骨体部多发骨质不连续；F ～ H. 三维重建显示下颌骨多发骨折整体外观

（2）上颌骨骨折按其好发部位分为 3 型：Le Fort Ⅰ型骨折，骨折线从梨状孔下部，经牙槽突基底部向后至上颌结节呈水平延伸至翼突；Le Fort Ⅱ型骨折，骨折线横过鼻背，通过眶内下、眶底、经眶下缘、颧骨下方向后达翼突；Le Fort Ⅲ型骨折，骨折线横过鼻背、眶部，经颧骨上方达翼突。

（3）下颌骨位置较为突出，是颌面损伤的好发部位，骨折好发于颏部、体部，其次为下颌角及髁突，常伴有邻近颌面部软组织挫伤等。

【影像学表现】

CT 表现：骨折处骨质连续性中断，可有错位，下颌髁突骨折断端易发生内下移位和颞下颌关节脱位，骨折处邻近软组织挫伤、肿胀，有时伴有积气、异物存留和血肿形成。

【鉴别诊断】

颌骨骨折需要与颌骨骨缝和滋养血管影等进行鉴别，一般骨缝及滋养血管影的透亮线周边见硬化边，走行比较自然，未见骨质连续性中断或错位表现。

【重点提醒】

锥形束 CT（CBCT）及螺旋 CT 能清晰显示颌骨复杂的解剖结构，可整体观察上、下颌骨的情况，观察骨折线的走行及骨折块的移位情况，是目前较常用的检查方法，尤其是针对上颌骨复杂骨折，CT 检查应为首选。

二、牙源性化脓性颌骨骨髓炎

【典型病例】

病例一　患者，男，70 岁，右下颌反复疼痛 1 年余（图 9-13）。

病例二　患者，男，32 岁，左侧面部肿胀 1 月余，半个月前行左下后牙拔除后未见好转（图 9-14）。

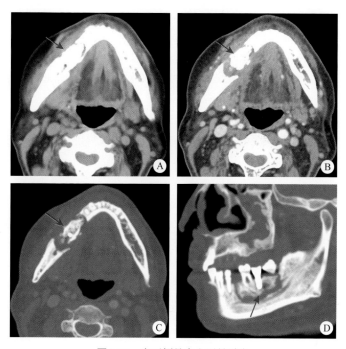

图 9-13 右下颌骨中央型骨髓炎

A. 横断位 CT 平扫软组织窗显示右下颌骨周围软组织增厚（红色箭头）；B. 横断位 CT 增强软组织窗显示右下颌骨周围软组织增强后轻中度强化；C、D. 横断位及斜矢状位 CT 骨窗显示右下颌骨骨质破坏，中央为片状骨性高密度影（为死骨），破坏区周围邻近颌骨髓腔密度不均匀增高

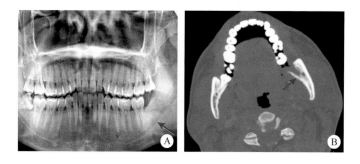

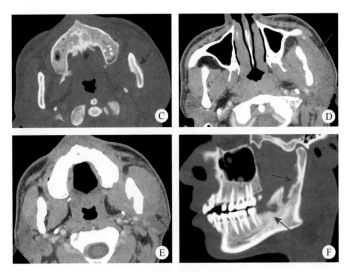

图 9-14　左下颌骨边缘型骨髓炎

A. 全景片显示左下颌骨髓腔密度不均匀增高（红色箭头）；B. 横断位 CT 骨窗显示左下 8 拔除后，邻近髓腔密度增高；C. 横断位 CT 骨窗显示左下颌升支边缘骨膜反应；D. 横断位 CT 软组织窗显示左下颌骨周围软组织明显肿胀增厚；E. 横断位 CT 增强显示周围软组织轻度强化；F. 斜矢状位 CT 骨窗显示左下颌骨牙槽侧骨质破坏吸收，髓腔密度增高

【临床概述】

（1）牙 源 性 化 脓 性 颌 骨 骨 髓 炎（odontogenic suppurative osteomyelitis）可分为牙源性中央型颌骨骨髓炎和牙源性边缘型颌骨骨髓炎 2 种类型。

（2）牙源性中央型颌骨骨髓炎多见于青壮年，男性多于女性，主要发生于下颌骨。临床症状为发生于面深部的剧烈疼痛、发热及下唇麻木等；有明确的病源牙，通常为深龋。

（3）牙源性边缘型颌骨骨髓炎主要是由病源牙首先引起颌周间隙感染，进而侵犯骨膜、骨密质乃至骨髓的炎症过程。颌骨骨质改变可以表现为骨质破坏为主，也可以表现为骨质增生硬化为主。其多见于青少年，常有冠周炎或其他牙痛病史。

【影像学表现】

（1）X线表现：牙源性中央型颌骨骨髓炎以骨质破坏的低密度表现为主，可伴有高密度死骨形成；牙源性边缘型颌骨骨髓炎可见弥漫性骨密度增高，其中可见局限性骨质破坏灶，切线位可见骨膜反应。

（2）CT表现：牙源性中央型颌骨骨髓炎患者颌骨髓腔内骨质破坏，表现为骨质密度降低或增高的混杂密度改变，边界不清，形态不规则，骨皮质连续性可见中断。牙源性边缘型颌骨骨髓炎常出现层状骨膜反应，骨质密度增高，骨质破坏可以不明显。两者均可伴邻近软组织继发感染，表现为软组织肿胀、增厚，通常边界不清，增强后呈较明显强化，可伴有周边环状强化、内部无强化的脓肿形成，邻近颈深筋膜增厚，皮下软组织网格样改变。其可伴有颈部淋巴结反应性增生。

（3）MRI表现：颌骨骨髓炎骨质破坏区表现为 T_1WI 呈低信号，T_2WI 呈高低混杂信号影，增强后不均匀强化，邻近周围软组织肿胀，T_1WI 呈等信号，T_2WI 呈稍高信号，增强后明显不均匀强化，可伴有周边环状强化、内部无强化的脓肿形成，脓肿 DWI 弥散受限。

【鉴别诊断】

（1）纤维结构不良：发生于儿童的颌骨骨髓炎需要与纤维结构不良鉴别。纤维结构不良新骨形成发生于颌骨内，表现为颌骨膨隆，内部以磨玻璃样改变为主，边缘骨皮质变薄。而颌骨骨髓炎为骨皮质外骨膜成骨导致颌骨膨隆，影像学表现为骨皮质连续或有部分中断，骨皮质外有新生骨。

（2）朗格汉斯细胞组织细胞增生症：两者均有骨质破坏和骨膜成骨。朗格汉斯细胞组织细胞增生症 CT 和 MRI 上骨质破坏内部为软组织肿块样改变，增强后明显强化，很少发生骨质硬化反应，且无死骨形成。

（3）骨肉瘤：无病源牙，无死骨形成，骨质破坏区内可见密度高的瘤骨，典型表现为日光放射状瘤骨，周围形成软组织肿块，增强后明显强化。而颌骨骨髓炎常能看到病源牙，溶骨性骨质破坏区内可见死骨形成，病变周围骨质增生硬化明显，可以形成反应性骨膜增生。

【重点提醒】

（1）牙源性化脓性颌骨骨髓炎与放射性骨坏死、药物性骨髓炎的影像学表现相似，后两者除无相关牙源性病变外，还需要结合临床相关病史鉴别。

（2）牙源性颌骨骨髓炎的诊断以颌面部 CT 增强为主，其可清晰地显示因骨小梁破坏、消失而出现的骨髓腔内密度减低影、骨质密度增高、死骨形成和骨膜下成骨等。

三、牙源性角化囊肿

【典型病例】

患者，男，38 岁，左下颌牙区肿胀 1 年余（图 9-15）。

【临床概述】

（1）牙源性角化囊肿（odontogenic keratocyst）有 2 个发病高峰年龄段，即 10～29 岁和 50～70 岁；男性多于女性。

（2）下颌骨牙源性角化囊肿较上颌骨者多见，主要发生于下颌后部和下颌支，且多位于下颌神经管上方，上颌骨牙源性角化囊肿多见于上颌后部。

（3）早期可无症状，当病变进展至一定程度时，患者可出现无痛性肿胀和面部大小不对称，可继发邻近软组织感染而引起疼痛。

【影像学表现】

（1）X 线表现：牙源性角化囊肿呈低密度影，病灶可呈单囊或多囊，单囊者多见，多囊时其分房大小多比较一致，边界清晰，边缘可见硬化线。

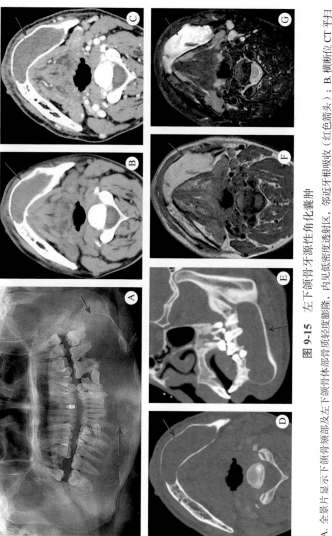

图 9-15 左下颌骨牙源性角化囊肿

A. 全景片显示下颌骨颏部及左下颌骨体部骨质轻度膨隆（红色箭头）；B. 横断位 CT 平扫显示下颌骨颏部及体部低密度膨胀性骨质破坏，内见囊性低密度影，边缘骨皮质连续，周围软组织未见异常；C. 横断位 CT 增强显示病变内部未见明显强化；D、E. 横断位及斜矢状位 CT 骨窗显示沿着左侧颌骨长轴的轻度膨胀性骨质破坏，边界清晰，邻近牙根吸收；F. 横断位 MRI T1WI 呈高信号（通常为低信号，因含有黏蛋白成分可呈高信号）；G. 横断位 T2WI 压脂呈高信号

（2）CT 表现：颌骨骨质呈膨胀性骨质破坏，膨胀程度较轻，常沿下颌骨长轴生长，CT 值为水样密度，部分因角化物堆积使 CT 值增高呈软组织密度，增强后内部无强化，囊壁可强化。病灶邻近牙根可轻度吸收或不吸收，可压迫下颌神经管向下移位。

（3）MRI 表现：T_1WI 常呈低信号，若含有黏蛋白成分，可呈高信号，T_2WI 呈高信号，DWI 内部弥散多受限，增强后内部无强化，囊壁可强化。

【鉴别诊断】

（1）成釉细胞瘤：典型成釉细胞瘤多为实体多囊型，且膨胀明显，实性部分增强后可见明显强化，与牙源性角化囊肿容易鉴别；而单囊/多囊型有时较难鉴别，但成釉细胞颌骨膨胀更明显，以颊侧为主，邻牙多截断性吸收。

（2）根尖囊肿：多在病源牙的基础上形成，表现为相对局限的根尖区骨质膨胀性破坏，呈类圆形或椭圆形，边界清晰，多不伴牙根吸收。

（3）含牙囊肿：类圆形或椭圆形膨胀性骨质破坏，边界清晰，囊壁包绕牙颈部（多为阻生牙），牙冠朝向病灶内部。

【重点提醒】

（1）下颌骨牙源性角化囊肿易沿着下颌骨长轴生长，颌骨膨胀程度较轻，边界清晰，多呈囊性密度或信号，增强后内部不强化，囊壁可强化，邻近牙根可轻度吸收或不吸收，可压迫下颌神经管向下移位。

（2）上、下颌骨多发牙源性角化囊肿，并伴有小脑幕和大脑镰多发钙化时要考虑基底细胞痣综合征。

四、成釉细胞瘤

【典型病例】

患者，男，18 岁，右下颌无痛性肿物渐大 1 年（图 9-16）。

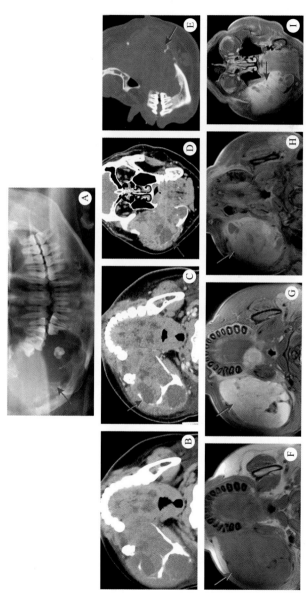

图 9-16 右下颌骨成釉细胞瘤

A. 全景片显示右下颌骨体部、角部及升支膨胀性骨质破坏（红色箭头），其内呈低密度透射区，邻近右下 6 牙根明显吸收，右下 7 阻生；B. 横断位 CT 平扫显示右下颌骨膨胀性骨质破坏区内软组织密度及液性密度影；C、D. 横断位及冠状位 CT 增强显示病变内部呈明显不均匀强化；E. 斜矢状位 CT 骨窗显示溶骨性骨质破坏，边界尚清，邻近右下 6 牙根明显吸收；F. 横断位 T_1WI 呈等信号；G. 横断位 T_2WI 压脂呈高信号；H、I. 横断位及冠状位 T_1WI 压脂增强可见明显不均匀强化

【临床概述】

（1）成釉细胞瘤（ameloblastoma）病理上分为经典型、单囊型、骨外/外周型、转移型4种类型，属于良性肿瘤，但具有侵袭性，有术后易复发及偶见远处转移等恶性生物学行为。

（2）成釉细胞瘤多见于30～60岁，发病无性别差异。

（3）下颌骨较上颌骨者多见，病变多位于下颌骨后部或下颌升支（约占80%），其次为下颌骨前部和上颌骨后部。

（4）临床多表现为无痛性颌骨肿胀、牙松动移位、咬合不正、感觉异常、疼痛和扪之有乒乓球感等。

【影像学表现】

（1）X线表现：多呈类圆形或不规则低密度影，边界清晰，病灶可表现为多囊或单囊，多囊者囊的大小悬殊，病灶邻牙可截断性吸收。

（2）CT表现：颌骨呈膨胀性骨质破坏，膨胀多较明显，颊侧为著。病灶可表现为多囊或单囊，密度可为实性、囊性或囊实性。病灶内囊性部分为水样密度，实性部分为软组织密度，增强后肿瘤的实性部分和分隔明显强化，囊性部分无强化。病灶边缘可以骨质连续或欠连续，无骨膜反应，周围软组织多正常。

（3）MRI表现：形态学改变同CT，囊性部分在T_1WI呈低信号，T_2WI呈高信号；实性部分表现为软组织信号，T_1WI呈等信号，T_2WI呈稍高信号。增强后肿瘤的实性部分和分隔明显强化，囊性部分无强化。

【鉴别诊断】

（1）牙源性角化囊肿：沿下颌骨长轴生长、颌骨膨胀改变不明显、骨皮质变薄或吸收、推移邻牙或致邻牙根轻度吸收、可压迫下颌神经管向下移位、增强后内部不强化为其主要特点；多囊时其分房大小多比较一致。而成釉细胞瘤多含实性成分，增强后实性成分明显强化，当表现为多囊时，囊性部分大小不一。

（2）含牙囊肿：特征性影像学表现为囊壁包绕牙（多为阻生牙）颈部，牙冠朝向病灶内部。而成釉细胞瘤表现为单囊时，多有较明显的牙根截断性吸收。

【重点提醒】

（1）典型成釉细胞瘤诊断要点：明显膨胀性骨质破坏，以唇颊侧为主，密度混杂，多呈囊实混合性，增强后实性部分明显强化，囊性部分不强化，肿瘤边缘可有骨硬化增生，邻牙根呈锯齿状吸收。

（2）CT增强和MRI增强是成釉细胞瘤重要的影像学检查手段，CT对骨质改变评估更精准，MRI对病灶内成分、累及范围及病变对邻近组织结构的影响评估更明确。

（3）成釉细胞瘤有一定侵袭性，术后可复发，复发者可累及骨外软组织。

五、牙　瘤

【典型病例】

病例一　患者，男，37岁，发现右下颌前牙区肿物1周（图9-17）。

病例二　患者，女，40岁，发现左下颌前牙区肿物1周（图9-18）。

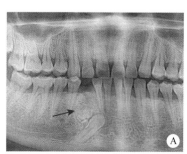
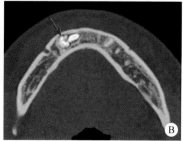

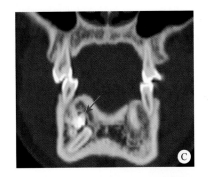

图 9-17 右下颌骨颏部组合型牙瘤
A. 全景片（部分）显示右下颌 2、4 间团状高密度影（红色箭头），其内见多个畸形小牙样结构，右下 3 埋伏阻生；B、C. 横断位及冠状位 CT 骨窗显示病灶内多个畸形小牙影

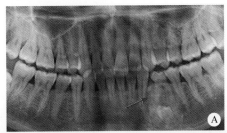

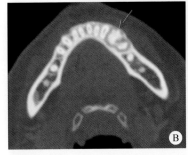

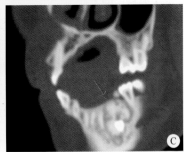

图 9-18 左下颌骨颏部混合型牙瘤
A. 全景片（部分）显示左下 4 根尖周团状高密度影（红色箭头），边界清晰，密度类似牙骨质密度，其下方见一阻生牙；B、C. 横断位及斜矢状位 CT 骨窗显示团状高密度影，密度欠均匀，边界清晰，边缘可见线状低密度影

【临床概述】

（1）牙瘤（odontoma）是一种成牙组织发育畸形或错构瘤而非真性肿瘤，分为混合型牙瘤和组合型牙瘤 2 种亚型。

（2）组合型牙瘤好发于上颌前部承牙区；混合型牙瘤多发生于下颌后部承牙区，其次为上颌前部。

（3）牙瘤多无明显临床症状。

【影像学表现】

（1）X 线表现：混合型牙瘤呈类圆形高密度影，边界清晰，有低密度条带状包膜围绕；组合型牙瘤呈不规则高密度影，病灶内见多发畸形小牙影，聚合成团，常伴有阻生牙。

（2）CT 表现：混合型牙瘤表现为不均匀高密度团块影；组合型牙瘤由数目不等、大小不一且排列杂乱的畸形小牙样结构组成。病灶边界清晰，有低密度条带状包膜围绕，骨皮质连续，未见骨膜反应，邻近软组织未见异常。较大的牙瘤能使颌骨膨胀、干扰正常牙的发育和萌出，常伴发牙阻生、牙错位等。

【鉴别诊断】

（1）成牙骨质细胞瘤：混合型牙瘤需要与成牙骨质细胞瘤鉴别。该肿瘤多发生于下颌骨，X 线、CT 上成牙骨质细胞瘤多呈类圆形混合高密度，边界清晰，有低密度包膜围绕，区别是该肿瘤多与受累牙的牙根融合，牙根可吸收。

（2）组合型牙瘤表现比较有特征性，诊断比较明确，一般无须鉴别。

【重点提醒】

（1）牙瘤的诊断要点：混合型牙瘤呈类圆形高密度影，有低密度条带状包膜围绕；组合型牙瘤呈团状畸形小牙组合成的不规则高密度影，常伴有阻生牙。

（2）X 线检查和 CT 平扫是牙瘤的重要影像学检查手段，一般不需要进行 CT 增强或 MRI 检查。

六、骨化性纤维瘤

【典型病例】

病例一 患儿，男，9岁，右下颌骨肿物3年，疼痛1个月（图9-19）。

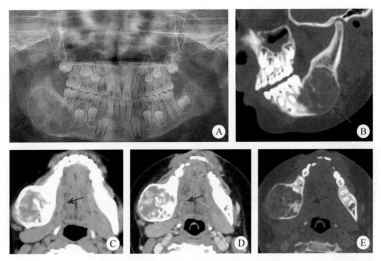

图9-19 右下颌骨角部骨化性纤维瘤

A. 全景片显示右下颌骨角部类椭圆形低密度影，内部密度不均匀，边界清晰，边缘可见硬化边，与邻近正常骨分界清晰（红色箭头）；B、E. 斜矢状位及横断位CT骨窗显示右下颌骨膨胀性改变，内部密度混杂，见点片状骨性密度影，部分呈磨玻璃样改变，边界清晰，边缘无骨膜反应；C. 横断位CT软组织平扫显示病变内软组织密度影及骨性高密度影；D. 横断位CT增强显示病变内软组织部分不均匀强化

病例二 患者，男，11岁，左眼上翻伴左面部隆起4个月（图9-20）。

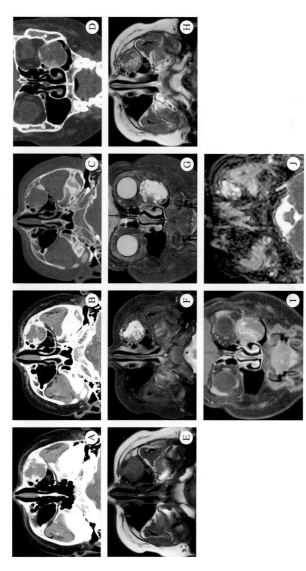

图 9-20 左上颌窦前壁青少年沙瘤样骨化性纤维瘤

A. 横断位 CT 平扫显示左上颌窦前壁肿块，病灶内可见软组织密度及小片状高密度影（红色箭头），周围无软组织肿块；B. 横断位 CT 增强显示病变内软组织部分轻度强化；C、D. 横断位及冠状位 CT 骨窗显示左上颌窦前壁膨胀性骨质破坏，边界清晰，内可见磨玻璃样、颗粒状骨性密度影；E. MRI 横断位 T₁WI 呈等低信号；F、G. 横断位及冠状位 T₂WI 压脂呈不均匀高低混杂信号；H、I. 横断位及冠状位 T₁WI 增强压脂可见明显不均匀强化；J. ADC 图显示病灶 ADC 值约为 1.83×10⁻³mm²/s

【临床概述】

（1）骨化性纤维瘤（ossifying fibroma）病理上有 3 种类型，即牙骨质 - 骨化纤维瘤、青少年小梁状骨化纤维瘤和青少年沙瘤样骨化纤维瘤，其中牙骨质 - 骨化纤维瘤最常见。

（2）骨化性纤维瘤多见于年轻人，以 30 ~ 40 岁女性常见。

（3）下颌后部（前磨牙和磨牙区）为最常见发病部位。

（4）临床多表现为生长缓慢的无痛性质硬肿块，可出现牙移位和面部不对称畸形。

【影像学表现】

（1）X 线表现：多呈类圆形膨胀性骨质破坏，低密度透射区内混杂高密度影，边界清晰，骨皮质连续，未见骨膜反应。

（2）CT 表现：多呈类圆形膨胀性骨质破坏，呈高低混杂密度影，常见磨玻璃样密度影，边界清晰，病变区与邻近正常骨有明确分界，增强后肿瘤内可见轻度强化，可伴有邻近牙移位和下颌神经管移位。

（3）MRI 表现：T_1WI 呈低或中等信号，T_2WI 呈不均匀高低混杂信号，边界清晰，增强后肿瘤可呈明显不均匀强化，邻近周围软组织未见异常。

【鉴别诊断】

（1）纤维结构不良：颌骨膨胀性骨质破坏，内多以磨玻璃样密度为主，病变区与邻近正常骨无明确分界，常多发，累及多个骨。而骨化性纤维瘤多为单发病变，与邻近骨有明确分界是两者重要的鉴别点。

（2）成骨型骨肉瘤：肿瘤骨骨密度较高，多可见放射状骨膜反应或瘤骨，周围可见软组织肿块。而骨化性纤维瘤骨质破坏区呈膨胀性改变，密度呈混杂磨玻璃样改变，未见放射状骨膜反应，不形成软组织肿块。

【重点提醒】

（1）影像学诊断要点：呈膨胀性骨质破坏，密度混杂，CT 上低密度区与瘤内纤维成分相对应,高密度区与瘤内矿化成分相对应,病变区与邻近正常骨有明确分界。

（2）颌面部 CT 增强是骨化性纤维瘤最重要的影像学检查手段,MRI 可作为补充影像学检查方法。

七、纤维结构不良

【典型病例】

病例一 患者,男,29 岁,自觉右上颌突出、不对称 1 个月（图 9-21）。

病例二 患者,女,23 岁,自觉右下颌骨膨隆半个月就诊（图 9-22）。

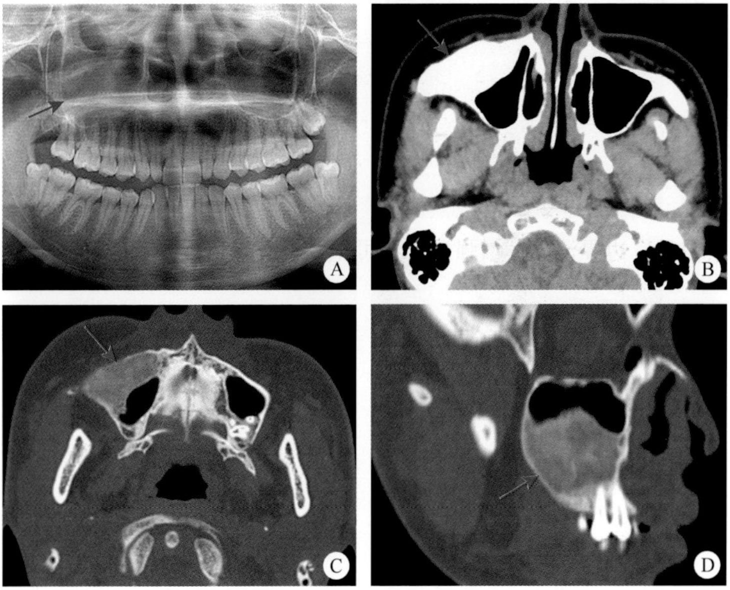

图 9-21 右上颌骨纤维结构不良

A. 全景片显示右上颌骨密度增高影,边界不清（红色箭头）；B. 横断位 CT 平扫软组织窗显示病变内及周围未见明显软组织肿块影；C、D. 横断位及斜矢状位 CT 骨窗显示病变内呈较均匀磨玻璃样骨密度增高影,无骨膜反应

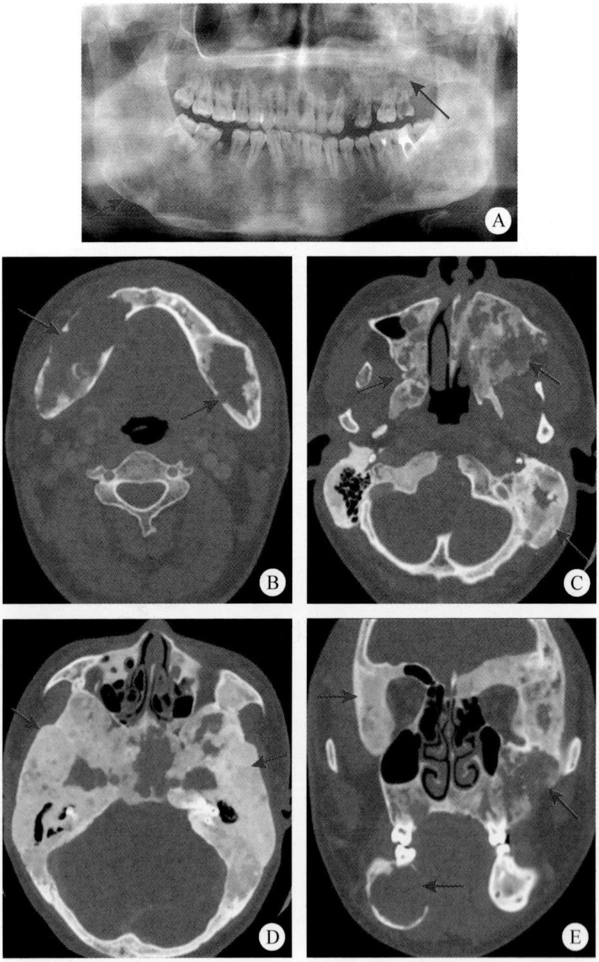

图 9-22　双侧颅颌面骨多发纤维结构不良

A. 全景片显示双侧上下颌骨形态不规则膨隆，髓腔密度不均匀，高低密度混杂，边界不清（红色箭头）；B ~ E. 横断位及冠状位 CT 骨窗显示病变范围广泛，累及双侧上、下颌骨及颅骨，均有骨质不同程度膨胀性改变，部分呈磨玻璃样骨密度增高影，部分呈低密度，部分区域两者混杂，无骨膜反应

【临床概述】

（1）纤维结构不良（fibrous dysplasia）是骨的发育停止在未成熟的编织骨阶段，组织学上表现为正常的骨松质被矿化不完全的骨质和纤维组织替代，发病原因不明。

（2）病变可分为单发型、多发型和 McCune-Albright 综合征 3 种类型，单发型多见。

（3）纤维结构不良主要见于青少年和青年人，男女发病比例约为 1 ∶ 2。

（4）临床主要表现为面部无痛性肿胀和不对称畸形。

【影像学表现】

（1）X 线表现：颌骨膨大，内部以稍低密度影为主，无骨膜反应。

（2）CT 表现：膨胀性骨质破坏，密度可表现为 3 种类型。①病变以低密度或溶骨性破坏为主；②病变以高密度改变为主，多呈磨玻璃样改变；③病变为混合密度改变，在磨玻璃样密度基础上混杂小囊状低密度影，此型在临床上最多见。病灶边界不清，无骨膜反应，增强 CT 可见不均匀轻度强化或无强化，邻近软组织多无异常表现。

（3）MRI 表现：T_1WI 多呈低信号，T_2WI 多呈不均匀低或高低混杂信号，增强后可见不均匀强化。

【鉴别诊断】

（1）骨化性纤维瘤：以单发型为主，为膨胀性骨质破坏，内多呈高低混杂密度，病变与正常骨有明确分界，是与纤维结构不良鉴别的重要征象。

（2）成骨型骨肉瘤：骨质边缘成骨，多可见放射状瘤骨，周围可见软组织肿块。纤维结构不良局限于骨内，无骨外侵表现，无骨膜反应或软组织肿块。

【重点提醒】

（1）影像学诊断要点：单骨或多骨受累的膨胀性骨质破坏，多呈磨玻璃样骨密度增高影，边界不清，无骨膜反应及邻近软组织受累。

（2）CT可以全面精细观察颌面骨纤维结构不良情况，是首选的影像学检查方法。

八、骨 肉 瘤

【典型病例】

患者，男，13岁，右颌下肿块2月余，自觉右下牙齿松动伴疼痛，1个月前出现下唇麻木（**图9-23**）。

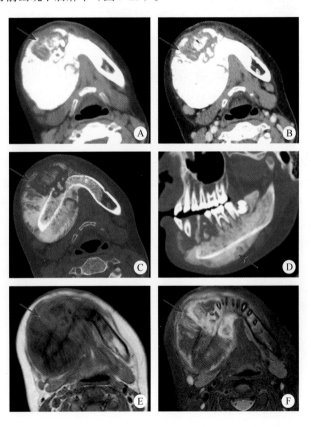

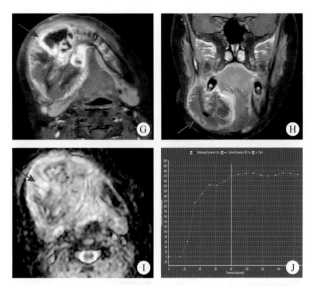

图 9-23 右下颌骨骨肉瘤

A. 横断位 CT 平扫软组织窗显示右下颌骨成骨性肿块，内伴软组织密度影（红色箭头）；B. 横断位 CT 增强显示病变内软组织部分强化；C、D. 横断位及斜矢状位 CT 骨窗显示右下颌骨成骨性骨质破坏，边缘可见放射状瘤骨；E. 横断位 MRI T_1WI 呈等低信号；F. T_2WI 压脂呈不均匀高低混杂信号；G、H. 横断位及冠状位 T_1WI 压脂增强可见明显不均匀强化，边缘及内部软组织部分明显强化；I. ADC 图显示病灶弥散受限，ADC 值为（$0.77 \sim 1.1$）$\times 10^{-3} mm^2/s$；J. TIC 呈 II 型

【临床概述】

（1）颌骨骨肉瘤（osteosarcoma）是起源于成骨组织的恶性骨肿瘤，约占全身骨肉瘤的 5%，以下颌骨后部多见。

（2）好发年龄为 30 ～ 40 岁，男性较女性多见。

（3）临床症状：早期可出现无痛性或疼痛性面部肿胀。病变迅速增大后，常伴有牙松动、牙移位、面部肿大畸形、溃疡和出血等。

【影像学表现】

（1）X线表现：骨肉瘤按其成骨和溶骨所占比例，分为成骨性、溶骨性和混合性骨质破坏，可伴有放射状骨膜反应及软组织肿块。

（2）CT表现：以成骨为主时，表现为颌骨内及边缘的高密度瘤骨，典型瘤骨呈日光放射状排列，周围可见软组织肿块影，软组织肿块增强后强化。以溶骨为主时，表现为低密度骨质破坏区，边缘不清，部分破坏骨边缘可见骨膜反应（Codman三角状骨膜反应），破坏区内及周围可见软组织肿块，增强后强化。混合型兼有前两者的影像学特点。

（3）MRI表现：T_1WI 多呈等低信号，T_2WI 呈不均匀高低混杂信号，增强后软组织肿块多呈明显不均匀强化，部分骨肉瘤内部可出现坏死无强化区，易侵犯邻近软组织，ADC值多低于 $1.0 \times 10^{-3} mm^2/s$，TIC多为速升平台型。

【鉴别诊断】

（1）颌骨骨内癌：颌骨内溶骨性骨质破坏，内见软组织肿块，向牙槽侧侵犯时，可形成典型的"口小底大"的骨质破坏改变，骨膜反应少见。

（2）牙源性中央型颌骨骨髓炎：常能看到病源牙，溶骨性骨质破坏区内可见死骨形成，病变周围骨质增生硬化明显，可以形成反应性骨膜增生。而骨肉瘤无病源牙，骨破坏区内可见密度高的瘤骨，而无死骨形成，典型表现为日光放射状瘤骨，周围形成软组织肿块，增强后明显强化。

（3）转移瘤：有原发恶性肿瘤病史，可以单发或多发，骨质破坏可以表现为溶骨或成骨性改变，伴软组织肿块形成，一般不形成放射状瘤骨。

【重点提醒】

（1）颌骨骨肉瘤的发生年龄略高于四肢骨发病年龄。

（2）颌骨骨肉瘤的影像学表现按其成骨和溶骨所占比例不同而

不同；诊断要点为以颌骨为中心的成骨性骨质破坏伴放射状瘤骨形成及软组织肿块。

（3）颌面部 CT 增强显示肿瘤骨较清晰，是颌骨骨肉瘤最重要的影像学检查方法，MRI 对病灶累及范围显示更清晰，为肿瘤术前评估提供重要依据。

九、骨 内 癌

【典型病例】

患者，男，59 岁，发现左下牙龈溃疡性肿物 3 周（图 9-24）。

【临床概述】

（1）原发性颌骨骨内癌（intraosseous carcinoma）是原发于颌骨内上皮残留的、不能归类为任何其他类型的中央颌骨癌，可继发于牙源性囊肿或其他良性前驱病变。

（2）本病多见于成年人，平均发病年龄为 55 ～ 60 岁，男性多于女性。

（3）本病好发于下颌骨磨牙区。

（4）临床上多数患者早期无任何症状，部分患者可在病变早期出现下唇麻木或疼痛，晚期患者可发生病理性骨折和张口受限。

【影像学表现】

（1）X 线表现：原发性颌骨骨内癌发生溶骨性骨质破坏，表现为低密度透射区，边缘不清。

（2）CT 表现：以颌骨为中心的溶骨性骨质破坏，典型表现为"口小底大"的骨质破坏区，边界不清，病变内为软组织密度，增强后不均匀强化。病灶可破坏牙槽骨导致牙"漂浮"征出现，也可破坏下颌神经管和颌骨骨皮质，并侵犯周围组织结构，常伴有颈部淋巴结转移，转移的淋巴结容易出现液化坏死，增强后出现环状强化。

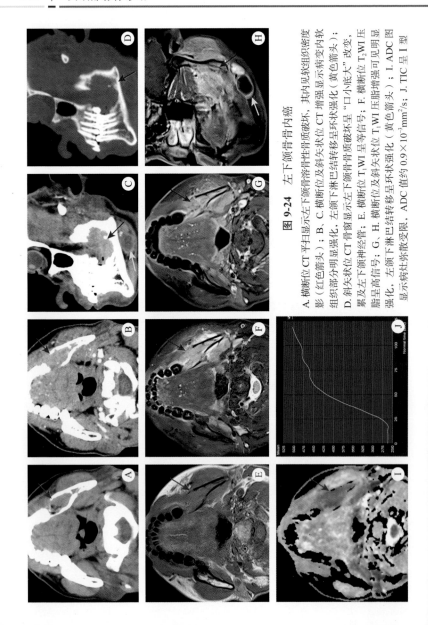

图 9-24 左下颌骨骨内癌

A. 横断位 CT 平扫显示左下颌骨溶骨性骨质破坏，其内见软组织密度影（红色箭头）；B、C. 横断位及斜矢状位 CT 增强显示病变内软组织部分明显强化，左颌下淋巴结转移呈环状强化（黄色箭头）；D. 斜矢状位 CT 骨窗显示左下颌骨质破坏呈"口小底大"改变，累及左下颌神经管；E. 横断位 T₁WI 呈等信号；F. 横断位 T₂WI 压脂呈高信号；G、H. 横断位及斜矢状位 T₁WI 压脂增强可见明显强化，左颌下淋巴结转移呈环状强化（黄色箭头）；I. ADC 图显示病灶弥散受限，ADC 值约 0.9×10⁻³ mm²/s；J. TIC 呈 Ⅰ 型

（3）MRI 表现：溶骨性骨质破坏区 T_1WI 多呈等信号，T_2WI 多呈高信号，增强后较明显强化，ADC 值多低于 $1.0 \times 10^{-3}mm^2/s$，TIC 多呈 II 型。

【鉴别诊断】

（1）溶骨性骨肉瘤：溶骨性骨质破坏，破坏骨边缘可见 Codman 三角状骨膜反应。而颌骨骨内癌可形成典型"口小底大"的骨质破坏改变，骨膜反应少见。

（2）牙龈癌：侵犯下颌骨时需要与骨内癌鉴别。牙龈癌主要表现为以牙龈区为主的软组织肿块，侵犯颌骨时表现为"口大底小"的骨质破坏区，与颌骨骨内癌"口小底大"的表现相反。此外，颌骨骨内癌比牙龈癌更先出现口唇麻木等症状。

（3）转移瘤：有原发恶性肿瘤病史，可以单发或多发，骨质破坏可以表现为溶骨或成骨性改变，伴软组织肿块形成。在无明确病史的情况下转移瘤与骨内癌有时难以鉴别。

【重点提醒】

（1）颌骨骨内癌相对少见，在诊断时需要结合临床表现，排除其他恶性肿瘤如转移瘤再进行诊断。

（2）CT 增强扫描可清晰显示颌骨骨内癌骨质破坏形态及病灶中心，并可多角度重建观察，是非常重要的影像学检查方法；MRI 显示病灶累及范围更精准。

第三节　口腔黏膜软组织病变

一、舌　异　物

【典型病例】

病例一　患者，男，54 岁，鱼刺刺入 1 天疼痛急诊就诊（图 9-25）。

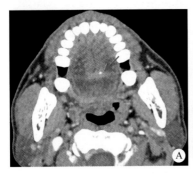
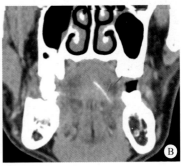

图 9-25　左舌异物（鱼刺）

A. 横断位 CT 软组织窗显示左舌点状高密度影（红色箭头）；B. 冠状位 CT 显示完整异物形态，其呈短条状高密度影

病例二　患者，男，66岁，舌背疼痛1周，曾有鱼刺刺入史（**图9-26**）。

【临床概述】

（1）舌异物（tongue foreign body）多见于鱼刺、鸡骨和外伤等导致的异物刺入。

（2）临床上多有疼痛、肿胀。

【影像学表现】

（1）CT 表现：阳性异物多表现为条状高密度影（形状与刺入异物形状有关）。

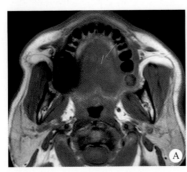
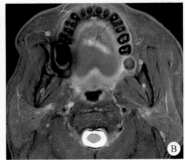

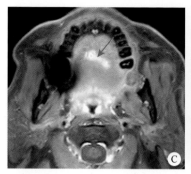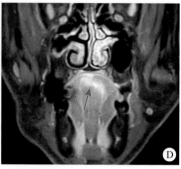

图 9-26 舌背部异物（鱼刺）

A. 鱼刺本身显示不清，鱼刺周围的炎性肉芽组织显示清晰，表现为舌背部 T_1WI 条状等低信号；B. T_2WI 压脂呈条状高信号；C、D. 横断位及冠状位 T_1WI 压脂增强可见明显强化，边界欠清

（2）MRI 表现：在 T_1WI、T_2WI 上异物多表现为低信号，但 MRI 扫描层厚较厚，由于部分容积效应，细小异物常难以显示。MRI 可显示异物周围软组织信号异常，多表现为条片状 T_1WI 低信号、T_2WI 高信号，边界不清，增强后较明显强化，此为异物引起周围炎症或水肿所致。

【鉴别诊断】

舌异物需与舌癌进行鉴别，后者除临床病史不同外，多表现为由舌黏膜面向下侵犯，边界较清，CT 增强明显不均匀强化，MRI 上 ADC 值为（0.8 ~ 0.9）×10^{-3}mm^2/s。而异物引起的慢性炎症改变则主要沿刺入异物周围分布，CT 上见阳性异物影，MRI 上 ADC 值多高于 1.0×10^{-3}mm^2/s。

【重点提醒】

（1）CT 显示舌异物有优势，是首选的影像学检查方法，结合临床病史容易诊断。

（2）MRI 显示舌异物 T_1WI、T_2WI 均呈低信号，异物周围炎性

反应改变呈 T_2WI 稍高信号，显示清晰，增强后异物不强化，周围炎性肉芽组织强化，可用于鉴别诊断。

二、舌　癌

【典型病例】

患者，男，61 岁，左舌溃疡性肿物渐进性增大 3 月余（**图 9-27**）。

【临床概述】

（1）舌癌（tongue cancer）是起源于黏膜层的恶性上皮性肿瘤，居舌部病变之首，最常见的病理类型是鳞状细胞癌（98% 以上）。咀嚼槟榔、嗜酒、长期吸烟及口腔卫生差等是发病的危险因素。

（2）舌癌好发于 50 ～ 80 岁中老年人群，男性多于女性。

（3）常见临床症状有舌疼痛、溃疡、肿块、运动障碍及颈部淋巴结肿大等。

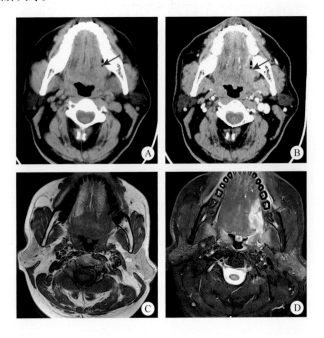

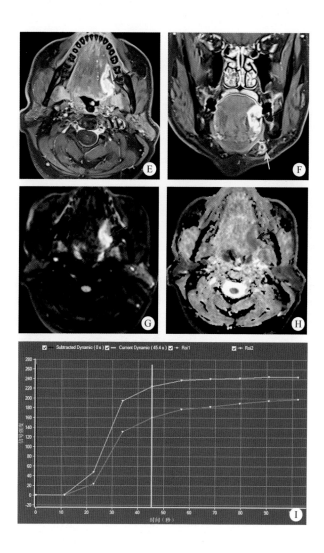

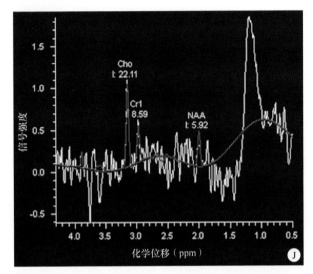

图9-27 左舌癌伴左颈ⅠB区淋巴结转移

A. 横断位 CT 平扫显示左舌缘软组织肿块影（红色箭头），形态不规则，边界欠清、表面破溃；B. 横断位 CT 增强显示病灶轻中度强化；C. 横断位 T₁WI 显示左舌缘软组织肿块影，边界较清，与正常舌对比呈低信号；D. 横断位 T₂WI 呈混杂高信号；E. 横断位 T₁WI 压脂增强显示病灶明显不均匀强化；F. 冠状位 T₁WI 压脂增强显示左颈ⅠB区淋巴结环状强化（黄色箭头）；G. 横断位 DWI 显示病灶呈高信号；H. 横断位 ADC 图显示病灶弥散受限，ADC 值约为 $0.9×10^{-3}mm^2/s$；I. TIC 呈Ⅱ型；J. MRS 见 Cho 峰升高

【影像学表现】

（1）CT 表现：舌癌以舌侧缘多见，呈软组织肿块影，形态多不规则，边界欠清，平扫呈等密度，常因发生坏死、囊变而密度不均匀，增强后不均匀轻中度强化。舌癌易发生颈部淋巴结转移，转移的淋巴结易出现液化坏死呈环状强化，以患侧颈Ⅱ区淋巴结转移较多见。

（2）MRI 表现：T₁WI 呈低信号，T₂WI 及压脂呈高信号，DWI 呈高信号，ADC 值多为 $(0.8\sim0.9)×10^{-3}mm^2/s$，增强后明显不均

匀强化，内可见液化坏死区。病灶呈浸润性生长，因发病部位不同而侵犯结构不同，向下可扩散至口底，向上可累及口咽侧壁及软腭，向外可累及下颌骨体部，向后可累及会厌间隙。颈部淋巴结转移因液化坏死呈环状强化。

【鉴别诊断】

（1）舌淋巴瘤：软组织肿块的密度和信号较均匀，增强后呈轻中度均匀强化，可伴有颈部淋巴结肿大，其密度和信号也较均匀，液化坏死少见，特征性表现为 DWI 明显弥散受限，ADC 值可低至（$0.5 \sim 0.6$）$\times 10^{-3} \mathrm{mm}^2/\mathrm{s}$。

（2）舌慢性炎症：病史比较重要，影像学表现为软组织肿胀，边界模糊，增强后轻度强化，部分慢性炎症影像学表现与舌癌类似，鉴别诊断较困难，确诊依赖于病理学活检。

【重点提醒】

（1）颌面部 CT 和 MRI 增强是舌癌分期和术前评估非常重要的影像学检查技术，基于对肿瘤浸润深度的广泛重视，MRI 增强优于CT 增强。

（2）舌癌病变范围的判断，特别是病变是否越过中线，对临床治疗方式的选择和预后判断至关重要。

三、颊　　癌

【典型病例】

患者，女，80 岁，右颊部溃疡性肿物渐进性增大 2 月余（图 9-28）。

【临床概述】

（1）颊癌（buccal cancer）是口腔颊部黏膜组织发生的恶性肿瘤，其主要危险因素为长期吸烟、过量饮酒、慢性口腔刺激（如不良口腔卫生、摄入过热食物等）。

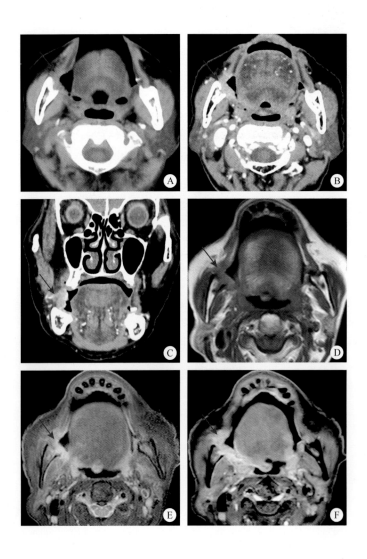

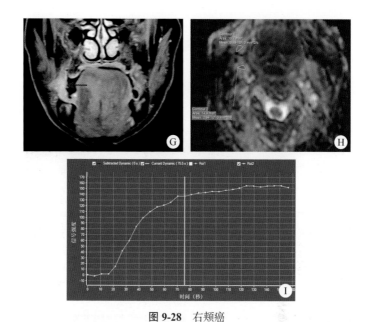

图 9-28　右颊癌

A. 横断位 CT 平扫显示右颊部软组织肿块影（红色箭头），形态不规则，边界欠清，表面破溃；B、C. 横断位及冠状位 CT 增强显示病灶明显强化；D. 横断位 T_1WI 呈等信号；E. 横断位 T_2WI 呈高信号；F、G. 横断位及冠状位 T_1WI 增强显示病变呈明显强化；H. 横断位 ADC 图显示弥散受限，ADC 值约为 $0.9×10^{-3}mm^2/s$；I. TIC 呈 Ⅱ 型

（2）颊癌多发生于中老年人，尤其是 50 岁以上男性。

（3）临床表现为口腔内颊黏膜出现持续不愈合的溃疡或肿块，溃疡边缘不规则及颜色异常，伴疼痛、出血、肿胀、局部感觉异常及咀嚼和吞咽困难等。部分患者可扪及颈部淋巴结肿大。

【影像学表现】

（1）CT 表现：颊部贴黏膜面软组织肿块影，形态不规则，边界欠清，表面可破溃，平扫呈等密度，增强后不均匀轻中度强化。邻近颌骨骨质可见溶骨性骨质破坏。颈部淋巴结可以发生转移，易因内部液化坏死而呈环状强化。

（2）MRI表现：颊部贴黏膜面软组织肿块边界及范围显示更清晰，T_1WI呈低信号，T_2WI呈稍高信号，DWI呈高信号，ADC图呈低信号，增强后可见明显不均匀强化。颊癌易发生颈部淋巴结转移，转移的淋巴结因液化坏死而呈环状强化。

【鉴别诊断】

（1）颊部慢性炎症：患者多有咬颊病史，可引起颊黏膜损伤，表现为软组织增厚，边界模糊，增强后轻度强化，ADC值有助于鉴别炎症和恶性肿瘤，炎症ADC值多为$1×10^{-3}mm^2/s$左右或略高，而恶性肿瘤ADC值多小于$1×10^{-3}mm^2/s$，但两者有时存在重叠情况。部分慢性炎症影像学表现与颊癌类似，鉴别诊断较困难，确诊依赖于病理学活检。

（2）小唾液腺来源肿瘤：CT和MRI多表现为颊部黏膜下肿块，常为类圆形，表面黏膜多正常，为两者鉴别的重要特点，此类肿瘤绝大多数（＞90%）为恶性上皮性肿瘤，增强后明显强化，MRI功能成像可表现类似。

【重点提醒】

（1）颊黏膜经龈颊沟与牙龈相延续，颊癌有时会累及龈颊沟、牙龈，甚至侵犯邻近颌骨。因此，影像上颊癌和偏颊侧的牙龈癌需要注意区分。

（2）颌面部增强CT和增强MRI是判断其累及范围的重要检查手段，MRI对显示软组织病变更有优势。

四、牙　龈　癌

【典型病例】

患者，女，71岁，左下颌后牙区肿物渐进性增大3个月（图9-29）。

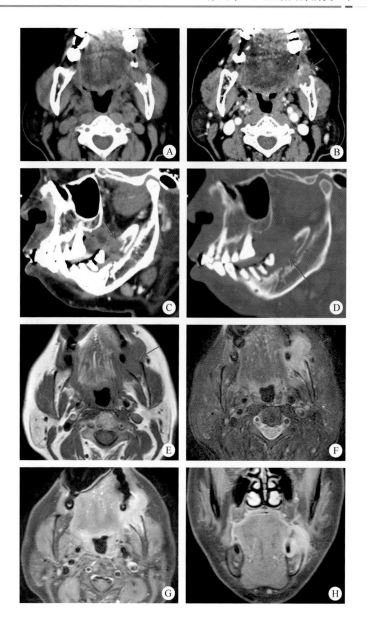

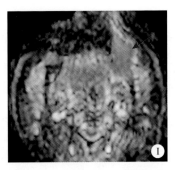

图 9-29 左下颌后牙区牙龈癌

A. 横断位 CT 平扫显示左下颌后牙区牙龈软组织肿块影，形态不规则，边界欠清（红色箭头）；B、C. 横断位及斜矢状位 CT 增强显示病灶较明显强化；D. 斜矢状位 CT 骨窗显示病变侵犯下颌骨，形态呈"口大底小"改变；E. 横断位 MRI T_1WI 显示肿块呈等信号；F. 横断位 T_2WI 压脂呈不均匀高信号；G、H. 横断位及冠状位 T_1WI 增强显示病灶明显强化；I. 横断位 ADC 图显示病灶弥散受限，ADC 值约为 $1.0 \times 10^{-3} mm^2/s$

【临床概述】

（1）牙龈癌（gingival cancer）是起源于牙龈的恶性上皮性肿瘤，绝大多数为鳞状细胞癌，其主要的发病危险因素为长期吸烟、过量饮酒、慢性牙龈炎、口腔创伤、不良口腔卫生习惯等。

（2）牙龈癌多发生于中老年人，尤其是 50 岁以上男性，与其他口腔癌类似。

（3）临床症状包括牙龈组织出现持续不愈合的溃疡、肿块或肿胀，伴疼痛、出血等，部分患者可扪及颈部淋巴结肿大。

【影像学表现】

（1）CT 表现：以牙龈区为主的软组织肿块影，形态多不规则，边界欠清，平扫呈等密度，增强后不均匀轻中度强化，CT 可较清晰观察牙槽骨与颌骨受侵犯情况，受侵时表现为溶骨性破坏，侵犯颌骨时可表现为典型的"口大底小"骨质破坏形态。颈部淋巴结易发生转移，内部液化坏死而呈环状强化。

（2）MRI 表现：牙龈区软组织肿块边界及范围显示更清晰，T_1WI 呈低信号，T_2WI 呈稍高信号，DWI 呈高信号，ADC 图呈低信号，增强后可见明显强化。颈部淋巴结转移易出现液化坏死，呈环状强化。

【鉴别诊断】

（1）牙龈瘤：为良性肿瘤，表现为牙龈区类圆形软组织肿块，边界清晰，边缘多较光整，CT 影像显示肿块密度较均匀，增强后明显强化，强化程度明显高于牙龈癌。牙槽骨可压迫吸收，但不出现溶骨性骨质破坏。MRI 表现为 T_1WI 呈等信号，T_2WI 压脂呈明显高信号，增强后明显强化，ADC 值明显高于牙龈癌。

（2）颌骨骨内癌：牙龈癌侵犯颌骨时，呈现骨质破坏和软组织肿块，与骨内癌表现类似，最主要的鉴别点为骨质破坏的形态，牙龈癌表现为"口大底小"骨质破坏区，而骨内癌表现为"口小底大"骨质破坏区。

【重点提醒】

（1）颊黏膜经龈颊沟与牙龈相延续，牙龈癌也可累及颊部黏膜；牙龈癌距颌骨较近易侵犯颌骨，引起溶骨性骨质破坏，形成"口大底小"骨质破坏区。

（2）颌面部增强 CT 和增强 MRI 是判断其累及范围的重要检查手段，增强 CT 判断骨质侵犯更有优势，MRI 增强在病灶的定位及累及范围方面更有优势。

五、口 底 癌

【典型病例】

患者，男，55 岁，右口底前部肿物渐进性增大 4 月余（图 9-30）。

【临床概述】

（1）口底癌（floor of mouth cancer）是一种起源于口腔内舌下区域黏膜面的恶性肿瘤，多为鳞状细胞癌。咀嚼槟榔、嗜酒、长期吸烟及口腔卫生差等是其发病的危险因素。

（2）口底癌好发于 50 岁以上中老年人群，男性多于女性。

（3）常见临床症状有疼痛、溃疡、肿块及颈部淋巴结肿大等。

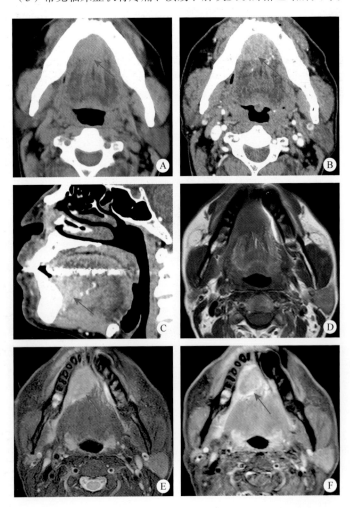

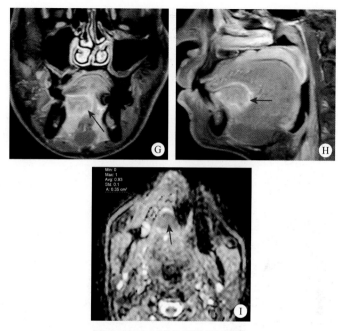

图 9-30　右口底前部鳞状细胞癌

A. 横断位 CT 平扫显示右口底前部软组织肿块影（红色箭头），形态不规则，边界欠清；B、C. 横断位及矢状位 CT 增强显示病灶明显强化；D. 横断位 T_1WI 显示右口底前部病变呈稍低信号；E. 横断位 T_2WI 压脂呈稍高信号；F ～ H. 横断位、冠状位及矢状位 T_1WI 增强显示病灶明显不均匀强化；I. 横断位 ADC 图显示病灶弥散受限，ADC 值约为 $0.93 \times 10^{-3} mm^2/s$

【影像学表现】

（1）CT 表现：口底部软组织肿块影，形态不规则，边界欠清，表面常发生破溃，平扫呈等密度，增强后不均匀轻中度强化，可侵犯邻近下颌骨，易发生颈部淋巴结转移，转移的淋巴结易出现液化坏死，呈环状强化。

（2）MRI 表现：口底部软组织肿块边界、累及范围显示得更清晰，T_1WI 呈等低信号，T_2WI 呈稍高信号，DWI 呈高信号，ADC 图呈低信号，增强后明显不均匀强化。病灶呈浸润性生长，可向上侵及舌腹，向周围累及颌骨、牙龈。颈部淋巴结转移易液化坏死，呈环状强化。

【鉴别诊断】

（1）舌癌：由于舌腹向下反折与口底黏膜面相延续，因此舌腹癌向下可侵犯口底，同时累及两者时影像学表现类似，难以鉴别。冠状位、矢状位观察有助于分辨病灶的中心部位。

（2）舌下腺癌：舌下腺区软组织肿块，边界欠清，增强后中度强化。舌下腺癌未累及口底黏膜面时，与口底癌较容易鉴别，但累及口底黏膜面时，鉴别有困难，多序列观察病变生发中心可提供鉴别依据。

【重点提醒】

（1）舌癌与口底癌常同时发生，难以鉴别，这与其解剖关系有关，口底黏膜与舌腹相互延续，因此当病灶较大，影像学无法明确起源部位时，可以用舌及口底占位来描述。

（2）颌面部 CT 和 MRI 增强是判断其累及范围的重要检查手段，CT 增强判断骨质侵犯更有优势；MRI 增强在病灶的定位及累及范围方面更有优势。

第四节　颌面部间隙病变

一、颌面部多间隙感染

【典型病例】

病例一　患者，男，82 岁，左下 8 拔除后 3 周，左颌面部红肿、疼痛 1 周（**图 9-31**）。

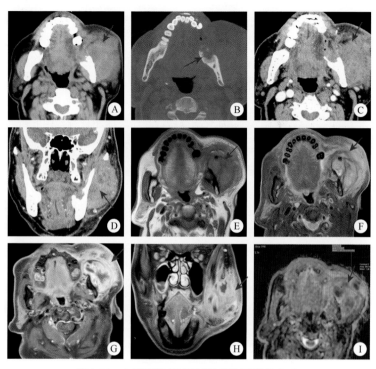

图 9-31 左颌面部多间隙感染伴脓肿形成（1）

A. 横断位 CT 平扫显示左面颊部及咬肌区软组织肿胀、增厚，边界不清（红色箭头）；
B. 横断位 CT 骨窗显示左下 8 拔牙后改变，拔牙创骨质毛糙，邻近颌骨髓腔密度增高；
C、D. 横断位及冠状位 CT 增强显示病灶明显不均匀强化，咬肌区局部环状强化；E. 横断位 T_1WI 显示左面颊部及咬肌区软组织肿胀、增厚，呈等低信号；F. 横断位 T_2WI 压脂呈不均匀高信号，可见邻近皮下脂肪层水肿，筋膜层增厚；G、H. 横断位、冠状位 T_1WI 增强显示病灶明显不均匀强化，可清晰显示呈环状强化的脓肿区；I. 横断位 ADC 图显示病灶弥散受限，ADC 值为（$0.9 \sim 1.36$）$\times 10^{-3} mm^2/s$

病例二 患者，男，37 岁，左侧牙痛伴左颌面部肿胀、疼痛 1 周（**图 9-32**）。

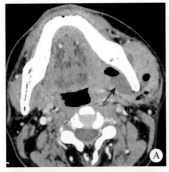

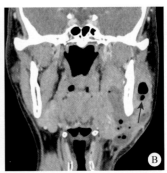

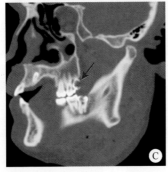

图 9-32 左颌面部多间隙感染
伴脓肿形成（2）

A、B. 横断位 CT 增强显示左咀嚼肌
间隙软组织肿胀、增厚，内部可见
液性密度影及气体影（红色箭头），
边界不清；C. 斜矢状位 CT 骨窗显
示左上下 8 深龋，为病源牙

【临床概述】

（1）颌面部间隙感染（maxillofacial space infection）通常起源于口腔内的牙齿感染，如龋齿、根尖周炎或牙周炎等，其他可能的原因包括口腔手术或外伤引起的感染。发病危险因素包括口腔卫生不佳、免疫功能低下、糖尿病等。

（2）颌面部间隙感染可发生于任何年龄段，但成人更为常见。男性稍多于女性，可能与男性更易暴露于致病因素有关。

（3）临床多表现为局部疼痛、红肿、局部温度升高和功能受限。严重时还会出现淋巴结肿大、化脓性分泌物排出等症状。血液检查提示白细胞计数及 C 反应蛋白升高。

【影像学表现】

（1）CT 表现：颌面部多间隙软组织肿胀及渗出影，增强后可见轻度至明显强化，伴有脓肿形成时可见环状强化，部分可见积气，以及邻近皮下脂肪层网格状改变及筋膜增厚。CT 骨窗常可见引起间隙感染的病源牙及颌骨骨质改变，如龋齿、根尖周炎及冠周炎等。邻近颈部淋巴结反应性增生，密度多均匀，明显强化。

（2）MRI 表现：颌面部多间隙软组织肿胀，T_1WI 呈等低信号，T_2WI 呈不均匀高信号，增强后不均匀强化，若脓肿形成，则出现环状强化区。颌骨骨髓腔骨质异常表现为 T_1WI 呈低信号，T_2WI 呈高信号，增强后明显强化。邻近颈部淋巴结反应性增生，信号多均匀，强化明显。

【鉴别诊断】

肿瘤继发性感染：在原有肿瘤的基础上，同时伴有软组织间隙感染。多可以找到原有肿块的区域，其可以是骨来源的，也可以是软组织来源的。在不确定时，可以建议抗感染治疗后短期复查予以排除。

【重点提醒】

（1）颌面部多间隙感染 CT 或 MRI 增强检查的目的：一方面是为了明确诊断，另一方面是判断病变范围及有无脓肿形成，这对临床治疗十分重要。

（2）颌面部多间隙感染临床症状和影像学表现典型时，通常比较容易判断，但要注意排除合并肿瘤可能，需要短期治疗后复查，必要时活检明确。

二、鳃裂囊肿

【典型病例】

患者，男，13 岁，偶然触及左颈部质软肿块半个月（图 9-33）。

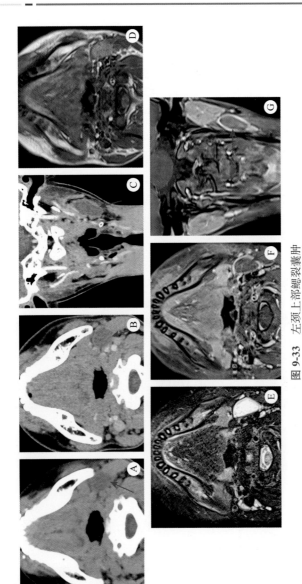

图 9-33　左颈上部鳃裂囊肿

A. 横断位 CT 平扫显示左颈上部椭圆形液性低密度影, 边界清晰, 其位于颈动脉鞘血管前外侧; B、C. 横断位及冠状位 CT 增强显示病灶内部无强化, 边缘强化; D. 横断位 T₁WI 显示左颈上部椭圆形异常信号影, 边界清晰, 呈稍高信号 (含蛋白质成分); E. 横断位 T₂WI 压脂呈明显高信号; F、G. 横断位及冠状位 T₁WI 压脂增强显示病灶内部无强化, 边缘较明显强化, 与邻近结构分界清晰

【临床概述】

（1）鳃裂囊肿（branchial cleft cyst）是由胚胎发育过程中各对鳃裂未完全退化的组织发育而成。按来源分类：第一鳃裂囊肿，发生于下颌角以上及腮腺区，少见，占 5% ～ 8%；第二鳃裂囊肿，位于下颌角与舌骨之间颈上部，最常见，占 90% ～ 95%；第三、四鳃裂囊肿，位于颈中下部或锁骨附近，罕见。

（2）发病危险因素包括胚胎期间鳃裂发育异常、遗传因素、环境因素等。

（3）鳃裂囊肿多见于儿童和青少年，但成人也可发生，男性和女性发病率相近。

（4）临床症状主要包括颈部肿块、颈部压迫感、吞咽困难、声音嘶哑等。

【影像学表现】

（1）CT 表现：发生部位可为腮腺、下颌角以上、颈上部、颈中下部及锁骨区，以颈上部最常见，表现为类圆形或椭圆形低密度肿块，边界清晰，增强后内部不强化、边缘环状强化，与邻近结构分界清晰。本病易继发感染，反复感染可引起囊壁增厚、毛糙、强化，有时甚至可见细小分隔形成。

（2）MRI 表现：类圆形或椭圆形囊性肿块，边界清晰，边缘光整，T_1WI 呈低信号，病灶内含蛋白质成分较多时 T_1WI 信号稍高，T_2WI 呈高信号，DWI 弥散不受限，增强后内部无强化，边缘环状强化，与邻近结构分界清晰，继发感染后可边缘毛糙、囊壁增厚强化。

【鉴别诊断】

（1）腮腺潴留囊肿：类圆形低密度影，边界清晰，增强后无强化。其与腮腺区第一鳃裂囊肿鉴别困难。

（2）囊性神经鞘瘤：多发生于颈动脉鞘区，可见颈动脉、颈静脉受压推移或分离改变，大多可见边缘强化的实性部分。此外，冠状位可见其上下径多较长，与神经走行一致。

（3）转移淋巴结：部分转移淋巴结，可单发于颈部，内部坏死明显时与鳃裂囊肿易混淆。此时，注意病变内壁是否光滑、厚度是否一致及有无明显强化的实性部分。若表现为壁厚薄不一致、毛糙，并有明显强化的实性部分，特别是年龄大的患者，要考虑转移淋巴结可能，同时需要仔细寻找是否有原发灶。

【重点提醒】

（1）诊断要点：单房囊性病变，增强后内部无强化、周边环状强化，反复感染后可引起囊壁增厚、毛糙、强化。

（2）MRI 对鳃裂囊肿的鉴别诊断更有优势。

三、脉管畸形

【典型病例】

病例一　患者，男，39 岁，发现右颊部肿块 2 月余，低头试验阳性（**图 9-34**）。

病例二　患者，女，54 岁，发现右颌下膨隆 3 月余（**图 9-35**）。

【临床概述】

（1）脉管畸形（vascular malformation）是一类血管 / 淋巴管畸形病变的总称，常见的有静脉畸形、动静脉畸形、淋巴管畸形等。

（2）本病可发生于任何年龄，但儿童和青少年多见，发病无明显性别差异。

（3）临床症状：静脉畸形最常见，多质地柔软，浅表的皮肤可呈浅蓝色至深紫色，低头试验可见膨大改变；动静脉畸形相对少见，有与脉搏同步的波动，病变区多有红热；淋巴管畸形相对少见，多为无痛性肿物，柔软，有波动感。

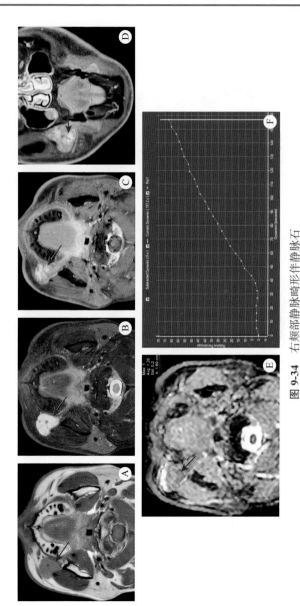

图 9-34 右颊部静脉畸形伴静脉石

A. 横断位 MRI T₁WI 显示右颊部类圆形软组织肿块影，边界清晰，呈等信号，肉见点状低信号；B. 横断位 T₂WI 压脂呈明显高信号，内可见与 T₁WI 同位置点状低信号（为静脉石）；C. D. 横断位及冠状位 T₁WI 压脂增强显示病灶明显不均匀强化（动态增强可见强化范围随时间增大）；E. 横断位 ADC 图显示病灶弥散不受限，ADC 值约为 1.26×10⁻³ mm²/s；F. TIC 呈 I 型

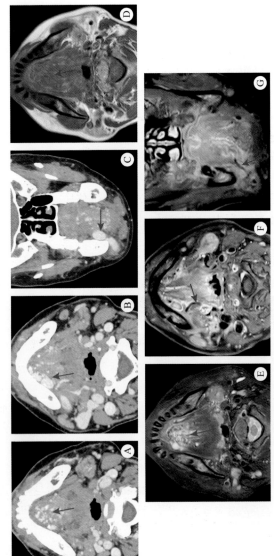

图 9-35　舌、口底及右颌下区动静脉畸形

A. 横断位 CT 增强显示舌舌腹口底区、右颌下区多发强化血管影，分布广泛，无明确边界（红色箭头），邻近软组织增厚；B、C. 横断位及冠状位 CT 增强显示迂曲增粗的引流静脉；D. 横断位 T₁WI 显示病变呈等低信号，边界不清；E. 横断位 T₂WI 压脂呈明显不均匀高信号；F、G. 横断位及冠状位 T₁WI 压脂增强显示病灶不均匀明显强化，内见条状流空信号影

【影像学表现】

（1）CT 表现：①静脉畸形可发生于颌面颈部任何部位，分布广泛，可单发，也可多发。单发病变多呈类圆形，边界清晰；多发病变多呈不规则形，边界可清晰或模糊，表现为软组织密度，可伴有静脉石，表现为点状高密度影，增强呈渐进性填充式强化。②动静脉畸形形态多不规则，弥漫性分布，边界不清，平扫呈软组织密度，增强后可见扩张迂曲的血管（包括供血动脉和引流静脉）。③淋巴管畸形呈类圆形或不规则形，多呈匍匐样生长，内为均匀液性密度影，增强后无强化（详见第八章中淋巴管瘤部分）。

（2）MRI 表现：①静脉畸形多表现为 T_1WI 等信号、T_2WI 及压脂明显高信号，弥散不受限，ADC 值为 $(1.2 \sim 2.0) \times 10^{-3} mm^2/s$，动态增强呈"由点到面"的渐进式填充强化（此为典型表现），TIC 呈持续上升型。静脉石在 T_1WI 及 T_2WI 上均为点状无强化的低信号影。②动静脉畸形特征性表现为增粗流空的血管信号影，增强后血管明显强化。③淋巴管畸形表现为囊性信号影，T_1WI 呈低信号，T_2WI 呈明显高信号，若内含有蛋白质或黏液成分，T_1WI 信号增高，内部伴有出血时可见液平，增强后无明显强化（详见第八章中淋巴管瘤部分）。

【鉴别诊断】

（1）肿瘤性病变：单发的静脉畸形应与肿瘤相鉴别，如发生于腮腺，需要与腮腺肿瘤鉴别，主要依赖于 MRI 增强检查，静脉畸形典型动态增强强化特征为"由点到面"的渐进填充式强化，较高的 ADC 值也有助于鉴别诊断。

（2）口底舌下腺囊肿或鳃裂囊肿：淋巴管畸形发生于口底颌下区时应与舌下腺囊肿鉴别，前者呈匍匐样分布，后者可见与舌下腺密切相连；发生于颈部时应与第二鳃裂囊肿鉴别，后者多呈类圆形，增强后边缘强化。

【重点提醒】

（1）最常见的静脉畸形 MRI 特征性表现：T_2WI 及压脂呈明显高

信号，动态增强呈"由点到面"的渐进填充式强化，可伴有静脉石。

（2）动静脉畸形诊断以 CT 增强为主（CTA），静脉畸形诊断以 MRI 增强为主。

（3）注意某些发生于骨的静脉畸形，表现为蜂窝状骨改变，无软组织肿块，渐进性强化为其特点，注意与骨肿瘤鉴别。

四、神经鞘瘤

【典型病例】

患者，女，60 岁，体检偶然发现右中颅底病变 1 个月（**图 9-36**）。

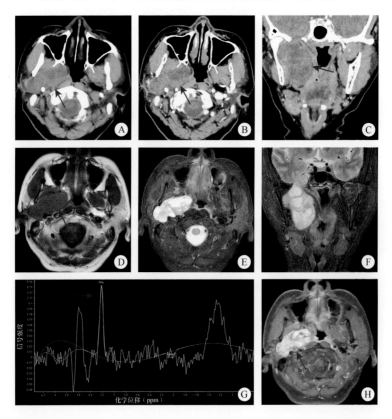

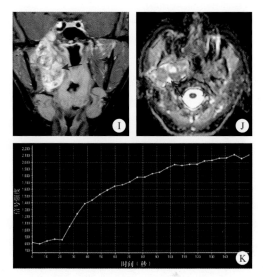

图 9-36 右侧中颅底 - 咽旁间隙神经鞘瘤

A. 横断位 CT 平扫显示右中颅底 - 咽旁间隙不规则软组织肿块影（红色箭头），边界清晰，边缘光整，密度较肌肉密度稍低；B、C. 横断位及冠状位 CT 增强显示病灶轻度不均匀强化，右侧卵圆孔增宽，病变延伸至右侧海绵窦区；D. 横断位 T₁WI 显示右侧中颅底 - 咽旁间隙不规则肿块，边界清晰，呈等信号，边缘可见低信号包膜；E、F. 横断位及冠状位 T₂WI 压脂呈混杂高信号；G. MRS 可见 Cho 峰增高（红色箭头）；H、I. 横断位及冠状位 T₁WI 压脂增强显示病灶明显不均匀强化，延伸至右侧海绵窦区；J. 横断位 ADC 图显示病灶弥散不受限，ADC 值约为 $1.2 \times 10^{-3}\,\text{mm}^2/\text{s}$；K. TIC 呈 I 型

【临床概述】

（1）神经鞘瘤（schwannoma）是一种来源于周围神经施万细胞的良性肿瘤。

（2）神经鞘瘤可见于任何年龄，好发于 20 ～ 50 岁成年人，发病无性别差异。

（3）口腔颌面颈部的神经鞘瘤与脑神经中的三叉神经、面神经、舌咽神经、迷走神经、副神经和舌下神经的走行分布密切相关，可发生于颈动脉鞘、舌根、腮腺、咽旁等区域。

（4）临床上，较小的神经鞘瘤常无症状，肿瘤较大时压迫相应神经可出现感觉异常和疼痛。

【影像学表现】

（1）CT表现：多呈类圆形或长椭圆形，边界清晰，平扫呈软组织密度，密度稍低于肌肉密度，有时伴有液性低密度影，增强后不均匀轻度强化，邻近结构呈推压改变，邻近骨质可压迫吸收。

（2）MRI表现：多沿神经走行区分布，T_1WI呈等低信号，T_2WI呈不均匀高信号，常呈现"靶"征（内部稍高信号，外缘更高信号），增强后呈不均匀渐进性强化。功能成像表现为ADC值多高于$1.2 \times 10^{-3}\ mm^2/s$，TIC呈Ⅰ型，MRS可见Cho峰增高。

【鉴别诊断】

（1）腮腺深叶混合瘤：病变呈类圆形或不规则形，边缘呈多结节样改变，长径以横向为主，边界清楚，信号不均匀，T_1WI呈等信号，T_2WI压脂呈高信号；增强后明显不均匀强化，TIC多呈Ⅰ型，MRS少见Cho峰增高。

（2）孤立性纤维瘤：病变呈类圆形或不规则形，T_1WI呈等信号，T_2WI呈稍高信号，内可见T_2WI偏低信号影，为病变内纤维成分；增强后CT或MRI均表现为均匀或不均匀明显强化；ADC值为$(0.8 \sim 1.1) \times 10^{-3}\ mm^2/s$；TIC可呈Ⅲ型。

（3）静脉畸形：形态不规则，没有包膜，T_2WI呈明显高信号，增强后呈不均匀强化，"由点到面"的渐进性填充式强化为其特征性改变，ADC值多明显高于神经鞘瘤，TIC呈Ⅰ型。静脉石表现为CT上的颗粒状高密度影，T_1WI及T_2WI均呈低信号，增强后无强化。

【重点提醒】

（1）神经鞘瘤的诊断需要结合神经走行分布特点及典型的

MRI"靶"征和功能性成像特点，诊断一般不难。

（2）"靶"征的形成主要与其组织分布相关，内部 Antoni A 区为细胞丰富区，呈稍高信号；外缘 Antoni B 区为细胞疏松区，呈更高信号。

（3）MRI 较 CT 在颌面颈部神经鞘瘤的鉴别诊断中更有优势。

五、脂　肪　瘤

【典型病例】

病例一　患者，男，65 岁，无意中发现左颌下肿物 2 个月（图 9-37）。

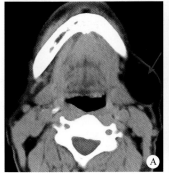
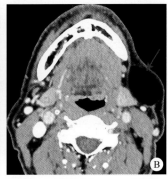
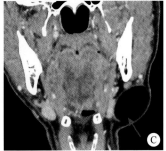

图 9-37　左颌下皮下脂肪瘤

A. 横断位 CT 平扫显示左颌下区皮下软组织内低密度影，CT 值为 –95HU（红色箭头），呈类椭圆形，边界清晰；B、C. 横断位及冠状位 CT 增强显示病灶无强化，邻近左颌下腺受压，与之分界清晰

病例二 患者,男,41岁,偶然发现左面部肿物1个月(**图9-38**)。

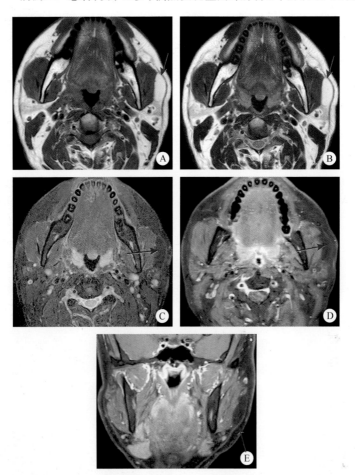

图 9-38 左咬肌浅面脂肪瘤

A. 横断位 T_1WI 显示左咬肌浅面椭圆形肿块影,边界清晰,呈明显均匀高信号(红色箭头);B. 横断位 T_2WI 呈明显均匀高信号;C. 横断位 T_2WI 压脂呈明显低信号;D、E. 横断位及冠状位 T_1WI 压脂增强显示病灶无强化,左咬肌略受压改变

【临床概述】

（1）脂肪瘤（lipoma）是一种常见的良性脂肪组织肿瘤，起源于皮下组织中的脂肪细胞。发病危险因素主要包括遗传因素、肥胖、年龄等。

（2）脂肪瘤可发生于任何年龄，成年人更为常见，男女比例大致相等。

（3）大多数脂肪瘤生长缓慢，通常无症状或仅有轻微症状，如局部肿块或隆起。

【影像学表现】

（1）CT 表现：颌面部皮下脂肪层最多见，表现为椭圆形或梭形脂肪密度影，边界清晰，增强后无强化。

（2）MRI 表现：含脂肪团块影，T_1WI 及 T_2WI 均呈高信号，T_1WI 压脂、T_2WI 压脂均呈低信号，边界清晰，增强后无强化。

【鉴别诊断】

高分化脂肪肉瘤：以脂肪密度或信号为主的软组织肿块影，密度或信号不均匀，增强后可见不均匀强化。

【重点提醒】

脂肪瘤诊断比较简单，但要注意是否包含其他软组织强化部分，注意与高分化脂肪肉瘤鉴别。

六、横纹肌肉瘤

【典型病例】

患儿，女，5岁，发现左耳后膨隆1个月，伴左侧后牙疼痛（图9-39）。

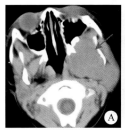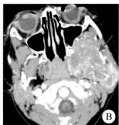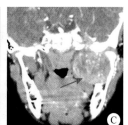

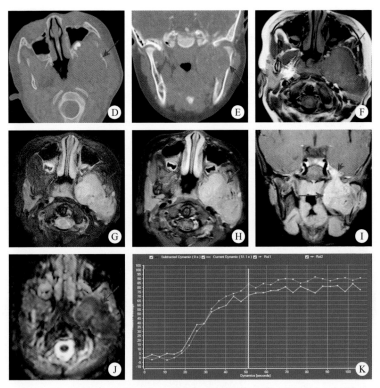

图 9-39 左翼肌区、腮腺及颅底胚胎性横纹肌肉瘤

A. 横断位 CT 平扫显示左翼肌区、腮腺及颅底软组织肿块影（红色箭头），边界欠清，密度欠均匀；B、C. 横断位及冠状位 CT 增强显示病灶明显不均匀强化；D、E. 横断位及冠状位 CT 骨窗显示左下颌升支、颅底骨质破坏吸收；F. 横断位 MRI T_1WI 显示病变呈等信号；G. 横断位 T_2WI 压脂呈不均匀高信号；H. 横断位 T_1WI 增强显示病灶明显强化；I. 冠状位 T_1WI 压脂增强显示病变累及左卵圆孔并进而波及颅内海绵窦区（短红色箭头）；

J. 横断位 ADC 图显示病灶弥散受限，ADC 值约为 $0.8 \times 10^{-3} mm^2/s$；K. TIC 呈 II 型

【临床概述】

（1）横纹肌肉瘤（rhabdomyosarcoma）为起源于横纹肌组织或具有分化为横纹肌多潜能的间充质细胞恶性肿瘤，分为胚胎型、腺

泡型、梭形细胞 / 硬化型、多形型 4 种亚型，胚胎型最常见。

（2）儿童和青少年好发。

（3）横纹肌肉瘤通常生长迅速，在早期可能无明显症状。随着肿瘤增大，患者可能出现头颈部肿块、疼痛、局部压迫感、面部畸形、听力或视觉障碍等症状。

【影像学表现】

（1）CT 表现：沿横纹肌分布区的软组织肿块，边界欠清，平扫密度均匀或不均匀，增强后明显不均匀强化，可伴有坏死或出血，易侵犯邻近软组织与骨组织。

（2）MRI 表现：类圆形或不规则软组织肿块，T_1WI 呈等低信号，T_2WI 呈高信号，增强后明显不均匀强化，DWI 弥散受限，ADC 值多小于 $1×10^{-3}mm^2/s$，TIC 多为 II 型。

【鉴别诊断】

（1）孤立性纤维性肿瘤：类圆形或不规则软组织肿块，边界清晰，密度或信号均匀或不均匀，T_2WI 见信号偏低的纤维成分，增强后早期明显强化，强化程度高于横纹肌肉瘤，ADC 值多高于横纹肌肉瘤，TIC 可呈 III 型。

（2）神经鞘瘤：多沿神经走行区域分布，边界清晰，T_1WI 呈等低信号，T_2WI 呈不均匀高信号，典型表现为"靶"征，增强后呈不均匀渐进性强化，ADC 值多大于 $1.2×10^{-3}mm^2/s$，TIC 呈 I 型。

（3）脂肪肉瘤：含脂肪密度或信号的软组织肿块影，密度或信号不均匀，增强后可见不均匀强化。

【重点提醒】

（1）横纹肌肉瘤常表现为横纹肌分布区的软组织肿块，是儿童和青少年最常见的软组织恶性肿瘤之一，具有较明显的恶性侵袭征象，有时与其他间叶组织来源的恶性肿瘤鉴别困难，需要依赖于病理学检查。

（2）MRI 对病灶累及的范围及是否发生颅内侵犯等较 CT 有优势。

第五节　颞下颌关节病变

一、颞下颌关节紊乱

【典型病例】

病例一　患者，女，24岁，右颞下颌关节（TMJ）关节弹响2个月（图9-40）。

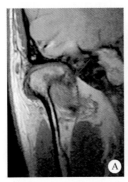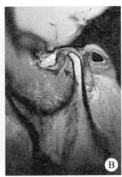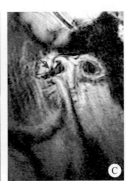

图9-40　右侧TMJ可复性盘旋内前移

A. 斜冠状位PDWI闭口位显示右侧关节盘向内偏移（红色箭头）；B. 斜矢状位PDWI闭口位显示关节盘后带位于髁突前方；C. 斜矢状位T₂WI张口位显示关节盘中央带位于髁突顶部

病例二　患者，女，32岁，左耳前区不适伴弹响半年（图9-41）。

【临床概述】

（1）颞下颌关节紊乱（temporomandibular joint disorder）病因尚未完全清晰，多年来认为其与精神心理因素、躯体疾病相关，包括多种疾病状态，目前无国际统一分类标准，包括咀嚼紊乱病、结构紊乱病、关节炎性病、骨关节病等，这里主要介绍结构紊乱病中的关节盘移位。

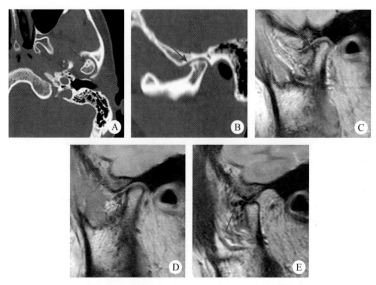

图 9-41　左侧 TMJ 不可复性盘前移伴髁突骨质异常

A. 横断位 CT 骨窗显示左髁突骨质密度不均匀，内可见小圆形低密度影（红色箭头）；
B. 斜矢状位 CT 骨窗显示左髁突顶部骨皮质毛糙，前缘骨质增生、变尖；C. 斜矢状位
PDWI 闭口位显示左髁突顶部骨质毛糙、信号不均匀减低，可见低信号的增生骨质（红
色箭头）；D. 斜矢状位 PDWI 闭口位显示关节盘后带位于髁突前方；E. 斜矢状位 T₂WI
张口位显示关节盘仍位于髁突前方

（2）儿童到老年人均可发生，以青壮年为主，女性多于男性。

（3）临床表现为疼痛、关节弹响或杂音、开口度异常、头痛、
耳鸣等。

【影像学表现】

（1）CT 表现：CT 可评估髁突骨质改变和关节间隙异常，其
表现如下。髁突表面骨质硬化、前斜面模糊不清或破坏、囊样改变、
骨质增生、髁突磨平短小等改变。关节间隙改变包括前间隙增宽，
后间隙变窄；后间隙增宽，前间隙变窄；整个关节间隙增宽；整

个关节间隙变窄。

（2）MRI 表现：TMJ 关节盘异常主要包括关节盘移位。①可复性前移，斜矢状位见关节盘后带位于髁突前方，张口时关节盘中央带位于髁突顶部；②不可复性前移，斜矢状位见关节盘后带位于髁突前方，张口时关节盘后带仍位于髁突前方；③内移或外移，冠状位见关节盘向内或向外偏移；④复合性移位，同时伴有前移和侧向移位。关节盘穿孔则可见关节盘局部不连续，上下关节腔相通。

【鉴别诊断】

颞下颌关节紊乱根据临床症状及典型 MRI 表现诊断较明确，一般无须鉴别。

【重点提醒】

（1）注意排除肿瘤性病变引起的颞下颌关节紊乱。

（2）TMJ-MRI 检查是评估颞下颌关节盘最重要的检查方法，X线检查和 CT 可评估髁突骨质改变。

二、颞下颌关节强直

【典型病例】

患者，女，36 岁，张口受限 1 年余（**图 9-42**）。

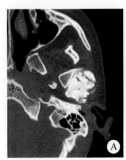
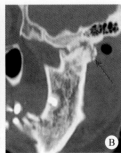
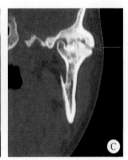

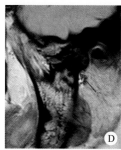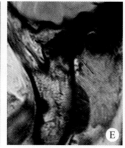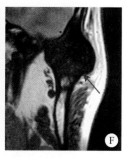

图 9-42 左 TMJ 关节强直（纤维强直）

A. 横断位 CT 骨窗显示左髁突膨大、形态不规则，髓腔密度增高（红色箭头）；B、C. 斜矢状位及冠状位 CT 骨窗显示左髁突及颞骨关节面骨质明显增生，髓腔密度增高，关节腔明显变窄，呈"嵌合"改变；D. 斜矢状位 PDWI 闭口位显示关节盘显示不清，关节腔狭窄；E. 斜矢状位 T₂WI 张口位显示左髁突活动度极小，关节盘仍显示不清；F. 斜冠状位 PDWI 闭口位显示髁突及颞骨关节面增生骨质呈低信号，关节间隙狭窄，关节盘显示不清

【临床概述】

（1）颞下颌关节强直（temporomandibular joint ankylosis）是由疾病、损伤或外科手术等导致的关节固定和运动丧失，最常见原因是儿童发育期的创伤及化脓性感染，可分为纤维强直及骨性强直2种。

（2）临床表现为开口困难或完全不能开口，髁突活动度小或无活动。

【影像学表现】

（1）X线表现：髁突正常结构消失，呈膨大改变，形态不规则，关节腔狭窄、消失，与颞骨关节面形成嵌合或完全骨性融合。

（2）CT表现：可以清晰显示强直骨病变的范围及其与邻近结构的关系。颞骨关节面与髁突多骨质增生、膨大，形态不规则，纤维强直可见两者呈嵌合改变，可见线状低密度影，而骨性强直则为完全骨性融合，常引起邻近骨的畸形改变。

（3）MRI表现：主要为 TMJ-MRI 检查上表现为髁突形态异常、

与颞骨关节面呈低信号团块影，关节间隙明显狭窄或消失，髁突无活动，关节盘结构常显示不清。

【鉴别诊断】

颌间瘢痕挛缩，又称假性颞下颌关节强直，其主要临床症状也为开口困难或完全不能开口，X线、CT或TMJ-MRI检查关节骨性结构和关节间隙正常，可资鉴别。

【重点提醒】

CT是TMJ强直首选的影像学检查方法，典型表现为颞下颌关节膨大、形态异常及关节面骨质增生、关节间隙狭窄或消失等。

三、骨软骨瘤

【典型病例】

患者，女，33岁，张口受限2年伴右关节弹响半年（图9-43）。

【临床概述】

（1）骨软骨瘤（osteochondroma）是常见的良性骨肿瘤之一，发生于颞下颌关节的骨软骨瘤多见于髁突。

（2）骨软骨瘤生长缓慢，多表现为渐进性面部畸形和咬合紊乱。

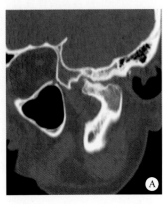
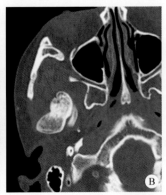

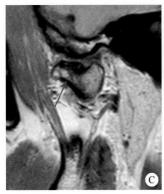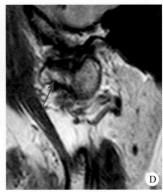

图 9-43 右髁突骨软骨瘤

A、B. 斜矢状位及横断位 CT 骨窗显示右髁突前缘疣状骨性凸起, 内呈不均匀高密度影, 骨皮质与髁突骨皮质延续, 其髓腔与髁突髓腔相通 (红色箭头); C、D. 斜矢状位 PDWI 闭口位和 T$_2$WI 张口位显示右侧 TMJ 闭口无法闭紧, 活动度受限, 病变内髓腔信号与髁突髓腔信号一致且相通, 低信号骨皮质连续, 周围无软组织肿块

【影像学表现】

(1) X 线表现: 与全身骨软骨瘤表现类似, 可见髁突骨性疣状凸起, 背向关节面生长, 无骨膜反应。

(2) CT 表现: 可见髁突骨性疣状凸起, 背向关节面生长, 其髓腔与髁突髓腔相通, 骨皮质延续, 无骨膜反应, 周围无软组织肿块, 增强后无强化。

(3) MRI 表现: 形态与 CT 类似, 表现为与髁突骨质信号类似的骨性凸起。

【鉴别诊断】

(1) 骨质增生: 多为髁突顶部前缘的骨质增生、突出, CT 上多表现为与骨皮质类似密度, 向前变尖、突出, MRI 上为低信号, 多伴有关节盘损伤或关节腔积液。

(2) 骨瘤: 多表现为骨皮质丘状凸起, 其内为骨皮质密度, 无强化, 无骨膜反应, 无软组织肿块。

【重点提醒】

（1）注意病变若突然生长加速，骨质边缘破坏或软组织肿块形成，要警惕恶变可能。

（2）CT 是髁突骨软骨瘤首选的影像学检查方法，当怀疑恶变时可进行颌面部 MRI 增强检查，以明确诊断及确定病变范围。

四、滑膜软骨瘤病

【典型病例】

患者，男，39 岁，右耳前区疼痛 4 年，偶有杂音（图 9-44）。

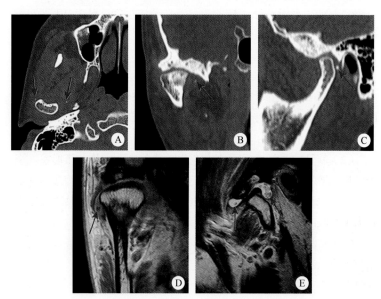

图 9-44　右侧 TMJ 滑膜软骨瘤病

A～C. 横断位、冠状位及斜矢状位 CT 骨窗显示右侧髁突周围多发小点状高密度影（红色箭头）；D. 斜冠状位 PDWI 闭口位显示右关节上腔增宽、积液（高信号），内见小点状低信号游离小体；E. 斜矢状位 T₂WI 张口位显示右 TMJ 关节上腔增宽，可见明显高信号积液影，其内伴有多发斑点状低信号游离小体

【临床概述】

（1）滑膜软骨瘤病（synovial chondromatosis）为一种病因不明的关节滑膜内软骨化生病变。

（2）滑膜软骨瘤病好发于成年人，女性多见。

（3）主要症状为关节疼痛、肿胀、张口活动受限等。

【影像学表现】

（1）CT 表现：可见关节腔或髁突边缘点状高密度影，为钙化游离小体，可通过 CT 多平面重建进行观察，判断其与髁突的关系。若有明显关节腔积液，可见关节间隙增宽。

（2）MRI 表现：TMJ-MRI 上可见关节腔增宽，呈 T_2WI 高信号影，伴有多发斑点状 PDWI 与 T_2WI 低信号游离小体影，此为其特征性改变。

【鉴别诊断】

（1）颞下颌关节紊乱：TMJ-MRI 仅表现为关节盘位置异常，有时伴有少量关节腔积液及髁突骨质改变，但不见滑膜软骨瘤病的典型低信号游离小体。

（2）软骨肉瘤：CT 可见软组织肿块内伴有斑点状、弧形或不规则钙化，增强后不均匀强化；MRI 表现为 T_2WI 呈明显高信号，钙化灶各序列呈低信号，增强后不均匀花环状强化。其与滑膜软骨瘤病扩大关节腔内积液伴低信号游离小体的表现不同。

（3）弥漫性腱鞘巨细胞瘤：CT 平扫呈偏高密度软组织肿块，增强后明显强化；MRI 上弥漫 T_1WI、T_2WI 低信号为其特征性表现。

【重点提醒】

（1）CT 平扫能够发现钙化的软骨游离体。

（2）TMJ-MRI 在早期游离体尚未钙化之前就能发现，并且可以显示关节盘和关节腔内外的病损表现，较 CT 更为敏感。

（3）滑膜软骨瘤病与颞下颌关节紊乱的临床症状类似，应详细询问病史，如患者存在颞下颌关节紊乱症状且曾有耳前区反复肿胀史，应进一步行 TMJ-MRI 检查以进行鉴别诊断。

五、弥漫性腱鞘巨细胞瘤

【典型病例】

患者，男，38 岁，右耳前疼痛不适伴张口不适 3 年余（图 9-45）。

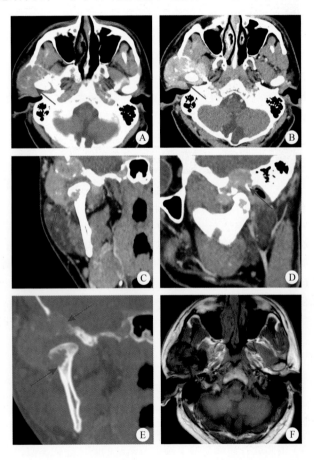

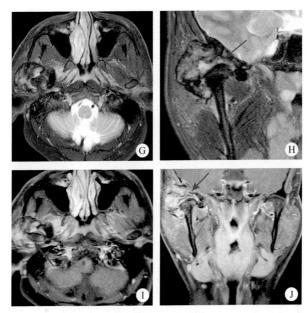

图 9-45　右侧 TMJ 区弥漫性腱鞘巨细胞瘤

A. 横断位 CT 平扫显示右侧 TMJ 区软组织肿块影（红色箭头），形态不规则，边界清晰，呈稍高密度，内可见点、片状更高密度影；B、C. 横断位及冠状位 CT 增强显示病灶明显不均匀强化；D. 斜矢状位 CT 增强显示颞骨关节面破坏区内软组织肿块明显强化；E. 冠状位 CT 骨窗显示病灶破坏右髁突及颞骨关节面骨质，为溶骨性破坏吸收；F. 横断位 T_1WI 显示右 TMJ 区软组织肿块呈等低信号；G、H. 横断位及冠状位 T_2WI 压脂呈高低混杂信号，可见较大范围的明显低信号区，与 T_1WI 的低信号区对应；I、J. 横断位及冠状位 T_1WI 压脂增强显示病灶明显不均匀强化，部分低信号区无明显强化

【临床概述】

（1）弥漫性腱鞘巨细胞瘤（diffuse-type tenosynovial giant cell tumor）是起源于关节滑膜、滑囊和腱鞘的良性侵袭性病变，病因尚不清晰，可能与脂质代谢紊乱、肿瘤、炎症、创伤和出血有关。

（2）弥漫性腱鞘巨细胞瘤好发于成年人，无明显性别差异。

（3）临床多表现为颞下颌关节区肿胀、疼痛及关节活动障碍。

【影像学表现】

（1）CT表现：TMJ区稍高密度的软组织肿块影，可伴有钙化，形态不规则，边界较清，可伴有邻近颞骨、髁突溶骨性骨质破坏，增强后明显不均匀强化。

（2）MRI表现：TMJ区团块状异常信号影，T_1WI呈等低信号，T_2WI呈以低信号为主的高低混杂信号影，增强后轻中度强化，冠状位多可见病变包绕髁突，可伴有邻近颞骨、髁突溶骨性骨质破坏。

【鉴别诊断】

（1）滑膜软骨瘤病：TMJ区多发结节状钙化游离体，伴有关节腔积液扩张，邻近颞骨、髁突骨质多无明显改变，且病变多局限于关节腔内（少有腔外侵犯）。

（2）软骨肉瘤：CT可见软组织肿块内伴斑点状、弧形或不规则钙化，增强后不均匀强化；MRI上T_2WI呈明显高信号，钙化灶各序列呈低信号，增强后不均匀花环状强化。其与弥漫性腱鞘巨细胞瘤特征性较大范围的T_2WI低信号改变不同，强化特点也不同。

【重点提醒】

（1）弥漫性腱鞘巨细胞瘤因其内含铁血黄素沉积，CT平扫通常呈偏高密度的软组织肿块，MRI扫描T_1WI、T_2WI呈以低信号为主改变为其典型征象。

（2）CT对病灶内部钙化及邻近骨质破坏情况的显示具有优势，MRI对病灶鉴别诊断和累及范围的评估具有优势。

（杨功鑫　刘　玉）